邹静　翟

XIANDAI WAIKE
CHANGJIANBING HULI XINJINZHAN

现代外科
常见病护理新进展

汕頭大學出版社

图书在版编目（CIP）数据

现代外科常见病护理新进展 / 邹静，翟义，吕明欣
主编. – 汕头：汕头大学出版社，2019.1
ISBN 978-7-5658-3827-9

Ⅰ. ①现… Ⅱ. ①邹… ②翟… ③吕… Ⅲ. ①外科 –
常见病 – 护理 Ⅳ. ①R473.62

中国版本图书馆CIP数据核字（2019）第029477号

现代外科常见病护理新进展

XIANDAI WAIKE CHANGJIANBING HULI XINJINZHAN

主　　编：邹　静　翟　义　吕明欣
责任编辑：宋倩倩
责任技编：黄东生
封面设计：蒲文琪
出版发行：汕头大学出版社
　　　　　广东省汕头市大学路243号汕头大学校园内　　　　　邮政编码：515063
电　　话：0754-82904613
印　　刷：朗翔印刷（天津）有限公司
开　　本：710 mm×1000 mm　1/16
印　　张：20.5
字　　数：525千字
版　　次：2019年1月第1版
印　　次：2019年9月第1次印刷
定　　价：98.00元
ISBN 978-7-5658-3827-9

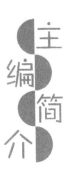

主编简介

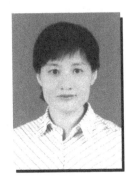

邹静

　　女，副主任护师，现任山东中医药大学附属医院门诊部科护士长。从事护理工作30年以来，一直在临床一线，先后在内科、肛肠科、周围血管病科、门诊部科等科室工作。擅长血管外科、肛肠科手术护理，经验丰富，技术娴熟。曾获得"山东省最美护士""南丁格尔优秀志愿者""济南市卫生系统优秀个人""院级先进个人"等荣誉称号。参与课题研究3项，发表论文10篇，主编、参编著作8部。

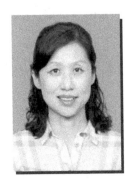

翟义

　　女，副主任护师，现就职于山东中医药大学附属医院行政科室。从事护理工作30年，在临床一线工作25年，工作以来先后在外科、手术室、消毒供应中心工作，擅长手术室护理，且经验丰富、技术娴熟。曾获得院级先进等荣誉，参与课题研究2项，发表论文9篇，主编、参编著作6部。

前　言

　　护理学是医学科学领域中的一门重要学科，直接关系到人类的自我繁衍、生老病死。随着医学科学的快速发展，大量的护理新理论、新技术和新方法不断涌现。为适应现代临床护理发展的需要，在总结临床实践经验的基础上，吸收当今国内外护理科学的先进理论和成熟技术，编写了《现代外科常见病护理新进展》。

　　全书共分为十一章，主要内容包括了绪论、水电解质及酸碱失衡患者的护理、营养支持患者的护理、围术期护理、血管外科常见病护理、普外科常见病护理、神经外科常见病护理、胸外科常见病护理、泌尿外科常见病护理、肛肠科常见病护理、骨科常见病护理，较详细地介绍了临床常见疾病的病因病理、临床表现、诊断方法、护理评估、护理诊断、护理措施以及护理效果评估等内容。具有很强的指导性、科学性、实用性，对临床各层次的护理人员、护理一线的工作者以及护理专业的在校生均具有较高的参考与借鉴价值。

　　在编写过程中，虽然尽了最大努力，但由于水平所限，书中难免有不足、遗漏之处，敬请读者能够予以批评指正。

《现代外科常见病护理新进展》编委会

2018 年 11 月

目 录

第一章

绪　论

第一节　外科护理学发展简史

外科护理学是在医学科学的整体发展过程中逐步形成的，是护理学的一个大分支，包含医学基础理论、外科学基础理论和护理学基础理论及技术。

外科学早在远古时代就已经被逐渐认识并建立，但由于受社会生产力等因素的限制，也仅限于浅表疮、疡和外伤的诊治，未认识到"护理"一词。随着文化、科学技术的全面发展，医学基础和临床治疗学的研究得以启动，西方外科学也逐渐进入初步发展阶段。直到19世纪中叶，随着相关基础学科，如人体解剖学、病理解剖学及实验外科学等的建立，无菌技术、止血、输血、麻醉镇痛技术相继的问世，才使外科学的发展得到飞跃。与此同时，费洛伦斯·南丁格尔通过军中看护伤病员的实践，认识到观察和护理的重要性，并用具体数字和惊人业绩验证了护理工作在外科疾病患者治疗中的独立地位和意义，并由此创建了护理学，逐渐延伸出外科护理学。

中国古代医疗理论以中医学为主。由于中西医理论的差距及封建社会女性社会地位的低下，护理工作也仅限于生活照料。新中国成立后，各省、市医学院校相继建立，才逐渐发展了外科护理学。例如1958年首例大面积烧伤患者的抢救和1963年世界首例断肢再植在我国获得成功，充分体现了我国外科护理工作者对外科护理学所作出的卓越贡献。

百余年来，随着外科技术的普及，新的外科领域不断拓展，例如心血管外科、显微外科技术、器官移植、微创手术及肠外营养治疗等学科，还有重要的外科仪器、器械如体外循环机、人工肾、心脏起搏器、体外超声碎石机、纤维光束内镜及人工呼吸机等相继问世并应用于临床；此外，医学影像学的迅速发展大大提高了外科疾病的诊治水平。现代外科学的快速发展促使护理理念和外科护理学的发展。

护理学的临床实践和理论研究，经历了以疾病为中心、以患者为中心及以人的健康为中心的3个发展阶段。17世纪以后，以疾病为中心的医学指导思想逐渐成为指导临床护理实践的基本理论。一切医学行为以疾病为中心，护理工作场所是医院，护理服务对象是患者，护理工作方式是执行医嘱并完成各种护理操作。20世纪50～70年代，基于人和环境的关系学说和世界卫生组织提出的健康新定义，即"健康是不仅没有身体上的疾病和缺陷，还要有完整的心理状态和良好的社会适应能力"，从根本上改变了人们对健康的认识，因此，护理工作从以疾病为中心的护理转向以患者为中心的护理。护理的主要特征除了各项技术性操作外，更应重视对人的关心和研究；护士承担着多重角色，不仅仅是护理者，同时还是教育者、研究者和管理者；医护和护患关系也发生了改变，护理从医疗的从属地位转为合作关系。

20世纪70年代后期，由于疾病谱和健康观的改变，WHO提出"2000年人人享有卫生保健"的战略目标，极大地推动了护理事业的发展。护理应以人的健康为中心，护理对象也从患者扩展到对健康者预防保健，工作场所从医院延伸至家庭、社区，护理方式是以护理程序为框架的整体护理，护士职能更趋向多样化、多功能。同时，对护士的要求也越来越高，护士不仅要掌握外科专业特有的知识、技术，还要熟悉社会伦理学、社会经济法规、护理心理及人际关系等学科的知识。坚持"以人为本"，对外科患者进行全面评估，提供身、心整体的护理和个体化的健康教育，真正体现"人性化服务"的宗旨。

第二节 外科护理学的范畴

现代科学和医学的发展进一步促使外科工作范围不断发生变化，外科护理学的范畴也随之发生了变化，其中包括数类疾病和多个专科患者的护理。

一、根据外科疾病的基本形式而分类

（一）损伤患者

患者因受外力或各种致伤因子而导致的组织损伤和破坏，例如骨折、烧伤、咬伤和内脏器官破裂等，这类患者多数需要手术治疗。

（二）感染患者

因致病菌侵入人体导致局部组织、器官的损伤、破坏和脓肿形成；多数局限性感染的患者适合手术治疗，其中包括切开引流或切除。

（三）肿瘤患者

各种需要手术切除的良性和恶性肿瘤患者，其中恶性肿瘤患者除了需要手术治疗外，多数还需要综合治疗，如化学药物和（或）放射治疗等。

（四）内分泌疾病患者

需要外科手术治疗的内分泌疾病，常见疾病包括甲状腺和甲状旁腺功能亢进及胰岛细胞瘤等。

（五）畸形患者

多数先天性畸形需要手术治疗，如先天性心脏病。部分影响生理功能、活动或生活的后天性畸形，为了恢复功能和改善外观，常常需要手术整复。

（六）器官移植患者

器官移植患者是近年来外科发展比较快的专业，单器官和多器官联合移植在国内已经逐渐开展。

（七）寄生虫病患者

因寄生虫病引起，需要外科治疗的疾病，如肝棘球蚴病和胆道蛔虫症等。

（八）其他

一些需要外科治疗的疾病如空腔器官的梗阻性疾病、部分血管疾病和门脉高压症等。

二、根据所包含的专科划分

外科护理学可按人体系统、人体部位、疾病性质、年龄特点和手术方式等划分专业。

（1）按人体系统分为神经外科、血管外科、泌尿外科、内分泌外科及骨科等。

（2）按人体部位分为头颈外科、胸心外科和腹部外科。

（3）按疾病性质分为急诊外科和肿瘤外科等。

（4）按年龄特点分为成人外科和小儿外科。

（5）按手术方式分为移植外科、显微外科和整复外科。

（6）按手术大小如许多医院成立了微创外科。

第三节　外科基本护理技术

外科护理技术是临床护理技术的一个重要组成部分，是研究如何对外科患者进行整体护理的主要临床护理措施。外科护理以创伤、感染、肿瘤、畸形、梗阻、结石、功能障碍等外科患者为护理对象，主要包括备皮技术、更换引流袋技术、腹带包扎技术、胃肠减压技术、胸腔闭式引流技术、脑室引流技术等 6 项内容。

一、备皮技术

备皮是手术前皮肤无菌准备的重要措施，是去除手术区毛发和污垢，为手术时皮肤消毒做好准备，以达到预防切口感染的目的。根据手术部位向患者说明备皮的范围，对于隐私部位注意遮挡。

备皮技术适于各种手术前的皮肤准备，不同手术部位的皮肤准备范围可见表 1-1 和图 1-1。

表 1-1　常用手术皮肤准备的范围

手术部位	备皮范围
颅脑手术	剃净全部头发及颈部毛发、保留眉毛
颈部手术	上自唇下、夏下至乳头水平线、两侧至斜方肌前缘
胸部手术	上自锁骨上及肩上、下至脐水平，包括患侧上臂和腋下，胸背均超过中线 5 cm 以上
上腹部手术	上自乳头水平、下至耻骨联合，两侧至腋后线
下腹部手术	上自剑突、下至大腿上 1/3 前内侧及会阴部，两侧至腋后线，剔除阴毛
腹股沟手术	上自脐平线、下至大腿上 1/3 内侧，两侧至腋后线，包括会阴部，剔除阴毛
肾手术	上自乳头平线、下至耻骨联合，前后均超过正中线
会阴部及肛门手术	上自髂前上棘、下至大腿上 1/3，包括会阴及臀部、剔除阴毛
四肢手术	以切口为中心包括上、下方各 20 cm 以上，一般超过远、近端关节或整个肢体

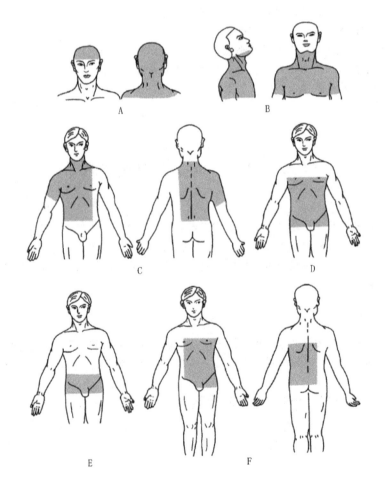

A

B

C

D

E

F

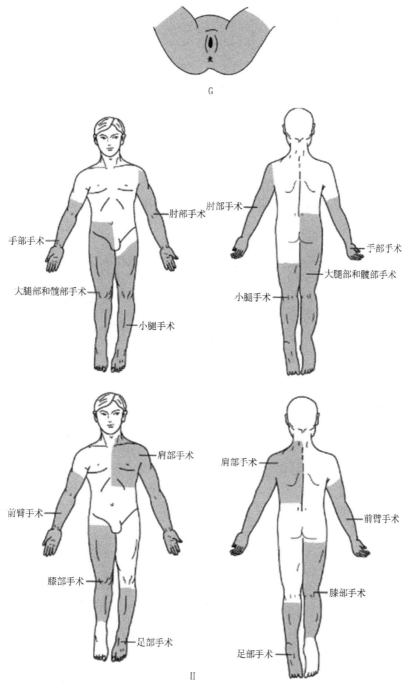

图 1-1 各部位手术皮肤准备范围

A. 颅脑手术；B. 颈部手术；C. 胸部手术；D. 腹部手术；E. 腹股
沟手术；F. 肾手术；G. 会阴及肛门部手术；H. 四肢手术

二、更换引流袋技术

更换引流袋是护理工作中常用的技术操作之一。

适用对象：腹部手术部位渗血未能彻底止血，有继续渗血、渗液可能；腹腔或腹腔内脏器积脓、积液切开后，置引流管，不断排出继续形成的脓液和分泌物，使脓腔或积液逐渐缩小而愈合；腹部伤口清创处理后，仍不能控制感染或有坏死组织未能彻底清除者；肝、胆、胰手术后，可能有胆汁或胰液从缝合处外渗和集聚时；消化道吻合或修补后，可能有消化液渗漏者；其他，如留置导尿者。

更换引流袋注意严格无菌操作。观察引流管周围敷料情况，引流管是否通畅、引流液颜色、量、性质、周围有无渗出并详细记录。动作轻柔，勿用力牵拉患者引流管，以免引起疼痛。操作中随时注意观察患者有无不适，观察相关疾病的并发症。

三、腹带包扎护理技术

适用对象：用于所有腹部伤口较大或伤口张力较大的手术后保护伤口。

注意事项：注意保暖、保护隐私、有效沟通。腹带的包扎顺序应正确。上腹部手术，腹带应由上至下包扎；下腹部手术，腹带应由下至上包扎。腹带的包扎应松紧适宜。过紧会限制患者呼吸，但过松又起不到保护伤口的作用。最适宜的松紧程度以包扎好的腹带内能够插入一横指为宜。包扎好的腹带应外形平整，包扎有效，松紧适宜，位置合理，不暴露伤口敷料，合理避开并保护引流管路。打结时应注意避开伤口、引流管、骨隆突处及身体受压部位。随时注意观察腹部体征、腹部伤口及敷料情况。

四、胃肠减压技术

利用胃管及负压吸引装置，抽吸出胃腔或肠腔的内容物及气体，减低胃、肠道内的压力，解除腹胀，减轻患者痛苦。

适用对象：解除或缓解机械性肠梗阻所致急性胃肠道扩张的症状；消化道及腹部较大手术的术前准备，减少胃肠积气，增加手术安全性；术后吸出胃肠道内气体及胃内容物，降低压力，减轻腹胀；改善胃肠壁血液循环，促进消化道功能恢复；抽取胃液分析，协助疾病诊断；洗胃。

注意事项：注意胃管在胃内的 3 种验证方法，连接负压装置正确。单塞长管连接胃管，短管连接负压。昏迷患者插管应先撤去患者枕头，头向后仰，当胃管插入 14~16 cm 时，将患者头部托起，使下颌靠近胸骨柄。观察有无呕吐物误吸。注意观察胃液的颜色、量及性质，并准确记录引流量。调节适当的负压吸引，压力维持在 0.02 PA。近期有上消化道出血史、食管静脉曲张、食管阻塞及极度衰弱患者应慎用。患者安装胃肠减压后，应停止口服（包括药物和饮食）。如必须口服药物时，需将药物研碎，溶于水后注入导管，注药后夹闭导管 1~2 h。使用胃肠减压患者应静脉补液，以维持水、电解质平衡。

五、胸腔闭式引流技术

胸腔闭式引流术是将一根引流管置于胸膜腔内，连接一个密闭式的引流装置，其目的是引流胸膜腔内的积气、积液，适应于气胸、血胸、脓胸及各种开胸手术的引流。

常见胸腔闭式引流方法有以下 2 种。

（一）第 1 种方法

将引流管远端接水封瓶，近端接 16 号针头，针头穿过消毒的橡皮垫（用青霉素瓶塞代用），于第二肋间隙直接刺入胸膜腔，再用纱布环形包绕与针头相连的引流管管端，然后用胶布固定于胸壁上。此法用于积液量少以积气为主的患者。此法操作简单，患者易于接受，但引流管容易堵塞和脱落，保留时间不宜过久，适用于单纯性气胸积液量少且液体不黏稠者。

（二）第 2 种方法

切开胸壁，位置根据积液情况而定，将引流管近端直接置入胸膜腔，远端接水封瓶，缝合切口并固定引流管，用纱布覆盖伤口。此法用于积液量多，积气较少者。此方法操作难度相对较大、创伤大、疼痛、感染机会多，适应于积液量多且液体黏稠度大的患者，应着重于止痛和预防感染，尤其注意的是置管时间长者，要观察（照片）引流管的位置，以免压迫局部大血管造成管壁坏死大出血。

六、脑室引流护理技术

脑室引流是将脑脊液、颅内出血引流到体外，调节及控制颅内压的一种方法。适用于脑室出血、脑积水、颅内压增高等放置脑室引流的患者。脑室引流要求在严格的无菌条件下操作，选择适当型号的侧脑室引流管，备好脑室穿刺包和无菌引流瓶装置，根据不同穿刺部位做好备皮工作，清洁局部皮肤，摆好体位，穿刺成功后，连接引流管与受液瓶装置，连接处覆盖无菌纱布固定，引流装置最高点应距离脑室 15～20 cm，整套引流装置应为无菌装置，避免污染。术后要严密观察和记录生命体征的变化，注意有否意识障碍、瞳孔异常、头痛、呕吐等颅内压增高症状。持续心电、血压监测，定时测量血氧饱和度、体温、脉搏、呼吸，观察瞳孔变化，并 0.5～1 h 记录 1 次，如发现异常应及时报告医生，做好抢救准备。

预防引流感染是成功的关键。随时观察引流创口皮肤有否发红、肿胀，引流瓶应每天更换，引流管与引流瓶连接处每天用碘伏消毒，再用无菌纱布覆盖，每天更换引流瓶时留脑脊液化验常规 1 次。随时观察引流管是否受压、弯曲、脱落、堵塞，注意引流液的量、性质、颜色及呼吸性移动的变化，准确记录 24 h 引流量；搬动患者时应夹紧引流管暂停引流；更换患者体位时应随时调节引流最高点的高度，严禁随便降低引流压力，预防脑脊液流出过快，引起低颅压综合征。拔管前先夹引流管 24 h，观察有无颅内压增高症状。拔管时应夹紧引流管，防止管内液体倒流入颅内引起逆行性感染，拔管后应观察创口敷料情况。

第四节　外科护士应具备的素质

外科特点是急诊多、抢救多和工作强度大，外科疾病复杂多变，麻醉和手术又存在潜在的风险；疾病的突发性或病情演变的急、危、重常使患者承受巨大生理痛苦和心理压力，需要予以紧急或尽快处理，这就要求外科护士具有较高的综合素质。

一、高度的责任心

护理人员的职责是治病救人，维护生命，促进健康。因此，护理工作容不得疏忽大意、掉以轻心，否则就会增加患者的痛苦，甚至丧失救治患者的有利时机。人的生命是宝贵的，每个护士必须认识到护理工作关系到人的健康和生命，认识到护理工作的重要性，树立爱岗敬业的精神和全心全意为患者服务的思想，视患者如亲人，具备高度的责任心。

二、扎实的业务基础

作为一名合格的外科护士，必须掌握扎实的基础理论、基本知识和基本技能，还需要具备细致的观察能力和敏锐的判断能力。学习阶段，在掌握相关的理论知识和基本操作技能的基础上，建立评判性思维方式，运用所学的护理程序为外科患者提供整体护理。通过临床护理实践，充实了理论知识，强化了临床技能，提升了护士的临床思维能力，使之成为一名合格的外科护士。

三、良好的身体素质

工作节奏快、突击性强是外科护理工作的特点之一。遇到突发的群体工伤、交通事故或特发事件，需要短时间内运送大批伤员，甚至需要就地立即处理。此种情况下，工作负荷骤然增大，护士如果不具备健全的体魄、健康的心态和饱满的精神状态，就很难保证有效、及时地参与抢救工作。

四、良好的心理素质

外科护理工作的特点除了要求护士应具备高度的责任心、扎实的业务能力和良好的身体素质，还应具有良好的心理素质。良好的心理素质表现在以积极向上的精神，有效的心理活动，平稳的、正常的心理状态去适应、满足外科工作特点。同时，要善于自我调节，善于通过自己积极向上、乐观自信的内心情感来鼓励患者，增进护患之间的情感交流，使之主动积极配合治疗和护理。

第 二 章

水电解质酸碱失衡患者的护理

体液的主要成分是水和电解质。正常的体液容量、渗透压、电解质浓度及酸碱平衡是维持机体正常代谢及各器官系统正常运行的基本保证。体液的相对恒定主要由神经-内分泌系统来调节，疾病、创伤、感染、手术等均可导致机体水、电解质和酸碱平衡紊乱，严重时甚至危及生命。体液失衡主要包括以下 3 种情况：容量失调、浓度失调和成分失调。临床最常见的类型为水和钠代谢紊乱、钾代谢异常、酸碱平衡紊乱等。本章将详细介绍各种不同类型体液失衡的判断标准、临床表现、处理原则、护理措施。

第一节 水和钠代谢紊乱的护理

一、三种类型缺水

Na^+ 是细胞外液中主要的阳离子。当机体代谢紊乱时，缺水和缺钠常同时存在，只是不同原因引起的缺水和缺钠程度不同，表现为以缺水为主或以缺钠为主，或二者成比例丢失。根据细胞外液渗透压和血清钠浓度的不同可分为等渗性缺水、低渗性缺水和高渗性缺水。不同类型的水钠代谢紊乱有不同的特征和处理原则。

（一）常见护理诊断/问题

（1）体液不足：与大量呕吐、肠瘘、持续胃肠减压、大面积烧伤、高热等各种原因导致体液和消化液急性和慢性丧失有关。

（2）有受伤的危险：与低血压、意识障碍有关。

（二）护理措施

1. 及时补充血容量

（1）定量：需补充生理需要量、累积损失量和继续损失量。①生理需要量：计算公式为体重的第 1 个 10 kg×100 mL/（kg·d）＋体重的第 2 个 10 kg×50 mL/（kg·d）＋其余体重×20 mL/（kg·d）。65 岁以上老人或心脏疾患者酌减，婴儿及儿童可根据需要增加。②累积损失量：指估计已经丢失的体液量。③继续损失量：需估计外在性失液和内在性失液量。低渗性缺水应先补足血容量再补钠，补钠公式：需补钠量（mmol/L）＝［正常血钠值（mmol/L）－测得血钠值（mmol/L）］×体重（kg）×0.6（女性为0.5）。此外，需补充每天氯化钠正常需要量4.5 g。高渗性缺水时可根据血清钠浓度计算补液量：补液量＝［测得血钠值（mmol/L）－正常血钠值（mmol/L）］×体重（kg）×4 或根据临床表现估计失水量占体重的百分比，每丧失体重的1%，需补液400～500 mL，同时还需补充每天生理需要量2000 mL。

（2）定性：等渗性缺水应静脉输注平衡盐溶液或等渗盐水效果较理想；低渗性缺水应静脉输注高渗盐水或含盐溶液；高渗性缺水应鼓励患者多饮水，停用一切含钠液体，可遵医嘱输注0.45%氯化钠溶液或低分子右旋糖酐。

（3）定时：为避免水中毒，估计的补液量应分2 d补足。低渗性缺水估计的补钠量一般于当日先补1/2量，余下的1/2量第2天补给。

（4）定效：护士在补液过程中，应严密观察患者精神状态有无改善，缺水征象有无恢复，生命体征是否平稳，血流动力学指标是否稳定，血生化指标和尿液检查结果是否好转等。

2. 减少受伤的危险

评估患者有无跌倒、坠床的风险，并落实防护措施。保持走道通畅，光线适宜，对血压偏低者应告知其缓慢改变体位，以免因眩晕或体位性体血压而跌倒；对意识模糊的患者应加强巡视、合理使用床栏、适当运用约束等，以免发生意外。

关键点：①定量、定性、定时实施液体疗法是恢复体液平衡的关键。②在静脉补液的过程中严密监测心脏功能，警惕心衰的发生。③补钠和降钠的速度均不宜过快，在治疗过程中应密切监测血钠浓度，避免治疗性低钠血症或高钠血症的发生。

二、水中毒

水中毒又称稀释性低钠血症，是机体摄入水量超过了排出水量，导致水潴留，引起循环血量增多和血浆渗透压下降。常见病因有：机体摄入水过多，肾功能不全，各种原因引起的抗利尿激素分泌过多等。水中毒按起病的急、缓分为两类：急性水中毒，因脑细胞水肿可致颅内压增高，出现头痛、嗜睡、谵妄、昏迷等神经精神症状，严重者可发生脑疝；慢性水中毒，临床表现不典型，常被原发病症状掩盖，可出现嗜睡、乏力、恶心、呕吐等，体重增加明显。处理原则：去除病因，立即停止水分摄入，排出体内多余的水分。

（一）常见护理诊断/问题

（1）体液过多：与水分摄入过多、排出不足有关。

（2）有受伤的危险：与意识障碍有关。

（3）潜在并发症：脑水肿、肺水肿、脑疝等。

（二）护理措施

1. 停止水分摄入

诊断明确后，立即严格控制水分的摄入量和速度，停止可能继续增加体液量的治疗，如使用大量低渗溶液或清水洗胃、灌肠等。

2. 排出多余水分

遵医嘱使用利尿剂如20%甘露醇或呋塞米促进水分的排出。需行血液净化治疗的患者应遵循血液净化护理常规，准确记录尿量或超滤液量。

3. 密切观察病情变化

监测生命体征，观察有无头痛、嗜睡、谵妄、昏迷、呼吸困难等表现，评估有无脑水肿、肺水肿的征象。

4. 落实安全防护措施

评估患者有无压疮、跌倒、坠床等的风险，并落实防护措施。

关键点：水中毒的预防更重要。对各类患者输液治疗避免过量；对急性肾功能不全和慢性心功能不全患者，更应严格限制入量。

第二节 钾代谢异常的护理

钾是细胞内主要的电解质，人体内 98％ 的钾存在于细胞内。正常血钾浓度为 3.5～5.5 mmol/L。钾参与机体细胞的代谢，维持神经组织的正常功能，维持细胞内液的渗透压及酸碱平衡，维持心肌正常功能。钾代谢异常包括低钾血症和高钾血症。

一、低钾血症

低钾血症是指血清钾浓度低于 3.5 mmol/L。常见病因有钾摄入不足，如长期禁食或静脉补钾不足；钾排出过多，如呕吐、腹泻、利尿等；钾分布异常，大量钾离子转移到细胞内等。临床表现为：①肌无力。最早出现，首先是四肢软弱无力，而后可延及躯干及呼吸肌，当呼吸肌受累时，可致呼吸困难或窒息。②肠麻痹表现。厌食、恶心、呕吐、腹胀、肠鸣音消失。③心功能异常。主要是节律异常和传导阻滞。④代谢性碱中毒。出现反常性酸性尿。处理原则为去除病因，减少钾的继续丢失，正确补钾。

（一）常见护理诊断/问题

（1）活动无耐力：与低钾血症导致肌无力有关。

（2）有受伤的危险：与肌无力或意识障碍有关。

（3）潜在并发症：心律失常。

（二）护理措施

1. 补钾

分口服和静脉补钾两种方式。优选口服补钾，遵医嘱给予 10％ 氯化钾或枸橼酸钾溶液口服。外科患者不能口服补钾时，遵医嘱静脉补钾。

静脉补钾原则。①浓度不应过高：输注溶液中钾浓度不宜超过 40 mmol/L（相当于 3 g 氯化钾）。②速度不应过快：补钾速度不宜超过 20 mmol/h。③总量不宜过多：根据血钾降低程度确定补钾量，一般每天补钾 40～80 mmol（3～6 g）。④见尿补钾：伴有休克的患者，应先补充血容量，待尿量超过 40 mL/h 时，再静脉补钾。⑤禁止静脉推注。

2. 密切观察病情变化

严密监测患者呼吸、心率、心律、血钾的变化。

3. 落实安全防护措施

因患者四肢无力，护士应做好跌倒、坠床危险因素评估，落实各项护理措施，预防跌倒、坠床事件发生。

关键点：①静脉补钾应严格遵循补钾原则，即浓度不应过高，速度不应过快，总量不宜过多，见尿补钾。②10%氯化钾注射液属于高危药品，使用不当可能会引起严重后果。护士在配制药液及给药时一定要注意三查七对，同时要保证双人核对。

二、高钾血症

高钾血症是指血清钾浓度高于 5.5 mmol/L。常见病因有钾摄入过多，如口服或静脉补充过多钾或使用含钾药物等；钾排出减少，如肾功能不全、应用保钾利尿剂等；钾分布异常，大量细胞内钾转移至细胞外等。患者可表现为意识淡漠、感觉异常、软弱无力、腹胀、腹泻；严重者可出现血压下降、皮肤湿冷、苍白或青紫等；最严重的表现为心搏骤停，多发生在舒张期。典型的心电图表现为早期 T 波高而尖，Q-T 间期延长，随后出现 QRS 波增宽，P-R 间期延长。处理原则为积极治疗原发病，控制钾的摄入，促进钾的排出，防治并发症。

（一）常见护理诊断/问题

（1）活动无耐力：与高钾血症导致的肌无力、软瘫有关。

（2）有受伤的危险：与肌无力或意识障碍有关。

（3）潜在并发症：心律失常、心搏骤停等。

（二）护理措施

1. 限制钾的摄入

停用一切含钾药物，禁食含钾高的食物，如牛奶、香蕉、橘子汁、番茄汁等。

2. 降低血清钾浓度

主要有两种方式。①促使 K^+ 转入细胞内：可遵医嘱输注 5%碳酸氢钠溶液、25%葡萄糖和胰岛素溶液。②促使 K^+ 排出体外：可遵医嘱静脉推注呋塞米（速尿）、口服阳离子交换树脂、行血液透析或腹膜透析等。

3. 密切观察病情变化

严密监测患者心率、心律、心电图及血钾的变化。

4. 防治心律失常

一旦出现心律失常应立即通知医生，遵医嘱处理；若出现心搏骤停，立即行心肺复苏。

5. 落实安全防护措施

做好跌倒、坠床危险因素评估，落实各项护理措施，预防跌倒、坠床事件发生。

关键点：①严重高钾血症可致严重的并发症：心搏骤停，故应及早发现与处理。②肾功能障碍或长期使用保钾利尿剂的患者，应限制摄入含钾高的食物和药物，并定期复诊，监测血钾浓度，以免发生高钾血症。

第三节 酸碱平衡失调的护理

原发性酸碱平衡失调可分为代谢性酸中毒、代谢性碱中毒、呼吸性酸中毒、呼吸性碱中毒4大类。有时可出现混合型酸碱平衡失调，即同时存在两种以上的原发性酸碱平衡失调。pH、HCO_3^-、$PaCO_2$是反映机体酸碱平衡的3个基本要素。正常情况下，血浆 pH 为 7.35～7.45，血浆 HCO_3^- 浓度为 22～27 mmol/L，$PaCO_2$ 为 35～45 mmol/L。

一、代谢性酸中毒

代谢性酸中毒临床最常见，是由于体内酸性物质产生或积聚过多，或 HCO_3^- 丢失过多所致。代偿期血浆 pH 可在正常范围，失代偿时血浆 pH＜7.35。常见病因有酸性物质摄入过多；碱性物质丢失过多，如腹泻、肠瘘等；体内酸性物质产生过多，如缺氧或组织低灌注致乳酸堆积或糖尿病酮症酸中毒；H^+ 排出减少，如肾功能不全等。轻度代谢性酸中毒可无症状；重度代谢性酸中毒患者可有眩晕、疲乏、感觉迟钝、烦躁或昏迷，呼吸深快，频率达 40～50 次/分钟，呼出气体有酮味。患者面色潮红、心率增快、血压低，还可出现对称性肌张力减弱、腱反射减弱或消失，伴缺水表现。此外，易发生心律不齐、急性肾功能不全和休克。处理原则为积极治疗原发病，消除诱因，逐步纠正酸中毒。

（一）常见护理诊断/问题

（1）口腔黏膜受损：与代谢性酸中毒所致呼吸深快有关。

（2）有受伤的危险：与意识障碍有关。

（3）潜在并发症：高钾血症、代谢性碱中毒。

（二）护理措施

1. 补充液体和碱剂

轻度代谢性酸中毒可靠自身调节机制纠正。HCO_3^- 低于 10 mmol/L 的重症酸中毒患者，应遵医嘱补液和使用碱剂，常用的碱剂为 5％碳酸氢钠溶液。

注意：过快纠正酸中毒，可引起大量 K^+ 移到细胞内，引起低钾血症。应注意观察及补钾。

2. 停用一切含钾药物

因代谢性酸中毒可合并高钾血症，故应禁食含钾高的食物，如牛奶、香蕉、橘子汁、番茄汁等。

3. 密切观察病情变化

监测生命体征、动脉血气、血电解质的变化，观察有无高钾血症的发生。输注碳酸氢钠时关注有无代谢性碱中毒的发生。

4. 落实安全防护措施

做好跌倒、坠床、压疮危险因素评估，落实各项护理措施，预防不良事件发生。

关键点：①代谢性酸中毒如未及时纠正可致高钾血症，严重高钾血症可致心脏停搏。

②5％碳酸氢钠为高渗性溶液，输注速度不可过快，输注时应严密观察有无液体外渗，以免发生局部组织坏死。

二、代谢性碱中毒

代谢性碱中毒是由于体内 H^+ 丢失或 HCO_3^- 增多所致。代偿期血浆 pH 可在正常范围，HCO_3^- 可有一定程度增高；失代偿期血浆 pH 和 HCO_3^- 明显增高。常见病因有胃液丧失过多、碱性物质摄入过多、低钾血症、使用利尿剂等。轻者无明显表现，偶有呼吸浅慢，或出现谵妄、精神错乱等，可有缺水或低血症表现。严重者可因神经系统或其他系统功能障碍而出现昏迷。处理原则为积极治疗原发病，逐步纠正碱中毒。

（一）常见护理诊断/问题

（1）有受伤的危险：与意识障碍有关。

（2）潜在并发症：低钾血症、低钙血症。

（二）护理措施

1. 用药护理

对于因胃液丢失所致的碱中毒，可遵医嘱静脉输注等渗盐水或葡萄糖盐水。严重的代谢性碱中毒者可遵医嘱使用稀释的盐酸溶液或盐酸精氨酸溶液，输注稀盐酸溶液时应选择中心静脉通道，控制滴速，避免发生溶血反应。碱中毒时常合并低钾血症，遵医嘱静脉补充氯化钾时应遵循补钾原则。

2. 密切观察病情变化

盐酸精氨酸溶液可导致高钾血症，使用时应严密监测生命体征、心电图、动脉血气、电解质的变化。

3. 落实安全防护措施

做好跌倒、坠床、导管滑脱、压疮危险因素评估，落实各项护理措施，预防护理不良事件发生。

关键点：①稀释的盐酸溶液严禁从外周静脉输入，以免液体外渗发生软组织坏死。②输注盐酸精氨酸溶液时，应密切观察有无高钾血症的发生。

三、呼吸性酸中毒

呼吸性酸中毒是由于肺泡通气及换气功能减弱，不能充分排出体内生成的 CO_2，导致血中 $PaCO_2$ 增高，引起高碳酸血症。动脉血气结果显示血浆 pH 降低，$PaCO_2$ 增高，血浆 HCO_3^- 正常。常见病因有呼吸中枢抑制，如麻醉过深、镇静剂过量、颅内压增高等；胸部活动受限，如胸壁损伤、胸腔积液、积气等；呼吸道梗阻或肺部疾病；呼吸机参数设置不当等。处理原则为积极治疗原发病，改善患者通气，必要时使用呼吸机辅助或控制呼吸。

（一）常见护理诊断/问题

（1）低效型呼吸型态：与呼吸道梗阻、呼吸中枢抑制、呼吸机使用不当有关。

（2）有受伤的危险：与 CO_2 蓄积引起意识改变有关。

（3）潜在并发症：脑水肿、脑疝、呼吸骤停、高钾血症等。

（二）护理措施

1. 呼吸支持和人工气道护理

解除呼吸道梗阻，给予低流量吸氧，必要时建立人工气道。使用呼吸机时，应注意呼吸机各项参数的设置，如潮气量、呼吸频率、氧浓度、压力支持等，以维持有效的通气及换气功能。同时做好人工气道的护理，妥善固定，保持通畅，及时吸净痰液，倾倒呼吸机管路积水。对无禁忌证者，应抬高床头 $30°\sim45°$。对气管插管的患者应做好口腔护理，动态监测囊内压，以预防呼吸机相关性肺炎的发生。

2. 密切观察病情变化

严密监测生命体征、动脉血气、血电解质的变化，动态观察呼吸频率、深度及呼吸困难改善情况，预防并发症的发生。

3. 落实安全防护措施

做好跌倒、坠床、导管滑脱、压疮危险因素评估，落实各项护理措施，预防护理不良事件发生。

关键点：①呼吸机使用不当可引起呼吸性酸中毒，应合理设置各项呼吸参数，保证足够的有效通气量，改善缺氧，促进 CO_2 排出。②对行气管插管或气管切开的患者，一定要动态评估导管滑脱的危险因素，并采取有效措施，如妥善固定、合理约束、适度镇痛镇静、健康教育等，防止非计划性拔管的发生。

四、呼吸性碱中毒

呼吸性碱中毒是由于肺泡通气过度，体内 CO_2 排出过多，导致血液中 $PaCO_2$ 降低，引起低碳酸血症。动脉血气结果显示血浆 pH 增高，$PaCO_2$ 和血浆 HCO_3^- 下降。常见病因有高热、疼痛、严重创伤或感染、中枢神经系统疾病、呼吸机辅助通气过度等。多数患者出现呼吸急促，心率增快，可伴眩晕、手足或口唇麻木及针刺感、肌肉震颤等。危重患者发生急性呼吸性碱中毒提示预后不良。处理原则为积极治疗原发病同时对症治疗。

（一）常见护理诊断/问题

（1）低效型呼吸型态：与呼吸急促有关。

（2）有受伤的危险：与中枢神经系统功能异常和神经肌肉应激性增加有关。

（二）护理措施

1. 对症处理

对过度通气的患者，可协助医生用纸袋罩住患者口鼻呼吸，以增加呼吸道无效腔，减少 CO_2 的呼出；对使用呼吸机的患者，应遵医嘱合理调节各项参数，同时做好人工气道的护理。

2. 密切观察病情变化

严密监测生命体征、动脉血气、血电解质的变化，动态观察意识状态和呼吸功能。

3. 落实安全防护措施

做好跌倒、坠床、导管滑脱、压疮危险因素评估，落实各项护理措施，预防护理不良事件发生。

关键点：①对于呼吸急促的患者，注意观察呼吸频率、呼吸幅度和血氧饱和度。②对于机械通气的患者，应合理设置呼吸机参数，遵医嘱行血气分析，避免因呼吸机使用不当致通气过度。

第 三 章

营养支持患者的护理

　　肠内营养是指经胃肠道给予（或补充）人体代谢所需要的各种营养物质，包括氨基酸、糖类、脂肪、维生素及微量元素等。肠内营养有助于维持肠黏膜细胞结构和功能的完整性，保护肠黏膜屏障，降低肠源性感染发生率，提高治疗效果。由于营养物质经由肠道和门静脉吸收，可被机体很好地利用，其过程符合人体生理，并发症少，而且经济、安全。所以，只要肠道存在功能，应首选肠内营养。

一、适应证

（一）胃肠道功能正常者

胃肠道功能正常，但食物摄入不足或不能经口进食者。

（1）经口进食障碍者：如昏迷或口腔疾病，咽喉及食管手术患者。

（2）慢性消耗性疾病者：如恶性肿瘤患者。

（3）高代谢状态者：如复杂大手术后，严重创伤或危重病症（非胃肠道疾病）患者。

（4）肝肾功能不良、肺功能不全及对糖不耐受的患者等。

（二）胃肠道功能不良者

如急性坏死性胰腺炎、炎性肠病、消化道瘘及短肠综合征等。

二、禁忌证

（1）完全性肠梗阻。

（2）严重腹泻。

（3）消化道活动性出血。

（4）远段高流量肠瘘。

（5）肠道或腹腔感染。

（6）严重消化吸收不良。

（7）休克。

（8）严重短肠综合征进行肠内营养失败。

（9）存在不能用药物控制的恶心、呕吐。

（10）经口进食障碍且无法置入喂养管者。

三、实施途径及输注方法

（一）肠内营养的实施途径

肠内营养包括口服和管饲两种途径。

1. 口服

口服是营养摄入的首选途径。可刺激唾液的分泌，利于食物消化，且具有一定的抗菌作用，故优于管饲。当患者因进食不足造成营养缺乏时，应考虑口服补充营养制剂。

2. 管饲

（1）鼻胃管：即经鼻将喂养管末端放置至胃。适于短期（＜4周）肠内营养支持者。

（2）鼻肠管：包括经鼻十二指肠导管和经鼻空肠导管。鼻肠管主要适用于短期肠内营养支持（＜4周）、存在误吸风险、经胃喂养不耐受或不能经胃喂养（如胰腺炎等）者。

置管方法：鼻肠管置入可借助导丝或内镜引导，将导管末端经幽门送入十二指肠，也可利用螺旋导管前端的重力和促胃动力药物作用实施盲插，导管末端位置应到达屈氏韧带下30～60 cm处。

（3）胃造口：适于肠内营养支持预计时间＞4周，吞咽困难、长期机械通气、口咽部及食管手术围术期、上消化道肿瘤者。

置管方式主要有3种：经皮内镜下胃造口（PEG）置管术、透视下胃穿刺造口置管术及外科胃造口置管术。

（4）空肠造口：于腹壁上开口，将空肠造口管置于肠道内，进而给予营养物质。适用于需长期进行肠内营养支持者。

（二）肠内营养的输注方式

1. 顿服输注

类似于少量多餐。在特定时间间隔内，将肠内营养液用喂食器分次缓慢注入（一般每天4～6次），每次100～300 mL，于10～20 min内输注完毕。由于营养液进入胃内较快，易引起胃肠道反应。适用于导管末端在胃内且胃肠功能基本正常的患者。

2. 间断输注

与顿服相似，但输注时间相对更长。将输注营养液的管道和喂养管连接，利用重力作用缓慢滴注。每次于2～3 h内输完，间隔时间为2～3 h。多数患者可耐受，但不建议用于导管末端在小肠的患者。

3. 周期性输注

晚上输注，白天不输注，鼓励患者白天经口进食。

4. 连续输注

在12～24 h内连续滴注。可利用肠内营养泵配合加温器进行，有利于保持速度和温度的恒定，便于监测、管理。适用于肠内营养耐受性较差、胃肠功能不全、经十二指肠及空肠造口进行肠内营养的患者。

四、护理措施

（一）管道护理

1. 妥善固定

注意观察导管体外的标记。经鼻置管者，应先将导管固定于鼻尖部，再用"高举平抬"法将导管妥善固定于面颊部；造口置管者，其导管是用缝线、盘片或水囊固定于腹壁，患者翻身或床上活动时，要注意预防管道受压、打折、扭曲甚至脱出。

2. 明确导管末端位置

确定导管位置的金标准是 X 线检查。另外，还可利用 pH 试纸测量回抽液酸碱度或目测回抽液性质来辅助判断导管末端位置。

注意：胃液 pH 的平均值为 4.32，偏酸；十二指肠液 pH 的平均值为 7.8，偏碱。胃液多为无色、草绿色或棕色，有轻度的酸味；十二指肠液多为黄色，较为黏稠，没有团絮状物。

3. 预防导管堵塞

对连续输注者，至少每隔 4 h 用 30 mL 温水脉冲式冲管 1 次；固体药物要充分研磨和溶解；每次输注药物或营养液前后均应用 10～30 mL 温水冲洗管道，以减少药物对导管的腐蚀或堵塞。一旦发生堵管，应立即用 20 mL 温开水反复脉冲式冲管。必要时，更换喂养管。

注意：堵管进行冲洗时，要将反流到注射器内的营养管内沉积物连同冲洗液一并丢弃，重新抽取温开水进行冲管。

（二）常见并发症的观察及护理

1. 腹泻

腹泻是肠内营养最常见并发症。肠内营养初期胃肠道容易激惹，营养液输注过快、温度过低或浓度过高，均易导致腹泻。长时间禁食，肠黏膜萎缩导致消化吸收不良，亦容易引发腹泻。

观察：询问大便次数、排便量及粪便性质；注意听诊患者的肠鸣音；严重腹泻者要注意观察肛周皮肤情况，有无红肿、破溃、糜烂等。

护理：①进行肠内营养时，严格遵循"浓度从低到高、喂养量从少到多、输注速度由慢到快"的原则进行。②在营养液配制和使用过程中，严格遵守无菌操作原则，现配现用。③保持适宜的输注温度，可应用营养泵和持续加温器，以保持恒温、匀速输注。④营养制剂选择：推荐使用含可吸收性纤维素和益生菌的制剂，尽量避免食物中含有短链碳水化合物，减少或不使用会引起腹泻的药物。对乳糖不耐受者，可使用无乳糖配方营养液。⑤发生腹泻时，要及时找出原因，尽早治疗，并加强肛周皮肤护理。

2. 误吸

指胃、食管、口腔或鼻腔内物质经咽部进入气道的过程，是肠内营养最严重的并发症。

主要原因：①胃排空不良，胃液及营养液反流。②喂养管径不合适。管径越粗，对食管下段的扩张作用越明显，发生反流、误吸的风险也相应增加。③幼儿、老人、病情危重、呼吸道疾病者，因呼吸功能和神经肌肉功能较差，导致吞咽反射功能不良，易发生营养液反流，引起误吸。

观察：注意患者是否突然出现呼吸道症状，如咳嗽、呛咳或咳出营养液类似物；吞咽后是否出现声音嘶哑；有无呼吸困难、呼吸急促或发绀等表现。发生上述情况，应怀疑误吸可能。

护理：①对于意识障碍者，尤其是神志不清、格拉斯哥评分＜9分及老年患者，在行肠内营养前翻身，并将呼吸道分泌物吸净，可有效降低误吸发生率。②选择管径适宜的喂养管进行鼻饲，成人可选择14号胃管。③胃内残余量每4 h测定1次，若残余量＞150 mL，应延缓肠内营养的使用。④肠内营养行人工气道者需每隔4 h进行1次声门下吸引。⑤注意及时检查患者有无腹胀、反流等误吸的危险因素，每4 h听诊肠鸣音1次。⑥发生误吸时，鼓励和刺激患者有效咳嗽，及时排出吸入物，必要时经鼻导管或气管镜清除吸入物。

3. 胃潴留

指以胃排空障碍为主要表现的胃动力紊乱综合征。主要由胃张力减退，蠕动减少或消失引起。

观察：注意患者是否有上腹饱胀、反酸、嗳气、呕吐食物或胆汁等表现。

护理：①导管末端在胃者，应利用顿服或间歇输注；导管末端在幽门后者，最好采用连续输注方式进行喂养。②肠内营养全过程（尤其经胃），最好采取半卧位，床头抬高至少30°～45°。③颅脑重度损伤者，宜经空肠进行肠内营养。当经幽门后喂养出现胃潴留时，应进行胃管减压。④监测胃残余量：经胃喂养者，首个48 h内应每4 h监测1次胃残余量；达到目标速度后应每隔6～8 h监测1次残余量；当胃残余量＞200 mL，可应用促进胃肠蠕动的药物，如复方甲氧氯普胺（胃复安）、多潘立酮（吗丁啉）等；当胃残余量＜500 mL时，若无不耐受的其他表现，不应终止肠内营养。

4. 便秘

摄入水量不足或营养物质稀释水量过少、饮食结构欠规范、长期卧床或活动较少等都会增加便秘的风险。

观察：注意询问患者的排便状况，有无排便困难、腹胀、腹痛等表现。

护理：①肠内营养液中适量添加可溶性膳食纤维，以增加排便次数和量。②保证充足水分摄入，适当增加活动量，促进肠蠕动，改善便秘。

5. 高血糖或低血糖

病情危重者常由于胰岛素抵抗等因素而发生应激性高血糖；肠内营养过程中静脉使用胰岛素者，可因胰岛素调控不当而导致高血糖或低血糖的发生。

观察：注意患者有无尿量增多、心率加快、呼吸缓而深等表现，准确监测血糖，以及时发现高血糖。若患者出现面色苍白、虚汗、心率加快、昏迷等表现，警惕低血糖发生，应立即监测血糖水平。

护理：①对使用肠内营养，尤其是病情危重者，应采用静脉血糖和（或）快速末梢血糖监测其血糖波动情况，尽量将目标血糖控制在6.1～10 mmol/L范围内。②对于危重患者，持续静脉胰岛素治疗较皮下给药效果好，但要注意根据患者血糖变化及时调整胰岛素用量。

6. 鼻、咽部、食管黏膜及皮肤损伤

观察：患者鼻、咽部及食管黏膜有无破溃或感染等表现，面部皮肤有无粘膏过敏或皮炎，造口周围皮肤有无红肿、破溃、糜烂等。

护理：①经鼻留置喂养管者，应选用细软材质的喂养管，同时将油膏涂抹于鼻腔黏膜起润

滑作用，以防鼻咽部黏膜因长期受压形成溃疡。②经胃、空肠造口进行肠内营养者，要注意保持造口周围皮肤的清洁、干燥，防止皮肤损伤。

五、注意事项

肠内营养过程中，要注意控制好"六度"。

（1）浓度：尽量使用等渗性营养液，利于患者耐受。

（2）速度：注意匀速输注，可使用肠内营养泵由慢到快输注。一般情况下，泵输注速率按胃 50～150 mL/h、空肠 20～100 mL/h 的速度进行。

（3）温度：保持营养液温度在 38～40 ℃之间，有条件可使用持续加温器，保证温度恒定。

（4）角度：肠内营养过程中，须将床头抬高 30°～45°，并在营养液输注结束后半小时内继续采取半卧位。

（5）清洁度：营养液的配制和输注过程中严格遵守无菌操作原则，注意手和器具的卫生（尽量采用一次性输注装置），避免过度使用抗菌药物。

（6）合适度：依据患者病情、胃肠功能等，选择合适的置管方式、营养液剂型及输注方式。

关键点：①肠内营养时床头抬高 30°～45°，结束后半小时内采取半卧位，可有效避免误吸和呕吐。②喂养前保证导管末端在准确位置，可预防因导管移位所致的相关并发症。③肠内营养过程中，若静脉使用胰岛素，准确监测血糖并根据营养液输注状况调整胰岛素用量，可有效预防高血糖或低血糖的发生。

第二节　肠外营养

肠外营养是指经静脉途径为无法通过胃肠道摄取和利用营养物质或通过胃肠道不能满足自身代谢需要者提供各种营养素。当患者禁食，所需营养素全部经静脉途径提供时，则称之为完全肠外营养。

一、适应证

一般来说，若患者无法经口或经口进食受限超过 5～7 d，均可给予肠外营养支持。包括以下几种情况。

（1）无法经胃肠道进食者，如胃肠道梗阻，高流量消化道瘘，严重腹泻及顽固性呕吐，急性坏死性胰腺炎等。

（2）高分解代谢者，如严重创伤，腹部大手术后，严重感染，大面积烧伤等。

（3）需要较快改善营养状况者，如严重营养不足的肿瘤患者，重要器官功能不全患者，大剂量化疗、放疗或接受骨髓移植者。

二、禁忌证

（1）胃肠道功能正常，可耐受肠内营养或 5 d 内可恢复胃肠功能者。

（2）休克者。

（3）凝血功能异常者。

（4）严重水、电解质、酸碱失衡者。

三、实施途径及输注方法

（一）肠外营养的实施途径

1. 周围静脉途径

适用于短期肠外营养（<2 周），中心静脉置管禁忌或不可实施以及导管发生感染者。此方式简便易行，并发症较少。连续输注时间不应超过 10～14 d。

2. 中心静脉途径

（1）经外周中心静脉置管（PICC）：适用于肠外营养持续>3 周（导管在体内留置一般不超过 1 年），营养素输入量较多，营养液渗透压超过 600 mOsm/L 及居家行肠外营养者。PICC 常用置入静脉有贵要静脉、肘正中静脉或头静脉。贵要静脉管径较宽、易置入，可避免气胸等置管并发症，但增加了上肢深静脉血栓、插管错位发生率及操作难度。

注意：PICC 置管及置管后护理应由受过专门训练，并取得相应资质的护理人员执行。

（2）经锁骨下静脉置管：留置时间较 PICC 的短。适用于严重创伤、休克和急性循环功能衰竭的危重患者，需长期输液以及全胃肠外营养支持患者。锁骨下静脉置管易于活动和护理，但置管错位率和并发症发生率较高，如气胸、血胸、中心静脉狭窄等。

注意：经锁骨下静脉置管技术要求较高，须由临床专业医生执行。

（3）经颈内静脉置管：该置管不影响患者日常活动，但留置时间较 PICC 短。穿刺时易造成动脉损伤、局部血肿及感染等。

（4）经股静脉置管：该部位活动度大，导管不易固定，患者活动也不方便。故较少用。

（5）静脉输液港：又称植入式中央静脉导管系统，简称输液港，是一种能植入人体皮下，并可长期留置的静脉输液装置。适用于长期间歇性静脉输注者。

（二）肠外营养的配制与输注

1. 全营养液的配制

（1）将水溶性维生素加入到葡萄糖液中。

（2）将电解质溶液分别加入到葡萄糖液和氨基酸液中。

（3）将脂溶性维生素加入到脂肪乳制剂中。

（4）将氨基酸及葡萄糖液混入专用营养袋内。

（5）把脂肪乳制剂混入专用营养袋内，混合均匀，即可输注。

2. 营养液输注

需用全营养混合液进行输注，极少采用单瓶输注。

（1）输注方式：全营养混合液是将各营养素配制于 3 L 专用营养袋中，又称为"全合一"营养液。近年来，市场上已有将"全合一"营养液制成两腔或三腔袋的产品，在各腔内分别装入葡萄糖、氨基酸及脂肪乳剂，并用隔膜分开，使用前只需将隔膜撕开使各成分混合均匀即可输注。

（2）合理安排输液顺序：合理安排静脉营养液与其他药物的输入顺序，避免将营养液与不相容药物配伍输注；妥善安排输注时间，按时按量均匀输注。

注意：全营养液属于多种营养物质的混合物，其理化性质不稳定，配制顺序不正确或存储时间过长，都可能形成沉淀，影响营养液的质量。因此，要严格遵守配制顺序进行操作，并做到现配现用；若不能及时输注，应保存于 4 ℃的冰箱内。配制好的营养液应在 24 h 内完成输注。

四、中心静脉管道护理

中心静脉管道置入较深，留置时间较长，维护费用较高，更是患者营养摄入主要途径。其护理要点如下所述。

（一）妥善固定

每天查看导管体外长度，防止移位或脱出；确保输注装置和各接头连接紧密。

（二）及时换药

穿刺 24 h 后消毒置管部位皮肤，更换敷料并标注具体时间，以后按各导管具体要求及时换药或更换敷料（PICC、输液港每周换药，其他中心静脉导管隔日换药）。当局部出现异常情况时，如敷料潮湿、被污染或贴膜松动等，应及时消毒并更换。

（三）观察及预防感染

注意患者有无发热、寒战、穿刺部位有无红肿、渗出等表现。怀疑导管相关性血流感染者，应做营养液和血液细菌培养，更换输液装置。观察 8 h 后，若患者发热仍未消退，应及时拔除中心静脉导管，并将导管尖端送检。

（四）确保通畅

每次输液前应消毒肝素帽接头处，每周更换肝素帽；输液前，先回抽血，保证管路通畅后再输注药物，严禁用力推注；输液后，用 20 mL 生理盐水脉冲式冲管，长时间输注肠外营养液者，应至少每 4 h 冲管 1 次；当输液结束或外出检查需要暂停输注时，应采用正压封管方式进行封管。

（五）拔管

当患者治疗全部结束、导管堵塞不能再通或出现导管相关性感染时，应拔除中心静脉导管。导管的拔除应由经过专业培训，具有相应资质的护士进行。

五、常见并发症的观察及护理

（一）机械性并发症

常见有气胸、空气栓塞、导管异位或堵塞、导管栓子、血管和（或）神经损伤、胸导管损伤、血栓性静脉炎等。

观察：置管过程中注意观察患者有无胸痛或呼吸困难等表现；输注营养液过程中有无输注速度减慢或输注泵频繁报警等情况；冲管是否顺利、能否回抽出血液等。

护理：①置管必须由经过专业训练并取得相应资质的医务人员进行。②尽量选择满足治疗需要的最小号导管。③置管过程中，如患者出现持续胸痛或呼吸困难，应停止置管并行 X 线摄片，以明确是否发生气胸。④在穿刺、输液、更换输液瓶（袋）、冲管以及导管拔除过程中，应严格遵守操作流程，防止空气进入血液，引发空气栓塞。⑤在应用不相容的药物或液体前、后冲管，确保导管畅通；如果导管堵塞不能再通，不可强行推注通管，应拔除或更换导管。⑥严格按照导管护理要求规范操作，加强临床观察。

（二）感染性并发症

1. 局部感染

观察：患者置管侧肢体局部皮肤有无触痛，伴红肿、渗出或硬块，有无酸胀或疼痛，臂围是否增大。

护理：①穿刺置管及导管的日常维护过程中，严格遵循无菌操作原则，做好插管处局部皮肤的消毒和护理。②根据导管类型要求及时换药，贴膜松动、卷边，敷料潮湿或被污染时，要及时消毒并更换。③当发生局部感染时，要依据感染严重程度进行处理。若为轻微局部皮肤感染，应加强观察，更换贴膜。若感染加重，可局部用使用抗菌药物软膏（如醋酸曲安奈德软膏等），然后用纱布覆盖，每天更换。

2. 导管相关性血流感染

观察：患者有无高热、寒战、乏力等全身性表现。如出现上述表现而又找不到其他感染病灶解释时，则高度怀疑导管相关性血流感染存在。

护理：①操作人员应熟练掌握置管和导管护理技术，置管时采用最大无菌防护区。②选择合适置管位置：锁骨下静脉是首选部位。下肢穿刺造成的感染危险度较上肢高。③合理选择导管类型：聚亚安酯和特氟纶导管较聚乙烯和聚氯乙烯导管的感染危险性低。④按照导管维护要求进行日常护理，规范换药。⑤尽量采用非缝合式固定方法，防止导管滑动。采用透明或半透明聚亚安酯敷料覆盖，便于观察。当穿刺处有渗血时，可采用纱布覆盖，每天更换。⑥肠外营养输注过程中，若患者出现高热、寒战等症状且未找到感染灶时，则考虑导管相关性血液感染。应立即拔管，改用周围静脉给予营养支持，并将经导管抽取的血标本、导管尖端、导管出口渗出液及外周血标本送检。一般情况下，拔管后患者体温较快恢复正常，若患者持续发热且血培养阳性，应给予全身应用抗菌药物治疗。

3. 肠源性感染

因肠外营养时间过长，胃肠道缺乏食物刺激导致胃肠激素分泌紊乱，引起肠黏膜上皮萎缩、变稀及皱褶变平，肠屏障功能受损，肠道内细菌和毒素移位，引发感染。肠源性感染主要在于预防，当患者胃肠功能逐渐恢复，应遵循快速康复外科理念，尽早开始肠内营养。

（三）代谢性并发症

1. 高血糖和高渗性昏迷

肠外营养过程中，患者常因原发疾病、应激状态、糖尿病等因素产生一定程度胰岛素抵抗。营养液内葡萄糖浓度过高或输入过快，可导致短期内大量葡萄糖摄入，机体不能利用而发生高血糖。

观察：加强血糖监测，注意患者有无血糖异常升高、脱水、渗透性利尿、电解质平衡失调及神志异常等表现。当血糖浓度超过 40 mmol/L 可导致高渗性昏迷的发生。

护理：①肠外营养时，要按计划均匀输注营养液，注意控制输液速度。②严格遵医嘱在营养液中添加胰岛素，并且按时摇晃营养袋，以减少营养袋对胰岛素的吸附，保证用药剂量。③一旦发生高血糖或高渗性昏迷，应立即停止输注葡萄糖液或含糖量较高的营养液并报告医生；遵医嘱输入低渗盐水以降低渗透压，同时应注意避免血浆渗透压下降引起急性脑水肿；依据血糖水平应用胰岛素控制血糖。

注意：准确控制输液速度和量，避免血糖下降过快导致急性脑水肿的发生。

2. 低血糖

肠外营养过程中胰岛素使用量过大或高浓度葡萄糖持续输注刺激机体分泌胰岛素，当葡萄糖输注突然停止时会导致患者出现低血糖。

观察：注意患者有无脉搏加快、面色苍白、四肢湿冷等低血糖表现。

护理：①遵医嘱合理调节和使用胰岛素。②肠外营养时不宜突然停止营养液输注，可用等渗葡萄糖液作为过渡，再终止肠外营养。③当患者出现脉搏加快、面色苍白、四肢湿冷等表现时，应立即监测血糖。一旦确认低血糖，立即报告医生并协助处理。

3. 脂肪代谢紊乱

主要与营养液中脂肪配方不合理，脂肪乳剂输入速度过快或输入总量过多有关。

观察：注意患者有无发热、急性消化道溃疡、血小板减少、溶血、肝脾肿大等表现。

护理：①在配制营养液时应根据病情遵循个体化原则进行。②当患者出现上述表现，可考虑为脂肪超载综合征，应立即停止输注脂肪乳剂。一般认为，当血甘油三酯＞3.4 mmol/L时，宜减缓输注速度。

4. 肝功能异常

主要由葡萄糖超负荷引起肝脂肪变性而导致肝功能异常，另外必需脂肪酸缺乏、肠道长时间缺乏食物刺激、体内谷氨酰胺缺乏以及肠黏膜屏障功能受损导致内毒素移位也是肝功能异常的相关因素。

观察：表现为转氨酶升高、碱性磷酸酶升高、高胆红素血症等。

护理：尽早减量或停用肠外营养，尽可能早期恢复肠内营养；定时行超声检查，以观察有无胆汁淤积；采取双能源，以脂肪乳剂替代部分能源后，减少葡萄糖用量，更换氨基酸制剂或停用 TPN 1～2 周后，这种并发症可得以逆转。

关键点：①按正确顺序配制营养液，现配现用，是保证营养液稳定性的有效措施。②规范的置管和导管维护，是减少导管并发症的关键。③导管拔除应由经过专业训练并取得相应资质的护士进行。

第 四 章

围术期护理

手术是临床外科系统治疗疾病的一种重要手段。手术、麻醉及疾病本身的刺激可使患者产生生理、心理的应激反应，引起神经、内分泌及循环系统功能紊乱，从而削弱机体的防御能力和对手术的耐受力，直接影响手术预后。同时，手术是集体智慧和劳动的集中体现，手术人员必须有明确的职责和分工，但又需互相协同和配合才能安全顺利完成手术。为手术患者提供规范的围术期护理，保障患者安全，体现人文关怀已成为手术室护理工作中重要的内容。

围术期是指从确定手术治疗时起，至与这次手术有关的治疗基本结束为止的一段时间。包括手术前期、手术中期及手术后期3个阶段。

围术期护理指护理人员运用所学知识与技能，针对患者的问题和需要，为患者提供全程、整体的护理。旨在加强术前至术后整个诊治期间患者的身心护理，通过全面评估，充分做好术前准备，并采取有效措施维护机体功能，提高手术的安全性，减少术后并发症，促使患者康复。围术期护理也包括3个阶段，每个阶段护理工作重点不同。

第一节　手术前护理

手术前期是指从患者决定接受手术至将患者送至手术台。手术前护理的重点是在全面评估的基础上，做好必需的术前准备，纠正患者存在及潜在的生理、心理问题，加强健康指导，提高患者对手术和麻醉的耐受能力，使手术的危险性降到最低。

一、术前评估

（一）健康史与相关因素

了解患者身体的一般状况、既往健康状况，皮肤状况，与现有疾病相关的病史、药物应用情况及过敏史、手术史、家族史、遗传病史和女性患者婚育史等。此外还要了解患者既往有无高血压、糖尿病及心脏病，有无体内植入物（金属植入物、起搏器）等，初步判断其手术耐受性。

（二）身体状况

通过患者主诉和全面体格检查，了解其主要内脏器官的功能，是否存在心、肺、肝及肾脏等器官功能不全；有无营养不良、肥胖及水、电解质平衡失调等高危因素，评估手术的安全性。

1. 评估各系统状况

如心血管系统、呼吸系统、泌尿系统、神经系统和血液系统等状况和高危因素。

2. 辅助检查

了解患者各项实验室检查结果，如血、尿、便常规和血生化检查结果。了解 X 线、B 超、CT 及 MRI 等影像学检查结果，以及心电图、内镜检查报告和其他特殊检查的结果，以助判断病情及完善术前检查。

3. 评估患者对手术的耐受能力

全身状况较好、无重要内脏器官功能损害、疾病对全身影响较小者手术耐受良好；全身情况不良、重要内脏器官功能损害较严重、疾病对全身影响明显、手术损害大者手术耐受不良。

（三）心理－社会支持状况

手术患者易产生不良的心理状态，如感到紧张、焦虑、恐惧等，这些都可以削弱患者对手术和麻醉的耐受力，从而影响创伤的愈合和手术效果。评估、识别并判断出手术患者的心理状态，为患者提供及时有效的心理护理。

1. 心理状态的改变

（1）睡眠型态紊乱，如失眠。

（2）语言和行为改变，如沉默寡言、易激动、无耐心、易怒或哭泣。

（3）尿频、食欲缺乏、疲劳和虚弱感，自我修饰程度下降。

（4）呼吸、脉搏加快，手心出汗，血压升高等。

2. 心理状态改变的相关因素

（1）担心疾病严重甚至危及生命。

（2）担心疾病预后及后续影响。

（3）对手术、麻醉及治疗过程的担忧以及相关知识未知、不确定。

（4）担心住院对家庭的照顾、子女和老人等带来不便。

（5）对住院费用的担忧。除了对患者进行上述评估以外，还要进一步评估其家庭经济状况、家庭成员及其单位同事对其住院的反应、态度，以利于发挥社会支持系统的作用。

（四）手术种类

手术的具体种类取决于患者疾病的情况，同一种外科疾病的不同发展阶段手术种类也可能不同。需要根据患者的具体情况，选择适宜的手术种类。手术类型按手术期限大致分为 3 类。

1. 择期手术

手术时间没有期限的限制，可在充分的术前准备后进行手术，如一般的良性肿瘤切除术、腹股沟疝修补术等。

2. 限期手术

手术时间可以选择，但有一定限度，不宜过久以免延误手术时机，应在限定的时间内完成术前准备，如各种恶性肿瘤根治术。

3. 急症手术

病情危重，需要在最短时间内进行必要的准备后迅速实施手术，以抢救患者生命，如外伤性肝、脾破裂和肠破裂、胸腹腔大血管破裂等。

（五）麻醉方法与术前准备

患者麻醉前用药的目的在于解除焦虑、镇静和催眠、镇痛、抑制腺体分泌及抑制不良反射。常用的麻醉药物有镇静药和催眠药、镇痛药、抗胆碱能药及抗组胺药。

任何麻醉都可能给患者带来不同程度的损害和风险。为了保障患者在麻醉期间的安全，增强患者对手术和麻醉的耐受性，避免麻醉意外，减少麻醉后并发症，必须做好麻醉前病情评估和准备工作。根据麻醉作用部位和所用药物的不同，临床麻醉分为全身麻醉、局部麻醉、椎管内麻醉、复合麻醉、基础麻醉。局部麻醉又包括表面麻醉、局部浸润麻醉、区域阻滞麻醉、神经及神经丛阻滞麻醉；椎管内麻醉又可分为蛛网膜下腔阻滞和硬脊膜外阻滞。

二、护理措施

（一）手术前的常规准备与护理

1.饮食和休息

术前准备期间根据患者的手术种类、方式、部位和范围，进行饮食指导，鼓励患者多摄入营养丰富、易消化的食物。患者术前应补充足够的热量、蛋白质和维生素。消除引起患者不良睡眠的诱因，创造安静舒适的环境，促进患者睡眠。督促患者活动与休息相结合，必要时遵医嘱予以镇静安眠药。

2.术前适应性训练

（1）指导患者练习使用便盆，在床上排尿和排便。

（2）教会患者自行调整卧位和床上翻身的方法，以适应术后体位的变化。

（3）指导患者练习术中体位，如甲状腺手术者，术前给予肩部垫枕、头后仰的体位训练，以适应术中颈过伸的姿势。

（4）教会患者正确的深呼吸、咳嗽、咳痰方法并进行练习。

3.输血和补液

（1）术前应作好血型和交叉配血实验，备好一定数量的全血、血细胞或血浆。

（2）凡有水、电解质及酸碱平衡失调和贫血者，应在术前予以纠正。

（3）加强病情观察和生命体征监测，发现异常及时给予对症处理。

4.协助完成术前检查

术前做好肝、肾功能检查及出凝血时间、凝血酶原时间、血小板计数检查，必要时监测有关凝血因子。了解肝、肾功能损害程度，最大程度地改善肝、肾功能，提高患者对手术的耐受能力。

5.合理应用抗感染药物，预防术后感染

抗感染药物的预防性应用一般适用于以下几种情况。

（1）涉及感染病灶或切口接近感染区域的手术。

（2）胃肠道手术。

（3）预计操作时间长、创面大的手术。

（4）开放性创伤，创面已污染，清创时间长或清创不彻底者。

（5）涉及大血管的手术。

（6）植入人工制品的手术。

（7）器官移植术。

此外，积极处理已存在的感染灶，避免与其他感染者接触。

6. 消化系统的准备

（1）成人择期手术前 8～12 h 开始禁食，术前 4 h 开始禁水，以防呕吐引起窒息或吸入性肺炎；小儿术前应 4～8 h 禁食（奶），2～3 h 禁水。

（2）胃肠道手术患者术前 1～2 d 进流质食物，非胃肠道手术患者术前一般不限制饮食种类。

（3）一般性手术的患者，督促其术前晚排便，必要时使用开塞露或 0.1%～0.2% 肥皂水灌肠等促使残留粪便的排出，以防麻醉后肛门括约肌松弛而有粪便排出，增加污染的机会。

（4）肠道手术患者的肠道准备：详见第十章第二节"大肠癌"。

（5）消化道手术或某些特殊疾病（如急性弥散性腹膜炎、急性胰腺炎等），术前应放置胃管。

7. 手术前皮肤准备

（1）术前 1 d 督促患者剪短指甲、理发、沐浴及更衣。细菌栖居密度较高的部位（如手、足）或不能接受刺激消毒剂的部位（如面部、会阴部）术前可用氯己定反复清洗，必要时协助其完成。

（2）做好手术区皮肤准备：彻底清除手术切口部位和周围皮肤的污染。术前备皮应当在手术当日进行，确需去除手术部位毛发时，应当使用不损伤皮肤的方法，避免使用刀片刮除毛发。备皮时注意遮挡和保暖，动作轻巧，防止损伤表皮和增加感染的可能性。手术区皮肤准备范围包括切口周围至少 15 cm 的区域，不同手术部位的皮肤准备范围可见第一章第三节相关内容。

（二）心理准备

通过健康教育及术前访视建立良好的护患关系，给予患者心理支持和疏导，帮助患者认识疾病、手术的相关知识及术后用药的注意事项，向患者说明术前准备的必要性，逐步掌握术后配合技巧及康复知识，使患者对手术的风险及可能出现的并发症有足够的认识及心理准备。

（三）术日晨的护理

认真检查、确定各项准备工作的落实情况；若发现患者有不明原因的体温升高，或女性患者月经来潮等情况，应延迟手术；进入手术室前，指导患者排尽尿液；估计手术时间持续 4 h 以上及接受下腹部或盆腔内手术者应予以留置导尿管并妥善固定；胃肠道及上腹部手术者应放置胃管；嘱患者拭去指甲油、口红等化妆品；取下活动的义齿、发夹、眼镜、手表、首饰和其他贵重物品；备好手术需要的病历、各种影像检查片及特殊药品等，随同患者带入手术室；与手术室接诊人员仔细核对患者、手术部位及名称，做好交接；根据手术类型及麻醉方式准备麻醉床，备好床旁监护设备及物品。

（四）特殊手术患者的护理

1. 急症手术

在最短时间内做好急救处理的同时进行必要的术前准备，如立即输液，改善患者水、电解质及酸碱平衡失调状况。若患者处于休克状态，立即建立两条以上静脉通道，迅速补充血容量；尽快处理伤口及原发病等。

2. 营养不良

血清蛋白在 30～35 g/L 以下、血清转铁蛋白低于 1.5 mg/L、体重 1 个月内下降 5% 者，存在营养不良。营养不良患者常伴低蛋白血症，可引起组织水肿，影响愈合；此外，营养不良者抵抗力低下，易并发感染。因此，术前尽可能改善其营养状况，经口服或静脉补充热量、蛋白质和维生素，以利术后组织的修复和创口愈合，提高机体抵抗力。

3. 高血压

血压在 160/100 mmHg 以下者可不必做特殊准备；高血压患者术前 2 周停用利血平等降压药，指导患者改用钙离子通道阻断剂或 β-受体阻滞剂等合适的降压药以控制血压，但不要求血压降至正常水平再手术。

4. 心脏病

伴有心血管疾病的患者，术前应注意以下问题。

（1）长期低盐饮食和服用利尿药物导致患者水、电解质平衡失调者，术前需纠正。

（2）有心律失常者，偶发的室性期前收缩一般不需特殊处理；如有心房纤颤伴心室率 ≥100 次/分钟以上者，遵医嘱予毛花苷丙（西地兰）或口服普萘洛尔（心得安），尽可能将心率控制在正常范围；老年冠状动脉粥样硬化性心脏病（冠心病）患者，若出现心动过缓，心室率≤50 次/分钟，术前遵医嘱用阿托品 0.5～1 mg，必要时放置临时心脏起搏器。

（3）急性心肌梗死患者 6 个月内不施行择期手术，6 个月以上无心绞痛发作者，在监护条件下可施行手术。

（4）心力衰竭患者，在心力衰竭控制 3～4 周后再施行手术。

5. 呼吸功能障碍

（1）术前 2 周停止吸烟，防止呼吸道分泌物过多，影响呼吸道通畅。

（2）伴有阻塞性肺功能不全的患者，遵医嘱行雾化吸入治疗，改善通气功能。

（3）哮喘患者可口服地塞米松等药物，减轻支气管黏膜水肿。

（4）痰液黏稠的患者，可采用雾化吸入或服用药物使痰液稀薄，易于咳出。

（5）急性呼吸系统感染的患者，若为择期手术应推迟至治愈后 1～2 周再行手术；若为急症手术，需应用抗生素并避免吸入麻醉。

（6）重度肺功能不全及并发感染者，必须采取积极措施，改善其肺功能、待感染控制后再施行手术。

6. 肝脏疾病

手术创伤和麻醉都将加重肝脏负荷。术前进行肝功能检查，了解患者肝功能情况。肝功能轻度损害者一般不影响手术耐受力；肝功能损害严重或濒于失代偿者，如有营养不良、腹腔积液、黄疸等或急性肝炎患者，手术耐受力明显减弱，除急症抢救外，一般不宜手术。术前予高糖、高蛋白饮食改善营养状况，必要时输注入血清蛋白、少量多次新鲜血液、维生素以纠正贫血、低蛋白血症、增加凝血因子等，改善全身情况。有胸、腹腔积液者，限制钠盐，遵医嘱用利尿剂。

7. 肾脏疾病

手术创伤、麻醉和药物都将加重肾脏负荷。术前进行肾功能检查，了解患者肾功能情况。依据 24 h 内肌酐清除率和血尿素氮测定值可将肾功能损害分为轻度、中度、重度。轻度、中度肾功能损害者，经过适当的内科处理多能较好地耐受手术；重度损害者需在有效透析治疗后才可耐受手术，但手术前应最大限度地改善肾功能。

8. 糖尿病

糖尿病患者易发生感染，术前应积极控制血糖及相关并发症。一般实施大手术前将血糖水平控制在正常或轻度升高状态（5.6～11.2 mmol/L）、尿糖为＋～＋＋为宜。如应用长效胰岛素或口服降血糖药物者，术前均改为胰岛素皮下注射，每4～6 h 1次，使血糖和尿糖控制在上述水平。为避免发生酮症酸中毒，尽量缩短术前禁食时间，静脉输液时胰岛素与葡萄糖的比例为1 U：5 g。禁食期间定时监测血糖。

9. 妊娠

妊娠患者患外科疾病需行手术治疗时，需将外科疾病对母体及胎儿的影响放在首位。如果手术时机可以选择，妊娠中期相对安全。如果情况可以，术前尽可能全面检查各系统、器官功能，特别是心、肺、肝、肾等功能，若发现异常，术前尽量纠正。需禁食时，从静脉补充营养，尤其是氨基酸和糖类，以保证胎儿的正常发育。

10. 使用影响凝血功能药物时

（1）监测凝血功能。

（2）对于长期服用阿司匹林或非甾体药物的患者，术前7 d停药。

（3）术前使用华法林抗凝的患者，只要国际标准化比值维持在接近正常的水平，小手术可安全实施；大手术前4～7 d停用华法林，但是对血栓栓塞的高危患者在此期间应继续使用肝素。

（4）择期大手术患者在手术前12 h内不使用大剂量低分子量肝素，4 h内不使用大剂量普通肝素；心脏外科患者手术前24 h内不使用低分子量肝素。

（5）在抗凝治疗期间需急诊手术的患者，一般需停止抗凝治疗。用肝素抗凝者，可用鱼精蛋白拮抗；用华法林抗凝者，可用维生素K、血浆或凝血因子制剂拮抗。

三、健康指导

（1）告知患者与疾病相关的知识，使其理解手术的必要性。

（2）告知麻醉、手术的相关知识，使其掌握术前准备的具体内容。

（3）术前加强营养，注意休息和适当活动，提高抗感染能力。

（4）戒烟，早晚刷牙、饭后漱口，保持口腔卫生；注意保暖，预防上呼吸道感染。

（5）术前指导患者做各种训练，包括呼吸功能锻炼、床上活动、床上使用便盆等。

第二节　手术中护理

手术中期是指从患者被送至手术台到患者手术后送入恢复室（观察室）或外科病房。手术室护理工作重点是保证患者安全、严格无菌操作和恰当术中配合，以确保麻醉和手术的顺利完成。

一、术前准备

(一) 环境准备

评估手术室的环境，尽可能降低交叉感染风险，全过程控制污染因素。手术室只有建立健全各项规章制度，明确各类人员的职责，才能防止已经灭菌和消毒的物品、已行无菌准备的手术人员或手术区不再被污染。除参加手术及相关人员外，其他人员一律不准随便进入手术室。患有急性上呼吸道感染、急慢性皮肤感染性疾病者，不可进入手术室，更不能参加手术；凡进入手术室的人员，必须按规定更换手术室的清洁衣裤、口罩、帽子、鞋等。凡来参观者必须在指定的手术间内参观，参观人员不可随意走动；手术间内人数应根据手术间大小决定；手术开始后，应尽量减少开门次数、减少走动和不必要的活动，不可在无菌区内穿行、大声叫喊、咳嗽；无菌手术与有菌手术严格分开，若在同一手术间内接台，应先安排做无菌手术，后做污染或感染手术；所有工作人员应严格执行无菌操作技术，并相互监督。

(二) 物品器械准备

评估手术物品及器械的准备及灭菌情况：手术时手术器械和用物直接穿过皮肤或黏膜接触人体组织或器官，属于高危险性物品，所以手术器械和物品的灭菌是预防手术感染的重要环节。

1. 手术器械、器具和物品的灭菌

灭菌前准备包括手术器械、物品的清洗、包装、装载，遵循 WS310.2 的要求。

灭菌方法：①耐热、耐湿手术器械。应首选压力蒸汽灭菌。②不耐热、不耐湿手术器械。应采用低温灭菌方法。③不耐热、耐湿手术器械。应首选低温灭菌方法，无条件的医疗机构可采用灭菌剂浸泡灭菌。④耐热、不耐湿手术器械。可采用干热灭菌方法。⑤外来医疗器械。医疗机构应要求器械公司提供清洗、包装、灭菌方法和灭菌循环参数，并遵循其灭菌方法和灭菌循环参数的要求进行灭菌。⑥植入物。医疗机构应要求器械公司提供植入物的材质、清洗、包装、灭菌方法和灭菌循环参数，并遵循其灭菌方法和灭菌循环参数的要求进行灭菌，植入物灭菌应在生物监测结果合格后放行；紧急情况下植入物的灭菌，应遵循 WS310.3 的要求。⑦动力工具。分气动式和电动式，一般由钻头、锯片、主机、输气连接线、电池等组成。应按照使用说明的要求对各种部件进行清洗、包装与灭菌。

2. 手术敷料的灭菌

手术敷料灭菌前应存放于温度 18～22 ℃，相对湿度 35%～70% 的环境。棉布类敷料可采用符合 YY/T0698.2 要求的棉布包装。棉纱类敷料可选用符合 YY/T0698.2、YY/T0698.4、YY/T0698.5 要求的医用纸袋、非织造布、皱纹纸或复合包装袋，采用小包装或单包装。

灭菌方法：棉布类敷料和棉纱类敷料应首选压力蒸汽灭菌，符合 YY/T0506.1 要求的手术敷料，应根据材质不同选择相应的灭菌方法。

(三) 手术人员准备

避免手术患者伤口感染，手术人员的无菌准备是必要条件之一。评估手术人员的准备情况，手术进行前，手术人员应进行手臂洗刷消毒，穿无菌手术衣，戴无菌手套，防止细菌污染手术切口。

1. 外科口罩佩戴方法

(1) 方法：①将口罩罩住鼻、口及下巴，口罩下方带系于颈后，上方带系于头顶中部。②将双手指尖放在鼻夹上，从中间位置开始，用手指向内按压，并逐步向两侧移动，根据鼻梁形状塑造鼻夹。③调整系带的松紧度。

(2) 注意事项：不应一只手捏鼻夹。医用外科口罩只能一次性使用。口罩潮湿、受到患者体液污染后，应及时更换。

2. 外科手消毒

(1) 定义：外科手术前医务人员用肥皂（皂液）和流动水洗手，再用手消毒剂清除或者杀灭手部暂居菌和减少常居菌的过程。使用的手消毒剂可具有持续抗菌活性。外科手消毒，监测的细菌菌落总数应≤5 cfu/cm2。

(2) 外科手消毒应遵循以下原则：先洗手，后消毒。不同患者手术之间、手套破损或手被污染时，应重新进行外科手消毒。

(3) 洗手方法与要求：①洗手之前应先摘除手部饰物，并修剪指甲，长度应不超过指尖。②取适量的清洁剂清洗双手、前臂和上臂下 1/3，并认真揉搓。清洁双手时，应注意清洁指甲下的污垢和手部皮肤的皱褶处。③流动水冲洗双手、前臂和上臂下 1/3。④使用干手物品擦干双手、前臂和上臂下 1/3。

(4) 外科手消毒方法。①冲洗手消毒方法：取适量的手消毒剂涂抹至双手的每个部位、前臂和上臂下 1/3，并认真揉搓 2～6 min，用流动水冲净双手、前臂和上臂下 1/3，无菌巾彻底擦干。流动水应达到 GB5749 的规定。特殊情况水质达不到要求时，手术医师在戴手套前，应用醇类手消毒剂再消毒双手后戴手套。手消毒剂的取液量、揉搓时间及使用方法遵循产品的使用说明。②免冲洗手消毒方法：取适量的免冲洗手消毒剂涂抹至双手的每个部位、前臂和上臂下 1/3，并认真揉搓直至消毒剂干燥。手消毒剂的取液量、揉搓时间及使用方法遵循产品的使用说明。

(5) 注意事项：不应戴假指甲，保持指甲和指甲周围组织的清洁。在整个手消毒过程中应保持双手位于胸前并高于肘部，使水由手部流向肘部。洗手与消毒可使用海绵、其他揉搓用品或双手相互揉搓。术后摘除外科手套后，应用肥皂（皂液）清洁双手。用后的清洁指甲用具、揉搓用品如海绵、手刷等，应放到指定的容器中；揉搓用品每次使用后消毒或者一次性使用；清洁指甲用品应每天清洁与消毒。

3. 穿无菌手术衣

许多医院目前已使用全遮盖式手术衣（又称遮背式手术衣，图 4-1），它有 3 对系带：领口一对系带；左页背部与右页内侧腋下各一系带组成一对；右页宽大，能包裹术者背部，其上一系带与左腰部前方的腰带组成一对。

穿戴方法为：①同传统方法穿上无菌手术衣，双手向前伸出袖口外，巡回护士协助提拉并系好领口的一对系带及左页背部与右页内侧腋下的一对系带。②按常规戴好无菌手套。③术者解开腰间活结（由左腰带与右包围页上的带子结成）。④由洗手护士直接或巡回护士用持物钳夹取右页上的带子，自术者后面绕到前面，使手术衣右页遮盖左页，将带子交术者与腰带一起系结于左腰部前。

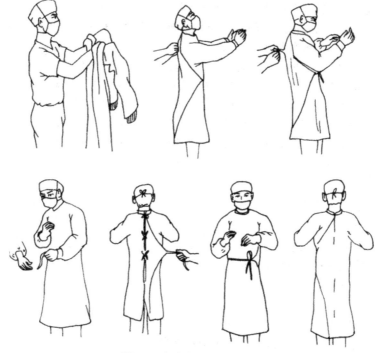

图 4-1　全遮盖式手术衣穿法

4.戴无菌手套

戴无菌手套有闭合式和开放式两种方法（图 4-2，图 4-3）。目前临床提倡采用闭合式戴手套方法。

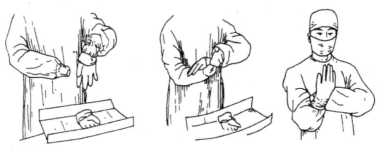

图 4-2　闭合式戴无菌手套法

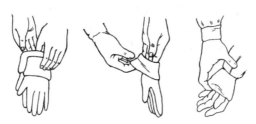

图 4-3　开放式戴无菌手套法

（1）闭合式：穿上手术衣时双手不出袖口，右手隔衣袖取左手套，将手套指端朝向手臂，拇指相对，放于左手衣袖上，两手拇指隔衣袖分别插入手套反折部并将之翻转包裹于袖口上，手迅速深入手套内；同法戴右手套。

（2）开放式：掀开手套袋，捏住手套口向外翻折部分（即手套内面）；取出手套，分清左、右侧；左手捏住并显露右侧手套口，将右手插入手套内，戴好手套，注意未戴手套的手不可接触手套外面（无菌面）；用已戴好手套的右手指插入左手手套口翻折部的内面（即手套的外面），帮助左手插入手套并戴好；分别将左、右手套的翻折部翻回，并盖住手术衣的袖口，注意已戴手套的手只能接触手套的外面（无菌面）；用无菌生理盐水冲洗手套上的滑石粉。

（3）协助他人戴手套：被戴者的手自然下垂，由洗手护士用双手撑开其中一只手套，拇指对准被戴者，协助其将手伸入手套并包裹于袖口上。

（四）手术患者准备

手术时需将患者置于一定的体位，才能充分显露手术野，使手术顺利进行。一般由巡回护士协助医生根据患者的手术部位安置合适的手术体位。利用手术床的转动和附件的支持，应用枕垫、沙袋及固定带物件保持患者的体位，必要时由手术医生和麻醉师核实或配合，共同完成患者手术体位的安置。

1. 基本要求

（1）最大限度地保证患者的安全与舒适。

（2）充分暴露手术区域，同时减少不必要的裸露。

（3）肢体及关节托垫须稳妥，不能悬空。

（4）保证呼吸和血液循环通畅，不影响麻醉医师的观察和监测。

（5）妥善固定，避免血管、神经受压、肌肉扭伤及压疮等并发症的发生。

2. 常用的手术体位

（1）仰卧位：是最常见的体位，适用于腹部、颌面部、颈部、骨盆及下肢手术等。

（2）侧卧位：适用于胸、腰部及肾手术。

（3）俯卧位：用于脊柱及其他背部手术。

（4）膀胱截石位：适用于会阴部、尿道和肛门部手术。

（5）半坐卧位：适用于鼻咽部手术。

（五）评估手术术野皮肤消毒情况

安置好手术体位后，评估手术切口及周围皮肤的清洁程度、有无破损及感染。若皮肤表面有较多油脂或胶布粘贴的残迹，先用汽油或松节油拭去，用浸有碘伏消毒液的无菌纱球用力均匀地涂擦消毒手术区皮肤，局部擦拭 2 遍。消毒范围应在手术野及其外扩展≥15 cm，由内向外擦拭。已接触消毒范围边缘或污染部位的消毒纱球，不能再返擦清洁处。每遍范围逐渐缩小，不可超出上一次涂擦范围。若为污染、感染切口及会阴、肛门区手术时，消毒的顺序由外向内，由上向下，由手术区外周清洁部向感染伤口或肛门、会阴部涂擦。

二、护理措施

（一）手术中严格执行无菌操作原则

1. 明确无菌区域

树立无菌观念，手术人员一经洗手，手臂即不准接触未经消毒的物品。穿无菌手术衣及戴好无菌手套后，背部、腰部以下和肩部以上均应视为有菌区，不能再用手触摸。手术人员的手臂应肘部内收，靠近身体，既不可高举过肩，也不可下垂过腰或交叉放于腋下，手术床边缘以下的布单不可接触。凡下坠超过手术床边缘以下的器械、敷料、皮管及缝线等一概不可再取回使用。无菌桌仅桌缘平面以上属无菌，参加手术人员不得扶持无菌桌的边缘。器械护士和巡回护士都不能接触无菌桌桌缘平面以下的桌布。

2. 保持无菌物品的无菌状态

无菌区内所有物品都必须是灭菌的，若灭菌包破损、潮湿或可疑污染时均应视为有菌。手术中若手套破损或接触到有菌物品，应立即更换无菌手套，前臂或肘部若受污染应立即更换手术衣或加套无菌袖套。无菌区的布单若被水或血浸湿即失去无菌隔离作用，应加盖干的无菌巾或更换新的无菌单。巡回护士取用无菌物品时须用无菌持物钳夹取，并与无菌区域保持一定距离。任何无菌包及容器的边缘均视为有菌，取用无菌物品时不可触及。

3. 保护皮肤切口

皮肤虽经消毒，但残存在毛囊中的细菌对开放的切口仍有一定潜在威胁，因此，切开皮肤前，一般先用无菌聚乙烯薄膜覆盖，再经薄膜切开皮肤，以保护切口不被污染。切开皮肤和皮下脂肪层后，边缘应以大纱布垫或手术巾遮盖并固定，仅显露手术野。凡与皮肤接触的刀片和器械不应再用，延长切口或缝合前再消毒皮肤一次。手术中途因故暂停时，切口应用无菌巾覆盖。

4. 正确传递物品和调换位置

手术时不可在手术人员背后或头顶方向传递器械及手术用品，手术者或助手需要器械时应由器械护士从器械升降台侧方或正面方向递给。手术过程中，手术人员须面向无菌区，并在规定区域内活动，同侧手术人员如需调换位置时，应先退后一步，转过身背对背地转至另一位置，以防触及对方背部不洁区。

5. 污染手术的隔离技术

进行胃肠道、呼吸道或宫颈等污染手术时，切开空腔脏器前，先用纱布垫保护周围组织，并随时吸除外流的内容物，被污染的器械和其他物品应放在污染器械专用盘内，避免与其他器械接触，污染的缝针及持针器应在等渗盐水中刷洗。完成全部污染步骤后，手术人员应用灭菌用水冲洗或更换无菌手套，尽量减少污染的机会。

6. 减少空气污染、保持洁净效果

手术进行时门窗应关闭，尽量减少人员走动。不用电扇，室内空调机风口也不能吹向手术床，以免扬起尘埃污染手术室内空气。手术过程中保持安静，不高声说话嬉笑，避免不必要的谈话。尽量避免咳嗽、打喷嚏，不得已时须将头转离无菌区。请他人擦汗时，头应转向一侧。口罩若潮湿，应更换。若有参观手术者，每个手术间参观人数不宜超过2人，参观手术人员不可过于靠近手术人员或站得过高，也不可在室内频繁走动。

（二）严格执行手术安全核查制度

对手术患者进行安全核查，分别在麻醉实施前、手术开始前、患者离开手术室前由具有执业资质的手术医师、麻醉医师和手术室护士三方依次核对患者身份（科室、姓名、性别、年龄、住院号）、手术方式、知情同意、手术部位与标识、麻醉安全检查、皮肤是否完整、术野皮肤准备、静脉通道建立、患者过敏史、抗生素皮试结果、感染性疾病筛查结果、术前备血情况、假体、体内植入物、影像学资料等其他内容，由核查三方共同核查确认。

（三）严格执行手术室物品清点查对制度

器械护士和巡回护士在手术开始前、关闭体腔前、关闭体腔后、术毕（缝完皮肤后）共同准确清点各种器械、敷料和缝针等数目，核对后并登记；在一些腔隙部位如膈肌、子宫、心包、后腹膜等部位的关闭前、后，器械护士与巡回护士亦应共同清点物品；术中临时添加的器械、敷料，器械护士与巡回护士必须在器械台上及时清点数目至少两次，并检查其完整性，及时准确记录无误后方可使用；手术切口涉及两个或两个以上部位或腔隙，关闭每个部位或腔隙时均需清点。

三、不同麻醉方式护理措施

（一）全身麻醉患者护理措施

1. 全麻诱导期的护理措施

患者接受全身麻醉药后，由清醒状态到神志消失，并进入全麻状态后进行气管内插管的阶段称为全麻诱导期。此期为麻醉过程中的危险阶段，机体各器官功能因麻醉药的作用可表现出亢进或抑制，引起一系列的并发症而威胁患者生命。实施麻醉诱导前，应备好麻醉机、气管插管用具和吸引器，建立静脉通路，并测定血压和心率的基础值，监测心电图和血氧饱和度。巡回护士在麻醉诱导期应陪伴在患者身边，保持手术间安静，提供患者心理支持，协助麻醉医生完成全麻诱导及气管插管；出现意外情况时积极协助抢救，如准备抢救药物、提供抢救设备、寻求其他医务人员的帮助等。

2. 全麻维持期的护理措施

1）呼吸功能的监护：主要监测指标为呼吸的频率、节律、幅度及呼吸类型；皮肤、口唇、指（趾）甲的颜色；血氧饱和度；潮气量、每分钟通气量；呼吸末 CO_2。

2）循环功能的监护：主要监测指标为脉搏、血压、中心静脉压、心电图、尿量、失血量。

3）预防患者低体温的发生。

（1）手术中低体温的危害：增加伤口感染率、影响凝血功能、影响机体代谢、增加心血管并发症、延缓术后恢复、延长住院时间。

（2）引起围术期低体温的原因主要有：麻醉剂扩张血管，对体温调节有抑制作用。麻醉时采用机械通气吸入干冷气体，也会引起体温下降；手术过程中为患者输入大量没有加温的液体、血液及冲洗液；手术室的温度低于 22 ℃；手术中体腔开放，手术中切口暴露时间过长，使手术切口水分蒸发带走热量。

（3）手术中低体温的预防措施：加强体温监测，维持核心温度在 36 ℃以上；保持温暖环境，应将手术室的温度控制在 22～25 ℃；术中保暖，加强覆盖，避免不必要的暴露以及用温暖毛毯遮盖皮肤；体腔冲洗时，将冲洗液加温至 37 ℃，有利于体温恢复。

3. 全麻恢复期的护理措施

见本章第三节"手术后护理"。

（二）局部麻醉患者护理措施

局麻药依其分子结构中间链的不同分为酯类和酰胺类，酯类包括普鲁卡因、丁卡因等，酰胺类包括利多卡因、布比卡因等。常用局部麻醉方法包括表面麻醉、局部浸润麻醉、区域阻滞和神经及神经丛阻滞。

1. 局部麻醉患者毒性反应的观察与护理

（1）常见原因：①用量过大。②不慎将药液注入血管。③注射部位血液供应丰富或局麻药中未加入血管收缩药。④患者全身情况差，对局麻药耐受力低。

（2）表现。①中枢毒性：舌或口唇麻木、头痛头晕、耳鸣、视物模糊、言语不清、肌肉抽搐、意识不清、惊厥、昏迷、呼吸停止。②心血管毒性：心律失常、心肌收缩力减弱、心排血量减少、血压下降，甚至心脏停搏。

（3）护理措施：立即停用局麻药、尽早给氧、加强通气。遵医嘱予地西泮 5～10 mg 静脉或肌内注射；有抽搐、惊厥者可加用 2.5% 硫喷妥钠缓慢静脉注射。必要时行气管插管控制呼吸。有呼吸抑制或停止、严重低血压、心律失常或心搏骤停时，加用升压药、输血输液、行心肺脑复苏。

（4）预防措施：一次用药量不超过限量；注药前回抽无回血方可注射；根据患者具体情况及用药部位酌减剂量；如无禁忌，局麻药内加入适量肾上腺素；麻醉前给予巴比妥类或苯二氮类药物，以提高毒性阈值。

2. 变态反应

（1）表现：使用少量局麻药后，出现荨麻疹、咽喉水肿、支气管痉挛、低血压及血管神经性水肿等，严重时可危及生命。

（2）护理措施：一旦发生，立即停药，保持呼吸道通畅、给氧；遵医嘱注射肾上腺素，同时给予糖皮质激素和抗组胺药。

（3）预防措施：因局麻药皮肤试验的假阳性率高达 50%，故不必常规行局麻药皮试，若患者有过敏史，可选用酰胺类局麻药。

（三）椎管内麻醉患者护理措施

1. 蛛网膜下腔阻滞患者手术中并发症观察与护理

1）血压下降或心率减慢。

（1）病因：血压下降是因为脊神经被阻滞后，麻醉区域血管扩张，回心血流量减少，心排血量降低所致。若麻醉平面超过 T4，心脏加速神经被阻滞，迷走神经相对亢进，引起心率过缓。

（2）护理措施：血压下降者，先加快输液速度，增加血容量；必要时用麻黄碱 15～20 mg 静脉注射，以收缩血管、维持血压；心率过缓者可静脉注射阿托品。

2）恶心、呕吐。

（1）病因：低血压、迷走神经功能亢进、手术牵拉内脏等因素所致。

（2）护理措施：针对病因进行处理，给氧、升高血压，暂停手术牵拉以减少迷走神经刺激，必要时用氟哌利多 2.5 mg 止吐。

3) 呼吸抑制。

（1）病因与表现：呼吸抑制由胸段脊神经阻滞引起，表现为肋间肌麻痹、胸式呼吸减弱、潮气量减少、咳嗽无力，甚至发绀。

（2）护理措施：应谨慎用药，给氧。一旦呼吸停止立即行气管插管，给予人工呼吸或机械通气。

2. 硬脊膜外阻滞患者手术中并发症的观察与护理

1) 全脊椎麻醉。

（1）病因：局麻药全部或大部分注入蛛网膜下腔而产生脊神经阻滞所致。

（2）表现：呼吸困难、血压下降、意识模糊或消失，甚至呼吸、心跳停止。

（3）护理措施：一旦发生，立即停药，行面罩正压通气，必要时行气管插管维持呼吸；加快输液速度，遵医嘱给予升压药，维持循环功能。

2) 血压下降。

（1）病因：交感神经被阻滞，阻力血管和容量血管扩张。尤其上腹部手术时，因胸腰段交感神经阻滞范围较广，并可阻滞心交感神经引起心动过缓，更易发生低血压。

（2）护理措施：一旦发生，加快输液速度，必要时静脉注射麻黄碱 10～15 mg，以提升血压。

3) 呼吸抑制。

（1）病因：因肋间肌及膈肌运动抑制所致。

（2）护理措施：为减轻对呼吸的抑制，采用小剂量、低浓度局麻药，以减轻运动神经阻滞。同时在麻醉期间，严密观察患者的呼吸，常规面罩给氧，并做好相关急救准备。

第三节　手术后护理

手术后期是指从患者被送到恢复室或外科病房至患者出院或继续追踪的时期。手术创伤导致患者防御能力下降，术后禁食、切口疼痛和应激反应等加重了患者的生理、心理负担，不仅影响创伤愈合和康复过程，而且可导致多种并发症的发生。手术后护理的重点是防治并发症，减轻患者的痛苦和不适，促进患者康复。

一、术后评估

（一）术中情况

了解手术方式和麻醉情况，手术进程及术中出血、输血和补液情况以及留置的引流管情况等，以判断手术创伤大小及对机体的影响。

（二）身体状况

1. 生命体征

评估患者回到病室时的神志、血压、脉搏、呼吸、血氧。

2. 切口状况

了解切口部位及敷料包扎情况。

3. 引流管

了解所置引流管的种类、数目和引流部位，注意引流液的量和性状、导尿管引流尿液的量和色泽。

4. 肢体功能

了解术后肢体感知觉恢复情况和四肢活动度、皮肤的温度和色泽。

5. 体液

评估术后患者尿量、各种引流的丢失量、失血量及术后补液量和种类。

6. 营养状态

评估术后患者每天摄入营养素的种类、量和途径，了解术后体重变化。

7. 术后不适及并发症

了解有无切口疼痛、恶心呕吐、腹胀、呃逆、尿潴留等不适，观察和评估不适的种类和程度；评估有无术后出血、感染、切口裂开、深静脉血栓形成等并发症及危险因素。

8. 辅助检查

了解术后血、尿常规、生化检查、血气分析等结果，尤其注意尿比重、血清电解质水平、血清蛋白及血清转铁蛋白的变化。

（三）心理和社会支持状况

评估术后患者和家属对手术的认识和看法，了解患者术后的心理感受，有无紧张、焦虑不安、恐惧、悲观、猜疑或敏感等心理反应。

进一步评估有无引起术后心理变化的原因：①手术致正常生理结构和功能改变，担忧手术对今后生活、工作及社交带来不利影响，如截肢、乳房切除或结肠造口等。②术后出现的各种不适如切口疼痛、尿潴留或呃逆等。③术后身体恢复缓慢及发生并发症。④担心不良的病理检查结果、预后差或危及生命。⑤担忧住院费用昂贵和难以维持后续治疗。

（四）判断预后

了解术后患者的治疗原则和治疗措施的落实情况。评估其机体修复情况，包括切口愈合、肠功能恢复，精神和体力恢复程度，休息和睡眠状况、食欲及饮食种类等。根据手术情况、术后病理检查结果和患者术后康复情况，判断其预后。

二、护理措施

（一）全麻恢复期的护理

1. 生命体征和病情的观察

苏醒前设专人护理，常规监测心电图、血压、呼吸频率和血氧饱和度，每 15～30 min 测量 1 次，直至患者完全清醒，呼吸循环功能稳定。

2. 维持呼吸功能稳定

呕吐和误吸是引起全麻患者呼吸道阻塞、窒息的常见原因。为防止呕吐物误吸，术后应将患者去枕平卧，头偏向一侧，准备好吸引器及时清除口咽部分泌物。密切观察患者的病情变化，保持呼吸道通畅，常规给予患者吸氧，出现并发症时及时通知医生并协助处理。全麻后患者容易发生舌后坠阻塞咽喉部，这也是常见的呼吸道梗阻的原因，此外气管插管拔除后，因麻醉药、肌松药的残留肌力尚未恢复者，口咽部组织松弛的老年人及颈部短的肥胖者也容易发生呼吸道梗阻。表现为不完全呼吸道梗阻，此时可见呼吸时发出强弱不等的鼾声，有时带有哨音，而血氧饱和度呈进行性下降。出现舌后坠时用手托起下颌，放入口咽通气管，清除咽喉部分泌物和异物。

3. 维持循环功能稳定

在麻醉恢复期，血压容易波动，体位变化也可影响循环功能。低血压的主要原因包括低血容量、静脉回流障碍、血管张力降低等；高血压常见原因有术后疼痛、尿潴留、低氧血症、高碳酸血症、颅内压升高等。

4. 其他

手术结束后，除意识障碍患者需带气管插管回病房外，一般应待患者意识恢复、拔除导管后再送回病房。此阶段工作可在手术间或麻醉苏醒室进行。全麻未清醒前，患者处于意识丧失阶段，必须守护在患者旁边适当防护、加以约束，防止患者发生坠床及引流管意外脱管等，保持引流管通畅，严密观察有无术后出血。维持体温正常，多数麻醉大手术术后患者体温过低，应注意保暖。少数患者，特别是婴幼儿，全麻后可出现高热、惊厥，与全麻药物引起中枢性体温调节失调有关，一旦发现体温升高，应积极进行物理降温，特别是头部降温，以防脑水肿。

5. 明确麻醉苏醒进展情况

达到以下标准，可转回病房：①神志清醒，有定向力，回答问题准确。②呼吸平稳，能深呼吸及咳嗽，血氧饱和度＞95％。③血压及脉搏稳定 30 min 以上，心电图无严重的心律失常和心肌缺血改变。

6. 苏醒延迟

若全身麻醉后超过 2 h 意识仍未恢复，在排除昏迷后，即可认为是麻醉苏醒延迟。与麻醉药物过量，麻醉药物应用不当，麻醉中低血压和低氧血症，代谢功能紊乱等原因有关。引起的苏醒延迟首先严密观察生命体征，维持呼吸道通畅，及时寻找患者苏醒延迟原因，进行针对性处理。

7. 患者的转运

在转运前应补足容量，轻柔、缓慢地搬动患者。转送过程中妥善固定各管道，防止脱出。有呕吐可能者，将其头偏向一侧；全麻状态未醒者，在人工呼吸状态下转运；心脏及大手术、危重患者，在吸入纯氧及监测循环、呼吸等生命体征下转运。

（二）一般护理

1. 安置患者

（1）与麻醉师和手术室护士做好床旁交接。

（2）搬运患者时动作轻稳，注意保护头部、手术部位及各引流管和输液管道。

（3）正确连接各引流装置。

（4）检查输液是否通畅。

（5）遵医嘱给氧。

（6）注意保暖，但避免贴身放置热水袋，以免烫伤。

2. 合适体位

根据麻醉方式、术式安置患者的卧位。

（1）全身麻醉：尚未清醒的患者应平卧，头偏向一侧，使口腔分泌物或呕吐物易于流出，避免误吸入气管；全身麻醉清醒后根据需要调整卧位。

（2）蛛网膜下腔麻醉：患者应去枕平卧或头低位 6～8 h，防止脑脊液外渗致头痛。

（3）硬脊膜外隙麻醉：患者一般取平卧位 6 h，随后可根据手术部位安置成需要的卧位。

（4）休克：患者取中凹体位或平卧位。下肢抬高 15°～20°，头部和躯干抬高 20°～30°。

（5）颅脑手术：术后无休克或昏迷的患者可取 15°～30°头高脚低斜坡卧位。

（6）颈、胸手术：术后患者多采用高半卧位，便于呼吸和有效引流。

（7）腹部手术：术后多采用低半卧位或斜坡卧位，以减少腹壁张力，便于引流，并可使腹腔渗血渗液流入盆腔，避免形成膈下脓肿。

（8）脊柱或臀部手术后患者可取俯卧或仰卧位。

（9）腹腔内有污染者，在病情许可的情况下，尽早改为半坐位或头高脚低位。

（10）肥胖患者可取侧卧位，以利呼吸和引流。

3. 病情观察

（1）生命体征：手术当日每 15～30 min 测量 1 次脉搏、呼吸、血压，监测 6～8 h 至生命体征平稳。对危重患者，还必须密切观察瞳孔和神志，直至病情稳定，随后可改为每小时测量 1 次或遵医嘱定时测量，并做好记录。有条件者可使用床旁心电监护仪连续监测。

（2）体液平衡：手术后详细记录 24 h 出入量；对于病情复杂的危重患者，留置尿管，观察并记录每小时尿量。

（3）中心静脉压：如果手术中有大量血液、体液丢失，在术后早期应监测中心静脉压。呼吸功能或心脏功能不全者可采用 Swan-Ganz 导管以监测肺动脉压、肺动脉楔压及混合静脉血氧分压等。

（4）其他：特殊监测项目需根据原发病及手术情况而定，如胰岛素瘤患者术后需定时监测血糖、尿糖；颅脑手术后的患者监测颅内压及苏醒程度；血管疾病患者术后定时监测指（趾）端末梢循环状况等。

4. 静脉补液

由于手术野的不显性液体丢失、手术创伤及术后禁食等原因，术后患者多需接受静脉输液直至恢复进食。术后输液的量、成分和输注速度，取决于手术的大小、器官功能状态和疾病严重程度。必要时遵医嘱输血浆、红细胞等，以维持有效循环血量。

5. 饮食护理

（1）消化道手术：需禁食，待肠道功能恢复、肛门排气后，开始进少量流质饮食，逐步递增至全量流质饮食，至第 5～6 天进食半流质饮食，第 7～9 天可过渡到软食，术后 10～12 d 开始普食。术后留置有空肠营养管者，可在术后第 2 天自营养管滴入营养液。

（2）非消化道手术：视手术大小、麻醉方法及患者的全身反应而定。体表或肢体的手术，全身反应较轻者，术后即可进食；手术范围较大，全身反应明显者，待反应消失后方可进食。局部麻醉者，无任何不适，术后即可按需进食。蛛网膜下腔麻醉和硬脊膜外隙麻醉者，若无恶心、呕吐，术后 3～6 h 可根据需要适当进食；全身麻醉者，应待完全清醒、无恶心呕吐后方可进食，先给予流质饮食，以后视情况逐步过渡到半流质饮食或普食。

6. 引流管护理

区分各引流管放置的部位和作用，做好标记并妥善固定。保持引流通畅，若引流液黏稠，可通过负压吸引防止堵塞；术后经常检查引流管道有无堵塞或扭曲。观察并记录引流液的量、性状和颜色，如有异常及时通知医生。如使用引流瓶，更换连接管及引流瓶时要注意无菌操作技术。熟悉各类引流管的拔管指征，并进行宣教。

（1）置于皮下等浅表部位的乳胶片一般术后1～2 d拔除。

（2）烟卷引流一般术后3 d拔除。

（3）腹腔引流管若引流液甚少，可于术后1～2 d拔除；如作为观察胃肠道吻合口渗漏情况，则需保留至所预防的并发症可能发生的时间后再拔除，一般为术后5～7 d。

（4）胸腔引流管：①保持管道的密闭。②严格无菌操作，防止逆行感染。③保持引流管道系统通畅。④观察和记录。⑤妥善固定引流管，防止脱出。⑥拔管指征和方法。

（5）胃肠减压管：在肠功能恢复、肛门排气后拔除，其他引流管则视具体情况而定。

7. 休息与活动

（1）休息：保持病室安静，减少对患者的干扰，保证其安静休息及充足的睡眠。

（2）活动：早期活动有助于增加肺活量、减少肺部并发症、改善全身血液循环、促进切口愈合、预防深静脉血栓形成、促进肠功能恢复和减少尿潴留的发生。原则上，大部分患者术后24～48 h内可试行下床活动。病情稳定后鼓励患者早期床上活动，争取在短期内起床活动，除非有治疗方面的禁忌。鼓励并协助患者在床上进行深呼吸运动、四肢主动活动与被动活动、自行翻身等。活动时固定好各种导管，防跌倒，并给予协助。

8. 手术切口护理

观察切口有无渗血、渗液，切口及周围皮肤有无发红及切口愈合情况，及时发现切口感染、切口裂开等异常。保持切口敷料清洁干燥，并注意观察术后切口包扎是否限制了胸、腹部呼吸运动或指（趾）端血液循环。对烦躁、昏迷患者及不合作患儿，可适当使用约束带，防止敷料脱落。

1）外科手术切口的分类。

（1）清洁切口：手术未进入感染炎症区，未进入呼吸道、消化道、泌尿生殖道及口咽部位。

（2）清洁－污染切口：手术进入呼吸道、消化道、泌尿生殖道及口咽部位，但不伴有明显污染。

（3）污染切口：手术进入急性炎症但未化脓区域；开放性创伤手术；胃肠道、尿路、胆道内容物及体液有大量溢出污染；术中有明显污染（如开胸心脏按压）。

（4）感染切口：有失活组织的陈旧创伤手术；已有临床感染或脏器穿孔的手术。

2）切口愈合等级。

（1）甲级愈合：指愈合良好，无不良反应。

（2）乙级愈合：指愈合处有炎症反应，如红肿、硬结、血肿、积液等，但未化脓。

（3）丙级愈合：指切口已化脓，需要做切开引流等处理。

3）缝线拆除时间：根据切口部位、局部血液供应情况、患者年龄及全身营养状况决定。一般而言，头、面及颈部切口在术后4～5 d拆线，下腹部和会阴部切口为术后6～7 d拆线，胸部、上腹部、背部和臀部术后7～9 d拆线，四肢术后10～12 d拆线，减张缝线于术后14 d拆除。青少年患者拆线时间可适当缩短，年老体弱、营养不良或糖尿病患者拆线时间需适当延迟；切口较长者先间隔拆线，1～2 d后再将剩余缝线拆除。用可吸收缝线者可不拆线。

（三）术后不适的护理

1. 切口疼痛

1）常见原因：麻醉作用消失后，患者开始感觉切口疼痛。切口疼痛在术后 24 h 内最剧烈，2～3 d 后逐渐减轻。剧烈疼痛可影响各器官的正常生理功能和休息，故需关心患者，并给予相应的处理和护理。

2）护理措施。

（1）评估和了解疼痛的程度，可采用口述疼痛分级评分法、数字疼痛评分法、视觉模拟疼痛评分法等。

（2）观察患者疼痛的时间、部位、性质和规律。

（3）鼓励患者表达疼痛的感受，并简单解释切口疼痛的规律。

（4）手术后，可遵医嘱给予患者镇静、镇痛类药物，如地西泮、布桂嗪、哌替啶等。

（5）大手术后 1～2 d 内，可持续使用患者自控镇痛泵进行镇痛。患者自控镇痛泵（PCA）是指患者感觉疼痛时，通过按压计算机控制的微量泵按钮，向体内注射医生事先设定的药物剂量进行镇痛；给药途径以经静脉、硬膜外最为常用。常用药物为吗啡、芬太尼、曲马多或合用非甾体类抗炎药等。

（6）尽可能满足患者对舒适的需要，如协助变换体位，减少压迫等。

（7）指导患者运用正确的非药物方法减轻疼痛，减轻对疼痛的敏感性，如分散患者注意力、按摩、放松或听音乐等。

2. 发热

发热是术后患者最常见的症状。由于手术创伤的反应，术后患者的体温可略升高，变化幅度在 0.1～1 ℃，一般不超过 38 ℃，称之为外科手术热或吸收热，于术后 1～2 d 体温逐渐恢复正常。

1）常见原因：术后 24 h 内的体温过高（＞39 ℃），常为代谢性或内分泌异常、低血压、肺不张和输血反应等；术后 3～6 d 的发热或体温降至正常后再度发热，则要警惕继发感染的可能，如手术切口、肺部及尿路感染。如果发热持续不退，要密切注意是否因更为严重的并发症所引起，如体腔术后残余脓肿等。

2）护理措施。

（1）监测体温及伴随症状。

（2）及时检查切口部位有无红、肿、热、痛或波动感。

（3）遵医嘱应用药物降温或物理降温。

（4）结合病史进行如 X 线胸片、B 超、CT、切口分泌物涂片和培养、血培养、尿液检查等，寻找原因并有针对性治疗。

3. 腹胀

1）常见原因：术后早期腹胀常是由于胃肠道蠕动受抑制，肠腔内积气无法排出所致。随着肠胃功能恢复、肛门排气后症状可缓解。若手术后数日仍无肛门排气、腹胀明显或伴有肠梗阻症状，可能是腹膜炎或其他原因所致的肠麻痹。若腹胀伴有阵发性绞痛、肠鸣音亢进，可能是早期肠粘连或其他原因所引起的机械性肠梗阻，应作进一步检查。

2）护理措施。

（1）胃肠减压、肛管排气或高渗溶液低压灌肠等。

（2）协助患者勤翻身，下床活动。

（3）遵医嘱使用促进肠蠕动的药物如新斯的明肌内注射。

（4）若是因腹腔内感染或机械性肠梗阻导致的腹胀，非手术治疗不能改善者，需做好再次手术的准备。

4. 恶心、呕吐

1）常见原因。

（1）术后早期的恶心、呕吐常常是麻醉反应所致，待麻醉作用消失后，即可自然停止。

（2）开腹手术对胃肠道的刺激或引起幽门痉挛。

（3）药物影响，常见的如环丙沙星类抗生素、单独静脉使用复方氨基酸、脂肪乳剂等。

（4）严重腹胀。

（5）水、电解质及酸碱平衡失调等。

2）护理措施。

（1）患者呕吐时，将其头偏向一侧，并及时清除呕吐物。

（2）行针灸治疗或遵医嘱给予镇静、止吐药物及解痉药物。

（3）若持续性呕吐，应查明原因，进行相应处理。

5. 尿潴留

1）常见原因。

（1）合并有前列腺增生的老年患者。

（2）蛛网膜下腔麻醉后或全身麻醉后，排尿反射受抑制。

（3）切口疼痛引起后尿道括约肌和膀胱反射性痉挛，尤其是骨盆及会阴部手术后。

（4）手术对膀胱神经的刺激。

（5）患者不习惯于床上排尿。

（6）镇静药物用量过大或低血钾等。对术后 6～8 h 尚未排尿或虽排尿但尿量少、次数频繁者，应在耻骨上区叩诊检查，明确有无尿潴留。

2）护理措施。

（1）稳定患者情绪，采用诱导排尿，如变换体位、下腹部热敷或听流水声等。

（2）遵医嘱采用药物、针灸治疗。

（3）上述措施无效时则应考虑在严格无菌技术下导尿，一次放尿液不超过 1 000 mL。尿潴留时间过长或导尿时尿液量超过 500 mL 者，应留置导尿管 1～2 d。

6. 呃逆

1）常见原因：术后呃逆可能是神经中枢或膈肌直接受刺激引起。

2）护理措施。

（1）术后早期发生者，可压迫眶上缘，抽吸胃内积气、积液。

（2）遵医嘱给予镇静或解痉药物。

（3）上腹部术后患者若出现顽固性呃逆，要警惕吻合口漏或十二指肠残端漏、膈下积液或感染的可能，做超声检查可明确病因。一旦明确，配合医生处理。

（4）未查明原因且一般治疗无效时，协助医生行颈部膈神经封闭治疗。

（四）术后并发症的观察与护理

1. 出血

1）常见原因：术后出血的可能原因有术中止血不完善或创面渗血、痉挛的小动脉断端舒张，结扎线脱落或凝血机制障碍等。可发生于手术切口、空腔脏器及体腔内。

2）护理措施。

（1）严密观察患者生命体征、手术切口，若覆盖切口的敷料被血液渗湿、可怀疑为手术切口出血，应打开敷料检查切口以明确出血情况和原因。

（2）了解各引流管内引流液的性状、量和颜色变化。如胸腔手术后，若胸腔引流血性液体持续超过 200 mL/h，提示进行性出血。

（3）未放置引流管者，可通过密切的临床观察，评估有无低血容量性休克的早期表现，如烦躁、心率增快、尿量少、中心静脉压低于 5 cmH$_2$O（0.49 kPa）等，特别是在输入足够的液体和血液后，休克征象未改善或加重，或好转后又恶化，都提示有术后出血。

（4）腹部手术后腹腔内出血，早期临床表现不明显，只有通过密切的临床观察，必要时行腹腔穿刺，才能明确诊断。

（5）少量出血时，一般经过更换切口敷料、加压包扎或全身使用止血剂即可止血；出血量大时，应加快输液，遵医嘱输血或血浆，扩充血容量，并做好再次手术止血的术前准备。

2. 压疮

压疮是术后常见的皮肤并发症。

1）常见原因：术后患者由于切口疼痛、手术特殊要求需长期卧床，局部皮肤组织长期受压，同时受到汗液、尿液、各种引流液等的刺激以及营养不良、水肿等原因，易导致压疮发生。

2）护理措施。

（1）积极采取预防措施：每 2 h 翻身 1 次；正确使用石膏、绷带及夹板；保持患者皮肤及床单清洁干燥，使用便盆时协助患者抬高臀部；协助并鼓励患者坚持每天进行主动或被动运动，鼓励早期下床；增加营养。

（2）去除致病原因。

（3）小水疱未破裂可自行吸收；大水疱在无菌操作下用注射器抽出疱内液体，再用无菌敷料包扎。

（4）浅度溃疡用透气性好的保湿敷料覆盖；坏死溃疡者，清洁创面、去除坏死组织、保持引流通畅。

3. 切口感染

1）常见原因：切口内留有无效腔、血肿、异物或局部组织供血不良，合并有贫血、糖尿病、营养不良或肥胖等。

2）护理措施。

（1）术中严格遵守无菌技术原则、严密止血，防止残留无效腔、血肿或异物等。

（2）保持伤口清洁、敷料干燥。

（3）加强营养支持，增强患者抗感染能力。

（4）遵医嘱合理预防性使用抗生素。手术患者皮肤切开前 30 min～2 h 内或麻醉诱导期给予合理种类和合理剂量的抗生素。需要做肠道准备的患者，还需术前 1 天分次、足剂量给予非吸收性口服抗生素。若手术时间超过 3 h，或者手术时间长于所用抗生素半衰期，或者失血量>1 500 mL 者，手术中应当对患者追加合理剂量的抗生素。

（5）术后密切观察手术切口情况。若术后 3～4 d，切口疼痛加重，切口局部有红、肿、热、压痛或波动感等，伴有体温升高、脉率加速和白细胞计数升高，可怀疑为切口感染。感染早期予局部理疗，使用有效抗生素；化脓切口需拆除部分缝线，充分敞开切口，清理切口后，放置凡士林油纱条引流脓液，定期更换敷料，争取二期愈合；若需行二期缝合，做好术前准备。

4. 深静脉血栓形成

多见于下肢。开始时患者自感腓肠肌疼痛和紧束，或腹股沟区出现疼痛和压痛，随之下肢出现凹陷性水肿，沿静脉走行有触痛，可扪及索状变硬的静脉。一旦血栓脱落可引起肺动脉栓塞，导致死亡。

1）常见原因。

（1）术后腹胀、长时间制动、卧床等引起下肢及髂静脉回流受阻（特别是老年及肥胖患者）、血流缓慢。

（2）手术、外伤、反复穿刺置管或输注高渗性液体、刺激性药物等致血管壁和血管内膜损伤。

（3）手术导致组织破坏、癌细胞的分解及体液的大量丢失致血液凝集性增加等。

2）护理措施。

（1）加强预防：鼓励患者术后早期下床活动；卧床期间进行肢体的主动和被动运动；术后穿弹力袜以促进下肢静脉回流；对于血液处于高凝状态的患者，可预防性口服小剂量阿司匹林或复方丹参片。

（2）正确处理：严禁经患肢静脉输液，严禁局部按摩，以防血栓脱落；抬高患肢、制动，局部 50％硫酸镁湿热敷，配合理疗和全身性抗生素治疗；遵医嘱静脉输入低分子右旋糖酐和复方丹参溶液，以降低血液黏滞度，改善微循环；血栓形成 3 d 内，遵医嘱使用溶栓剂（首选尿激酶）及抗凝剂（肝素、华法林）进行治疗。

5. 切口裂开

多见于腹部及肢体邻近关节部位。常发生于术后 1 周左右或拆除皮肤缝线后 24 h 内。往往发生在患者一次突然腹部用力或有切口的关节伸屈幅度较大时，通常自觉切口疼痛和突然松开，随即有淡红色液体自切口溢出，浸湿敷料。切口裂开分为全层裂开和深层裂开但皮肤缝线完整的部分裂开。腹部切口全层裂开者可见有内脏脱出。

1）常见原因：营养不良、组织愈合能力差、切口张力大、缝合不当、切口感染及腹内压突然升高，如剧烈咳嗽、打喷嚏或严重腹胀等。

2）护理措施。

（1）对年老体弱、营养状况差、估计切口愈合不良的患者，术前加强营养支持。

（2）对评估发生此并发症可能性大的患者，在逐层缝合腹壁切口的基础上，加用全层腹壁减张缝线，术后用腹带适当加压包扎伤口，减轻局部张力，延迟拆线时间。

（3）及时处理和消除慢性腹内压升高的因素。

（4）手术切口位于肢体关节活动部位者，拆线后应避免大幅度动作。

（5）一旦发生大出血，立即平卧，稳定患者情绪，避免惊慌，告知患者勿咳嗽和进食进饮；用无菌生理盐水纱布覆盖切口，用腹带轻轻包扎，与医生联系，立即送往手术室重新缝合；有肠管脱出者，切勿将其直接回纳腹腔，以免引起腹腔感染。

6. 尿路感染

尿路感染常起自膀胱，若上行感染可引起肾盂肾炎。急性膀胱炎的主要表现为尿频、尿急、尿痛，伴或不伴排尿困难，一般无全身症状。急性肾盂肾炎多见于女性，主要表现为畏寒、发热，肾区疼痛等。

1）常见原因：尿潴留、长期留置导尿管或反复多次导尿是术后尿路感染的常见原因。

2）护理措施。

（1）术前训练床上排尿。

（2）指导患者术后自主排尿。

（3）出现尿潴留及时处理，若残余尿量超过 500 mL 时，应严格按照无菌操作原则留置导尿管作持续引流。

（4）鼓励患者多饮水，保持尿量在 1 500 mL/d 以上。

（5）收集尿液并及时送检，根据尿培养及药物敏感试验结果选用有效抗生素控制感染。

7. 肺部感染

常发生在胸、腹部大手术后，特别是老年患者、长期吸烟、术前合并急、慢性呼吸道感染者。

1）常见原因：术后呼吸运动受限、呼吸道分泌物积聚及排出不畅是引起术后肺部感染的主要原因。

2）护理措施。

（1）保持病室适宜温度（18～22 ℃）、湿度（50％～60％），维持每天液体摄入量 2 000～3 000 mL。

（2）术后卧床期间鼓励患者每小时重复做深呼吸 5～10 次，帮助其翻身、叩背，促进气道内分泌物排出。

（3）教会患者保护切口和进行有效咳嗽、咳痰的方法，用双手按住患者季肋部或切口两侧，限制胸部或腹部活动的幅度以保护切口，在深吸气后用力咳痰，并作间断深呼吸。

（4）协助患者取半卧位，病情允许尽早下床活动。

（5）痰液黏稠不易咳出者，予雾化吸入。

（6）遵医嘱应用抗生素及祛痰药物。

8. 消化道并发症

常见急性胃扩张、肠梗阻等。腹腔手术后胃肠道功能的恢复往往需要一定时间。一般肠道功能的恢复从术后 12～24 h 开始，此时可闻及肠鸣音；术后 48～72 h 整个肠道蠕动可恢复正常，肛门排气、排便。

预防措施：①胃肠道手术前灌肠、留置胃管。②维持水、电解质和酸碱平衡，及早纠正低血钾、酸中毒等。③术后禁食、胃肠减压。④取半卧位，按摩腹部。⑤及早下床活动。

（五）心理护理

加强巡视，建立相互信任的护患关系，鼓励患者说出自身想法，明确其所处的心理状态，给予适当的解释和安慰；满足其合理需要，提供有关术后康复、疾病恢复方面的知识，帮助患者缓解术后不适；告知其配合治疗与护理的要点，帮助患者建立疾病康复的信心，正确面对疾病及预后；鼓励患者提升生活自理能力。

（六）健康教育

1. 休息与活动

保证充足的睡眠，活动量从小到大，一般出院后 2～4 周可从事一般性工作和活动。

2. 康复锻炼

告知患者康复锻炼的知识，指导术后康复锻炼的具体方法。

3. 饮食与营养

恢复期患者合理摄入均衡饮食，避免辛辣刺激食物。

4. 用药指导

需继续治疗者，遵医嘱按时、按量服药，定期复查肝、肾功能。

5. 切口处理

切口拆线后用无菌纱布覆盖 1～2 d，以保护局部皮肤。若开放性伤口出院者，向患者及家属交代门诊换药时间及次数。

6. 复诊

告知患者恢复期可能出现的症状，有异常立即返院检查。一般手术后 1～3 个月门诊随访 1 次，以评估和了解康复过程及切口愈合情况。

第 五 章

血管外科常见病护理

第一节 下肢静脉曲张

一、疾病概述

（一）概念

下肢静脉曲张（LEVV）也称为下肢浅静脉瓣膜功能不全，是一种常见疾病，多见于从事持久体力劳动、站立工作的人员或怀孕妇女。青年时期即可发病，但一般以中、壮年发病率最高。我国 15 岁以上人群发病率约为 8.6%，45 岁以上人群发病率为 16.4%。国际上报道中一般人的发病率为 20%，女性较男性高。在工业化国家的发病率远高于发展中国家，据 Beaglehole 统计，其患病率在南威尔士为 53%，热带非洲则为 0.1%。而随着经济的发展，我国的发病率有上升的趋势。

静脉曲张对患者生活质量的影响类似于其他常见的慢性疾病如关节炎、糖尿病和心血管疾病，在法国和比利时，该病治疗的总成本占社会医疗总成本的 2.5%。TenBrook 在 2004 年报道中称，美国每年因此产生的医疗费用达数十亿。

下肢静脉曲张可分为单纯性和继发性两类，前者是指大隐静脉瓣膜关闭不全所致，而后者指继发于下肢深静脉瓣膜功能不全（DVI）或下肢深静脉血栓形成后综合征所致。

（二）相关的病理生理

下肢静脉曲张的主要血流动力学改变是主干静脉和皮肤毛细血管压力升高。主干静脉高压导致浅静脉扩张；皮肤毛细血管压力升高造成皮肤微循环障碍、毛细血管通透性增加，血液中的大分子物质渗入组织间隙并聚集、沉积在毛细血管周围，形成阻碍皮肤和皮下组织细胞摄取氧气和营养的屏障，导致皮肤色素沉着、纤维化、皮下脂肪硬化和皮肤萎缩，最后形成溃疡。

当大隐静脉瓣膜遭到破坏而关闭不全后，可影响远侧和交通瓣膜，甚至通过属支而影响小隐静脉。静脉瓣膜和静脉壁距离心脏愈远、强度愈差，承受的压力却愈高。因此，下肢静脉曲张后期的进展要比初期迅速，曲张的静脉在小腿部远比大腿部明显。

（三）病因与诱因

其病因较为复杂，常见的原因包括静脉壁薄弱或先天性瓣膜缺如、K-T综合征、基因遗传、浅静脉压力升高等，下腔静脉阻塞等是造成该病的主要原因。

静脉壁软弱、静脉瓣膜缺陷以及浅静脉内压力持续升高是引起浅静脉曲张的主要原因。静脉瓣膜功能不全是一种常见情况，约30%的下肢静脉曲张患者是由下肢静脉瓣膜功能不全引起。相关因素有以下几种。

1. 先天因素

静脉瓣膜缺陷和静脉壁薄弱是全身支持组织薄弱的一种表现，与遗传因素有关。有些患者下肢静脉瓣膜稀少，有的甚至完全缺如，造成静脉血逆流。

2. 后天因素

增加下肢血柱重力和循环血量超负荷是造成下肢静脉曲张的后天因素。任何增加血柱重力的因素，如长期站立、重体力劳动、妊娠、慢性咳嗽、习惯性便秘等，都可使静脉瓣膜承受过度的压力，逐渐松弛而关闭不全。循环血量经常超过负荷，造成压力升高，静脉扩张可导致瓣膜相对性关闭不全。

（四）临床表现

下肢浅静脉扩张迂曲，站立时患者酸胀不适和疼痛，行走或平卧位时消失。病程进展到后期，下肢皮肤因血液循环不畅而发生营养障碍，出现皮肤萎缩、脱屑、瘙痒、色素沉着、皮肤和皮下组织硬结，甚至湿疹和溃疡形成，尤其是足背、踝部、小腿下段，严重时或外伤后皮肤溃烂，经久不愈。

（五）辅助检查

1. 特殊检查

（1）大隐静脉瓣膜功能试验：患者平卧，抬高下肢排空静脉，在大腿根部扎止血带阻断大隐静脉，然后让患者倒立，10 s内放开止血带，若出现自上而下的静脉充盈，提示瓣膜功能不全。若未放开止血带前，止血带下方的静脉在30 s内已充盈，则表明交通静脉瓣膜关闭不全。根据同样原理在腘窝部扎止血带，可检测小隐静脉瓣膜的功能。

（2）深静脉通畅试验：用止血带阻断大腿浅静脉主干，嘱患者连续用力踢腿或做下蹲活动10余次，随着小腿肌泵收缩迫使浅静脉向深静脉回流而排空。若在活动后浅静脉曲张更为明显、张力增高，甚至出现胀痛，提示深静脉不通畅。

（3）交通静脉瓣膜功能试验：患者仰卧，抬高下肢，在大腿根部扎上止血带，然后从足趾向上至腘窝第一根弹力绷带，再自止血带处向下，缠绕第2根弹力绷带，如果在第2根绷带之间的间隙出现静脉曲张，即意味着该处有功能不全的交通静脉。

2. 影像学检查

（1）下肢静脉造影：下肢静脉造影被认为是诊断下肢静脉疾病的金标准，但是一种有创伤性的检查方法，可伴有穿刺部位血肿、远端血管栓塞、下肢缺血加重等并发症，对碘过敏试验阳性患者、孕妇、肾功能损害及行动不便者无法进行。目前无创检查技术已应用于临床，且在一定程度上有取代静脉造影的趋势。

（2）彩色多普勒超声血管成像（CDFI）：此检查无创、安全、无禁忌证，而且成像直观、清晰、易于识别、结果准确，特别对于微小的和局部病变的动态观察，如瓣膜的活动、功能状态、血栓形成等更优于 X 线造影。

（3）磁共振血管造影（MRA）：近年来 MRA 技术发展迅速，作为无创性检查方法已逐渐受到人们重视。MRA 除无创外，尚可清晰显示动脉、静脉的走向及管径，其诊断的敏感性和特异性均较 X 线造影高。

（六）主要治疗原则

目前，对下肢静脉曲张的治疗方法包括保守疗法和外科干预。静脉手术的目的是缓解症状和预防并发症的发生。治疗静脉曲张是否成功取决于消除静脉的反流和功能不全。保守治疗适合于病变轻微、妊娠期及极度体弱的患者，主要是抬高患肢休息或穿着医用型弹力袜。对于单纯性静脉曲张，传统的外科治疗是大隐静脉高位结扎和剥脱术，这已经成为治疗该病的金标准。其他的方法还包括硬化剂注射疗法（CTS）、超声引导下泡沫硬化治疗法（UGFS）、射频消融（RFA）和激光治疗（EVLT）等。

二、护理评估

（一）术前评估

1. 一般评估

（1）生命体征：术前评估患者的生命体征（T、R、P、BP）。

（2）患者主诉：询问患者是否存在长时间站立后小腿感觉沉重、酸胀、乏力和疼痛。

（3）相关记录：生命体征、皮肤情况。

（4）病史：如外科手术、内科疾病、药物服用等。

（5）诊断：如血管检查、实验室检查、放射性诊断。

（6）身体状况：活动性、下肢活动能力。

（7）营养状况：如肥胖。

（8）知识水平：有关下肢静脉曲张的形成及自我护理注意事项。

2. 身体评估

（1）视诊：双下肢皮肤有无皮肤萎缩、紧绷、脱屑、瘙痒、色素沉着、皮肤溃疡，有无静脉明显隆起、蜿蜒成团。

（2）触诊：双下肢皮肤有无肿胀，皮肤有无硬实，皮温，检查足背动脉、胫后动脉的搏动情况。

3. 心理－社会状况

患者的适应能力、经济状况、家庭支持、社交活动、个人卫生、运动量、酒癖、烟癖、药物癖等。

4. 辅助检查阳性结果评估

隐静脉瓣膜功能试验阳性，出现自上而下的静脉逆向充盈，如在止血带未放开前，止血带下方的静脉在 30 s 内已充盈，则表明有交通静脉瓣膜关闭不全。

深静脉通畅试验阳性，活动后浅静脉曲张更为明显，张力增高，甚至有胀痛，则表明深静脉不畅。

5. 根据 CEAP 分级对下肢静脉曲张肢体进行临床分级

0 级，无可见或可触及的静脉疾病体征。

1 级，有毛细血管扩张、网状静脉、踝部潮红。

2 级，有静脉曲张。

3 级，有水肿但没有静脉疾病引起的皮肤改变。

4 级，有静脉疾病引起的皮肤改变，如色素沉着、静脉湿疹及皮肤硬化。

5 级，有静脉疾病引起的皮肤改变和已愈合的溃疡。

6 级，有静脉疾病引起的皮肤改变和正在发作的溃疡。

6. 足踝指数评估（ABI）

测量患者休息时肱动脉压及足踝动脉压，足踝动脉压、肱动脉压，然后计算出指数。此方法被用作压力绷带或压力袜的一个指引，而并非诊断患者是否有原发性静脉或动脉血管病变。

（1）测量患者 ABI 用物：手提多普勒、传导性啫喱膏、血压计。

（2）测量 ABI 的操作步骤：向患者解释步骤；患者需平卧休息 10～20 min；置袖带于上臂，触摸肱动脉搏动；置传导性啫喱膏；开启多普勒超声，置探子 45°～60°，听取血流声音；加压于血压计直至声音消失；慢慢减压于血压计至声音重现；记录此读数；重复此步骤于另一臂记录读数；采用较高的读数作为肱动脉压；置袖带于足踝之上；置探子于胫后动脉或足背动脉，重复以上步骤并记录读数；计算 ABI（足踝动脉压或肱动脉压）。

（3）ABI 值指引，见表 5-1。

表 5-1　ABI 值指引

ABI	临床解释	压力疗法
≥1	正常	可以安全使用压力疗法
≥0.8	可能有轻微动脉血管问题	征询医生意见才可使用压力疗法
<0.8	有动脉血管病变	不建议使用压力疗法
<0.5	有严重动脉血管病变	不可使用压力疗法

注明：若 ABI 低于 0.8，应转介血管外科做进一步检查及治疗；如 ABI 太高，>1.3，可能由于动脉血管硬化所致，要再做进一步检查，不可贸然做压力疗法

（4）测量 ABI 注意点：若怀疑患者有深静脉血栓形成，不可做此检查，因为会增加患者疼痛及可能会使血栓脱离移位。患者一定要平卧以减少因血流体静力压所致的误差，但有些患者因呼吸困难或关节炎而不能平卧，则应该记录下来，以便在下一次测量时做比较。血压计袖带尺寸一定要适中，若袖带太细，便不能令动脉血管完全压缩，从而导致 ABI 值增高。探子角度：约 45～60°，不可将探子用力向下压，否则血管会因受压而影响血液流动，以至于难以听取声音。足部冰冷会影响血液流动，可先用衣物覆盖保暖。ABI 的读数与患者本身血压有重要关系，若患者有高血压病史，ABI 的读数会低，相反，读数会高。

7. 下肢静脉曲张弹力袜治疗效果评估

压力疗法的基本概念是足踝压力高于膝部压力，故此静脉血液便可由小腿推进至心脏。一般认为足踝压力要达到 40 mmHg 才可有效减低静脉高压。压力疗法有不同方式，包括弹力性绷带、非弹力性绷带、间歇性气体力学压力疗法及压力袜。

1）弹力性绷带：弹力性绷带能伸展至多于 140% 原有长度，当患者活动时，腓肠肌收缩，将血管压向外，当腓肠肌放松时，血管便会弹回至原位，弹力性绷带在任何时间均提供压力，故当患者休息时，压力依然存在，故活动压及休息压均高，尤其适合活动量少的患者。

2）非弹力性绷带：非弹力性绷带也需要棉垫保护小腿及皮肤，但它的压力绷带只能伸展

少许，故此形成坚实的管腔围在小腿外面，它的作用主要靠腓肠肌的收缩动作。非弹力性绷带的活动压很高，但休息压低，因此适用于活动量高的患者。

3）间歇性气体力学压力疗法：此为一系统连接一个有拉链装置的长靴，患者将小腿及大腿放进长靴内，当泵开启时，便会有气流由足踝至大腿不停地移动，用以促进静脉血压回流及减少水肿。

4）压力袜：压力袜同样可以帮助静脉血液回流至心脏，压力袜同样可以提供渐进式压力于小腿，英式标准的压力袜可以分为 3 级。①class Ⅰ：提供 14～17 mmHg，适合于轻微或早期静脉曲张患者，容易穿着但只提供轻微压力，不足以抵挡静脉压高血压。②class Ⅱ：提供 18～24 mmHg 压力，适合于中度或严重的静脉曲张，深静脉栓塞，可作为治疗及预防静脉性溃疡复发。③class Ⅲ：提供 25～35 mmHg 压力，适合于慢性严重性静脉高血压，严重的静脉曲张、淋巴液水肿，可治疗及预防静脉性溃疡复发。

（1）压力袜的作用：①降低静脉血压高，促进血液回流至心脏。②减轻下肢水肿。③促进静脉溃疡愈合，防止复发。④在静脉曲张患者，可以延缓静脉溃疡形成。⑤防止深静脉血栓形成。⑥减轻由淋巴液引起的下肢水肿症状。

（2）压力袜的禁忌证。①动脉性血管病变：因会阻碍动脉血流。②下肢严重水肿，过紧橡皮筋会导致溃疡形成。③心脏病患者，因大量液体会由下肢回流致心脏，增加心脏负荷，引起心室衰竭，故征询医生意见方可使用。④糖尿病或风湿性关节炎患者，因为可能会有小血管病变，压力会导致小血管闭塞，组织缺氧而死。

（3）使用压力袜时评估患者：①患者要明白因他人本身下肢有静脉高血压，需要长期穿着压力袜来防止静脉溃疡，但压力袜并不能治疗其静脉高血压。②下肢若有严重水肿，应先用压力绷带，待水肿减退后才穿压力袜。③皮肤情况，若有皮炎、湿疹等，应先治疗。④下肢感觉迟钝，可能患者不知道是否过紧，应教会其观察足趾温度及颜色改变。⑤观察下肢及足部是否有畸形异常。⑥患者的手部活动能力，因穿弹力袜需要特别的技巧。

（4）压力袜的评估：评估压力袜的压力度、质量、长度、尺寸和颜色。

（5）压力袜的测量：所有患者均需要测量下肢尺寸以购买合适的压力袜，测量压力袜时间最好是早上或解除压力绷带后，因此时下肢水肿消退，故测量比较准确。测量内容包括足踝最窄周径、腓肠肌最大周径、足的长度（由大足趾最尖端部位至足跟）、小腿长度（由足跟至膝下）、若压力袜长及大腿，患者需要站立，测量由足跟至腹股沟长度，并且测量大腿最大的周径。

（6）压力袜穿着及除去的注意事项：①压力袜的穿着及除去均需依照厂家指引以避免并发症的发生。②穿着时间因人而异，一般来说早上起来时穿着，之后才下床，直至晚上沐浴或睡眠时除去。③一般来说，压力袜需要 3～6 个月更换（依厂家指引），但若有破损，则应立即更换。④定期做 ABI 测量及由医护人员评估是否需要减低或加强压力度，患者不可自行改变压力度。

（7）弹力袜的效果评价：使用医用弹力袜的患者其患肢的沉重感、酸胀感及疼痛感会消失。

（8）健康教育：压力疗法是保守性治疗静脉性高血压的最佳疗法。应保护下肢，避免损伤，穿着适当鞋袜。指导患者腓肠肌收缩运动，以促进静脉回流。不活动时，需要抬高下肢，高于心脏水平。

（二）术后评估

（1）患者的血液循环，包括患肢远端皮肤的温度、色泽、动脉搏动、感觉等有无异常。

（2）伤口的敷料是否干洁，有无渗血、局部伤口有无红肿热痛等感染征象。能否早期离床活动及正常行走。

（3）尿管是否通畅，尿液的量、颜色、性质，有无导管相关性感染的症状。

三、护理诊断（问题）

（一）活动无耐力

与下肢静脉回流障碍有关。

（二）皮肤完整性受损

与皮肤营养障碍、慢性溃疡有关。

（三）疼痛

与术后使用弹力绷带、手术切口有关。

（四）潜在并发症

深静脉血栓形成、小腿曲张静脉破溃出血、下肢静脉溃疡。

四、主要护理措施

（一）促进下肢静脉回流，改善活动能力

1. 术后

6 h 内去枕平卧位，患肢抬高 20°～30°，同时进行脚趾屈伸运动，方法：尽量用力使脚趾背屈、趾屈，每次 1～2 min，每天 3～4 次。次日晨嘱患者必须下床活动，除自行洗漱外，根据年龄和身体状况要求患者进行行走练习，每次 10～30 min，当日活动 2～3 次。在此期间避免静坐或静立不动，以促进静脉血液回流，预防下肢深静脉血栓。回床上休息时，继续用枕头将患肢抬高同时做足背伸屈运动，以促进静脉血回流。另外，注意保持弹力绷带适宜的松紧度，弹力绷带一般需维持两周才可以拆除。术后 6 h 内测生命体征每小时 1 次，动态监测创面敷料，观察肢体有无肿胀、疼痛，注意肢端感觉、温度和颜色的变化。

2. 保持合适体位

采取良好坐姿，坐时双膝勿交叉过久，以免影响腘窝静脉回流；卧床休息时抬高患肢 30°～40°，以利静脉回流。

3. 避免引起腹内压和静脉压增高的因素

保持大便通畅，避免长时间站立，肥胖者应有计划进行减轻体重。

（二）疼痛护理

1. 因弹力绷带加压包扎过紧而导致的下肢缺血性疼痛

此时要检查足背动脉搏动情况，观察足趾皮肤的温度和颜色，如有异常及时通知医生给予处理。

2. 腹股沟切口疼痛

观察切口处敷料有无渗血，肢体有无肿胀，并及时通知医生，遵医嘱给予止痛剂。

（三）术后并发症的护理

1. 下肢深静脉血栓的形成

术后重视患者的主诉，如出现下肢肿胀、疼痛应警惕深静脉血栓的形成。术后鼓励患者早期活动，用弹性绷带包扎整个肢体，有利于血液回流。有条件则可以给予低分子肝素钙5～7 d，能有效地预防血栓的形成。

2. 切口出血

术后严密观察切口敷料渗出情况及患肢包扎敷料情况，常规应用止血药1～2 d。

3. 切口感染

术后评估切口渗液情况，监测体温变化，如体温升高，切口疼痛，检查切口红肿应警惕切口感染的发生，保持会阴部清洁，防止切口感染。

五、护理效果评估

（1）患者的下肢的色素沉着减轻，肿胀减轻。

（2）患者的活动量逐渐增加，增加活动量无不适感。

（3）患者的疼痛得到及时缓解。

（4）未出现下肢深静脉血栓、切口出血、感染等并发症。

第二节 血栓闭塞性脉管炎

一、疾病概述

（一）概念

血栓闭塞性脉管炎（TAO）是一种累及血管的炎症性、节段性和周期发作的慢性闭塞性疾病。主要侵袭四肢的中小动、静脉，尤其是下肢血管。好发于男性青壮年。表现为患肢缺血、疼痛、间歇性跛行、足背动脉搏动减弱或消失和游走性表浅静脉炎，严重者有肢端溃疡和坏死。

（二）相关病理生理

病变主要累及四肢的中、小动脉与静脉，以下肢最为多见，通常始于动脉，然后累及静脉，由远端向近端进展。病变呈节段性分布，两段之间血管比较正常。活动期为血管全层非化脓性炎症，有内皮细胞和成纤维细胞增生，淋巴细胞浸润，管腔被血栓堵塞。后期炎症消退，血栓机化，新生毛细血管形成，动脉周围广泛纤维组织形成，常包埋静脉和神经，闭塞血管远端的组织可出现缺血性改变甚至坏死。受累静脉的病理变化与受累动脉大体相同。

（三）病因

本病的确切病因尚未明确，相关因素可归纳为两方面。

1. 外来因素

主要有吸烟、寒冷与潮湿的生活环境，慢性损伤和感染。

（1）吸烟：大多数患者有吸烟史，烟碱能使血管收缩，烟草浸出液可致实验动物的动脉发生炎性病变。主动或被动吸烟是本病发生和发展的重要环节，戒烟可使病情缓解，再度吸烟常致病情复发。

（2）寒冷、潮湿：长期寒冷刺激血管痉挛，致使血管炎症变性，内膜增生变厚以及血栓形成。

（3）外伤：外伤引起血管损伤，或因外伤刺激神经感受器，进而引起中枢神经功能失调，使其逐渐丧失对血管的调节作用，引起血管痉挛，长期痉挛而导致血栓阻塞。

2. 内在因素

自身免疫功能紊乱，性激素和前列腺素失调以及遗传因素。在患者的血清中有抗核抗体存在，罹患动脉中发现免疫球蛋白及 C3 复合物，因而免疫功能紊乱可能是本病发病的重要因素。

（四）临床表现

本病起病隐匿，进展缓慢，常呈周期性发作，较长时间后症状逐渐明显和加重。主要临床表现：①患肢怕冷，皮肤温度降低。②皮肤色泽苍白或发绀。③感觉异常。④患肢疼痛，早期因血管壁炎症刺激末梢神经，后期因动脉阻塞造成缺血性疼痛及间歇性跛行或静息痛。⑤营养障碍：严重缺血者，患肢末端出现缺血性溃疡或坏疽。⑥患肢远侧动脉搏动减弱或消失。⑦游走性浅静脉炎。

动脉狭窄的程度和范围不同，患肢缺血性疼痛和皮肤营养性改变的严重程度随之而异。结合 Fontaine 分类法，临床上可分为 4 期。

Ⅰ期：患肢无明显临床症状，或仅有麻木、发凉自觉症状，检查发现患肢皮肤温度较低，色泽较苍白，足背和（或）胫后动脉搏动减弱。患肢已有局限性动脉狭窄病变。

Ⅱ期：以患肢活动后出现间歇性跛行为主要症状。患肢皮温降低、色泽苍白更为明显，可出现皮肤干燥、脱屑、趾（指）甲变形、小腿肌萎缩等现象。足背和（或）胫后动脉搏动消失。下肢动脉狭窄的程度与范围较Ⅰ期严重，肢体靠侧支循环代偿而保持存活。

Ⅲ期：以缺血性静息痛为主要症状。疼痛剧烈且为持续性，夜间更甚，迫使患者屈膝护足而坐，或辗转不安，或借助肢体下垂以求减轻疼痛。除Ⅱ期所有症状加重外，趾（指）腹色泽暗红，可伴有肢体远侧水肿。动脉已有广泛、严重的狭窄，侧支循环不能代偿静息时的血供，组织濒临坏死。

Ⅳ期：症状继续加重，患肢除静息痛外，出现趾（指）端发黑、干瘪、坏疽或缺血性溃疡。如果继发感染，干性坏疽转为湿性坏疽，出现发热、烦躁等全身毒血症状。病变动脉完全闭塞，踝/肱指数<0.3，侧支循环所提供的血流，已不能维持组织存活。

（五）辅助检查

1. 一般检查

（1）记录跛行距离和时间。

（2）皮肤温度测定：双侧肢体对应部位皮肤温度相差 2 ℃以上，提示皮温降低侧有动脉血流减少。

（3）患肢远侧动脉搏动减弱或不能扪及。

（4）肢体抬高试验（Buerger 试验）：阳性者，提示患肢有严重供血不足。

2. 特殊检查

（1）肢体血流图：血流波形平坦或消失，表示血流量明显减少，动脉严重狭窄。

（2）超声多普勒检查：可显示动脉的形态、直径和流速、血流波形等；血流的波形幅度降低或呈直线状态，表示动脉血流减少或动脉闭塞。同时还能作节段动脉压测定，了解病变部位和缺血的程度。踝肱指数，即踝压（踝部颈前或颈后动脉收缩压）与同侧肱动脉压之比，正常值＞1。若比值为 0.5～1，为缺血性疾病；若比值＜0.5，为严重缺血。

（3）数字减影血管造影（DSA）：可以明确动脉阻塞的部位、程度、范围及侧支循环建立的情况。患肢中小动脉多节段狭窄或闭塞是血栓闭塞性脉管炎的典型征象。

（六）处理原则

着重于防止病变进展，改善和增进下肢血液循环。

1. 一般疗法

严格戒烟、防止受冷、受潮和外伤，但不应使用热疗，以免组织需氧量增加而加重症状。疼痛严重者，可用止痛剂及镇静剂，慎用易成瘾的药物。患肢应进行适度锻炼，以利促使侧支循环建立。

2. 药物治疗

（1）中医中药：辨证论治的原则。常用温经散寒、活血通络；活血化瘀，清热利湿；补气养血，辅以活血化瘀等治疗方案。

（2）扩血管药物：①凯时（前列腺素 E1，PGE1），具有舒张血管和抑制血小板聚集作用，对改善患肢血供、缓解缺血性疼痛有一定效果。②硫酸镁溶液，有较好的扩血管作用。

（3）抑制血小板聚集的药物：低分子右旋糖酐可降低血液黏稠度，对抗血小板聚集，故在防止血栓繁衍和改善微循环中能起一定作用。

（4）抗生素：并发溃疡感染者，应选用广谱抗生素，或根据细菌培养及药物敏感试验，选用有效抗生素。

3. 高压氧舱疗法

通过血氧量的提高，增加肢体的血氧弥散，改善组织的缺氧状况。

4. 手术治疗

目的是增加肢体血供和重建动脉血流通道，改善缺血引起的后果。

（1）腰交感神经节切除术：适用于腘动脉远侧动脉狭窄的患者。先施行腰交感神经阻滞试验，如阻滞后皮温升高超过 1～2 ℃者，提示痉挛因素超过闭塞因素，可考虑施行交感神经节切除术。该手术可解除血管痉挛和促进侧支循环形成。近期效果尚称满意，但远期疗效并不理想。

（2）动脉重建术：①旁路转流术，适用于主干动脉闭塞，但在闭塞动脉的近侧和远侧仍有通畅的动脉通道者。②血栓内膜剥脱术，适用于短段的动脉阻塞。

（3）大网膜移植术：适用于动脉广泛闭塞者。

（5）截肢术：肢体远端坏死已有明确界限者，或严重感染引起毒血症者，需做截肢（趾、指）术。

5.创面处理

对干性坏疽创面，应在消毒后包扎创面，预防继发感染。感染创面可给予湿敷和换药。

二、护理评估

（一）非手术治疗患者的评估

1.健康史及相关因素

（1）一般情况：患者的年龄、性别和职业。

（2）患肢疼痛和运动的关系：疼痛的性质、程度和持续时间；与行走的关系；是间歇性跛行，还是静息痛；跛行距离和跛行时间；是否伴有麻木、发凉、针刺等异常感觉；以往采取的止痛措施及效果。

（3）既往史：①吸烟史，如开始吸烟的年龄、每天吸烟量、烟草的种类等。②生活史：是否长期在湿冷环境中工作或生活。③有无外伤和感染史。

2.身体状况

（1）患肢缺血情况：患肢皮温、色泽、动脉搏动情况；测量跛行距离和跛行时间。

（2）患肢营养改变及其他情况：有无肌萎缩、皮肤干燥脱屑、坏疽、溃疡和感染。

（3）辅助检查：影像学检查所示动脉闭塞的部位、范围、性质、程度和侧支循环建立的情况。

3.心理－社会支持状况

患者因患肢疼痛及病变加重而产生的忧虑、急躁、悲观反应；家庭成员能否给予足够的支持。

（二）手术治疗患者的评估

1.术前评估

与非手术治疗患者的评估大致相同，术前患者还需评估以下内容。

（1）生命体征（T、P、R、BP）：患肢疼痛时血压可偏高；有无发热（患肢感染导致全身感染）。

（2）患者心理情况：患者因患肢反复出现剧烈疼痛，发生肢端坏死及感染甚至须截肢，对治疗、生活丧失信心的程度；对手术治疗有无焦虑、恐慌的心理及程度。

2.术后评估

（1）手术情况：手术方式、范围和麻醉方式。

（2）局部伤口情况：有无切口渗血、渗液情况。

（3）各种引流管道：有无扭曲、折叠、脱落、堵塞情况。

（4）患肢血液循环：患肢远端皮肤的温度、色泽、感觉和足背动脉搏动的变化。

三、护理诊断（问题）

（一）疼痛

与患肢缺血、组织坏死有关。

（二）焦虑

与患肢剧烈疼痛、久治不愈、对治疗失去信心有关。

（三）组织完整性受损

与肢端坏疽、脱落有关。

（四）活动无耐力

与患肢远端供血不足有关。

（五）潜在并发症

术后切口出血和栓塞。

四、主要护理措施

（一）非手术治疗患者的护理

1. 疼痛护理

（1）绝对戒烟：告知患者吸烟的危害性，消除烟碱对血管的收缩作用。

（2）肢端保暖：告知患者应注意肢端保暖，避免受寒冷刺激，但应避免用热水袋或热水给患肢直接加温。寒冷可使血管收缩，而温度升高会使局部组织耗氧量增加，加重局部缺血缺氧。

（3）运动疗法：可促进患肢侧支循环的建立，对减轻疼痛有一定的疗效。

（4）有效镇痛：对早期轻症患者，可遵医嘱用血管扩张剂、中医中药缓解疼痛。对疼痛剧烈的中、晚期患者常需要使用麻醉性镇痛药。同时给予心理护理，提高患者对疼痛的耐受力。

2. 功能锻炼

（1）步行：鼓励患者坚持每天多走路，行走时以出现疼痛时的行走时间和行走距离作为活动量的指标，以不出现疼痛为度。

（2）指导患者进行 Buerger 运动，促进侧支循环的建立。①平卧位：抬高患肢 45°以上，维持 2～3 min。②坐位：双足自然下垂 2～5 min，同时做足背屈、跖屈和旋转运动。③患肢平放休息 2 min；重复练习 5 次，每天数次。

有以下情况时不宜运动：①腿部发生溃疡及坏死时，运动将增加组织耗氧。②动脉或静脉血栓形成时，运动可致血栓脱落造成栓塞。

3. 预防或控制感染

（1）保持足部清洁、干燥：每天用温水洗脚，告诉患者先用手试水温，勿用足趾直接试水温，以免烫伤。

（2）预防组织损伤：皮肤瘙痒时，切勿用手抓痒，以免皮肤破溃导致感染甚至形成经久不愈的溃疡，可涂止痒药膏。

（3）预防继发感染：患者有皮肤溃疡或组织坏死时应卧床休息，减少损伤部位的耗氧量；保持溃疡部位的清洁，避免受压及刺激；加强创面换药，并遵医嘱使用抗菌药。

4. 血管造影术后的护理

（1）体位：血管造影术后患者应平卧位，穿刺点加压包扎 24 h，患肢制动 6～8 h，患侧髋关节伸直，避免弯曲，以免降低加压包扎的效果。

（2）多喝水：血管造影术后鼓励患者多喝水，促进造影剂的排泄，必要时可给予补液。

5. 心理护理

由于患肢疼痛和趾端坏死使患者备受疼痛折磨，使患者产生痛苦和抑郁心理，甚至对治疗失去信心，医护人员应以极大的同情心关心体贴患者，给予心理支持，调动其战胜疾病的主观能动性，使之积极配合治疗和护理。

（二）手术治疗患者的护理

与非手术治疗患者的护理大致相同，术前患者还需做好以下护理措施。

1. 术前准备

按外科术前常规准备，需植皮者，做好植皮区的皮肤准备。

2. 心理护理

患者因手术治疗（甚至截肢）而产生恐慌、焦虑的情绪，对预后失去信心，医护人员应详细告知患者手术治疗的过程、术后的注意事项及预后情况，稳定患者的情绪，帮助其战胜疾病的信心。极度紧张者，可酌情使用安定类药物。

（三）术后护理

1）执行全麻或硬膜外麻醉术后护理常规。

2）体位：术后平置患肢，血管重建术后卧床制动1周，动脉血管重建术后卧床制动2周，自体血管移植者若愈合较好，卧床制动时间可适当缩短。

3）病情观察：观察血压、脉搏、体温、呼吸生命体征情况；观察患肢远端的皮肤温度、色泽、感觉和脉搏强度以判断血管通畅度；观察各种引流管道是否通畅及引流液情况；观察患者伤口情况，若发现伤口有红肿现象，应及早处理，并遵医嘱合理使用抗生素，预防感染。

4）功能锻炼：卧床制动患者，应鼓励其在床上作足背伸屈活动，以利小腿深静脉血液回流。

5）并发症的观察及护理：由于手术方式的不同，其术后并发症也各有不同的表现。

（1）动脉重建术及动脉血栓内膜剥除术后，若动脉重建术后出现肢体肿胀、皮肤颜色发紫、皮温降低，应考虑重建部位的血管发生痉挛或继发性血栓形成，应报告医生，协助其处理或做好再次手术准备工作。

（2）静脉动脉化手术后常见的并发症有静脉回流障碍。在分期或一期下肢深组低位术后，由于有胫前、大隐、小隐静脉和膝关节静脉网的存在，静脉回流多无严重障碍，部分患者小腿可有轻度肿胀，多能在短期内消失。下肢深组高位手术的患者可有严重的静脉回流障碍，因为大隐静脉和股深静脉远不能代替股浅静脉的功能，甚至有发生缺血性坏死的趋势。观察患肢远端皮肤的温度、色泽及大隐静脉搏动情况。指导患者抬高患肢高于心脏水平20～30 cm，术后遵医嘱继续使用抗血小板药物。

（四）健康教育

（1）劝告患者绝对戒烟。

（2）体位：患者睡觉或休息时取头高脚低位，使血液容易灌流至下肢。告知患者避免长时间维持同一姿势（站或坐）不变，以免影响血液循环。坐时应避免将一腿搁在另一腿膝盖上，以防腘动、静脉受压和血流受阻。

（3）保护患肢：切勿赤足行走，避免外伤；注意患肢保暖，避免受寒；鞋子必须合适，不穿高跟鞋；穿棉袜子，勤换袜子，预防真菌感染。

（4）指导患者进行患肢功能锻炼，促进侧支循环建立，改善局部症状。

（5）合理使用止痛药物。

五、护理效果评估

（1）患肢疼痛能有效控制或缓解。

（2）患者活动耐力逐渐增加。

（3）损伤的局部未出现继发感染。

（4）患者焦虑、悲观程度减轻。

（5）并发症得以预防或及时发现和治疗。

第三节 深静脉血栓

一、疾病概述

(一) 概念

深静脉血栓形成 (DVT) 是指血液在深静脉内不正常地凝结、阻塞管腔，导致静脉回流障碍。全身主干静脉均可发病，以下肢静脉多见，又以左下肢最为多见，男性略多于女性；人种与生活饮食习惯的不同，欧美国家发病率高于我国，但我国人口基数较大，每年新发患者数仍较多。若未予及时治疗，将造成程度不一的慢性深静脉功能不全，影响生活和工作，甚至致残。近年来，深静脉血栓形成 (DVT) 的发病率有增加的趋势，血栓形成后遗症严重影响患者的工作能力，甚至致残。

(二) 相关病理生理

血栓形成后可向主干静脉近端和远端滋长蔓延；随后，可在纤溶酶的作用下溶解消散，或血栓与静脉壁粘连并逐渐机化；最终形成边缘毛糙、管径粗细不一的再通静脉。同时因静脉瓣膜的破坏，造成继发性深静脉瓣膜功能不全。

(三) 病因

静脉壁损伤、血流缓慢和血液高凝状态是导致深静脉血栓形成的 3 大因素，但在上述 3 种因素中，任何一个单一因素往往都不足以致病，常常是两个以上因素综合作用的结果，其中血液高凝状态是最重要的因素。

1. 静脉损伤

可因内膜下层及胶原裸露而启动内源性凝血系统，形成血栓。

2. 血流缓慢

主要见于长期卧床、手术以及肢体制动的患者。

3. 血液高凝状态

主要见于妊娠、产后、术后、创伤、肿瘤、长期服用避孕药等情况，可由于血小板数增高、凝血因子含量增加、抗凝血因子活性降低而造成血管内异常凝结形成血栓。

4. 恶性肿瘤及其他病史

据报道，在 DVT 患者中 19%～30%并存恶性肿瘤，在普外科手术中，高达 29%的恶性肿瘤患者并发 DVT。恶性肿瘤患者发生 DVT 的机制是多源性的，因 90%的肿瘤患者凝血机制异常，可能是肿瘤释放的物质直接或间接地激活了凝血酶原系统致凝血机制异常。既往有静脉血栓形成史者，DVT 发病率为无既往史的 5 倍。

5. 其他

女性、高龄、吸烟、糖尿病、肥胖、小腿水肿、尿毒症、下肢静脉曲张、心功能不全、凝血机制异常等均易发生 DVT。

（四）临床表现

因血栓形成的部位不同，临床表现各异。主要表现为血栓静脉远端回流障碍的症状。患肢疼痛、肿胀、浅静脉曲张、皮肤颜色的改变、水疱，并可有全身症状如发热、休克等。

1. 上肢深静脉血栓形成

（1）腋静脉血栓：主要表现为前臂和手部肿胀、疼痛，手指活动受限。

（2）腋－锁骨下静脉血栓：整个上肢肿胀，伴有上臂、肩部、锁骨上和患侧前胸壁等部位的浅静脉扩张。上肢下垂时，症状加重。

2. 上、下腔静脉血栓形成

（1）上腔静脉血栓：在上肢静脉回流障碍的临床表现基础上，还有面颈部和眼睑肿胀、球结膜充血水肿；颈部、胸壁和肩部浅静脉扩张；常伴有头痛、头胀及其他精神系统和原发疾病的症状。常见于纵隔器官或肺的恶性肿瘤。

（2）下腔静脉血栓：表现为双下肢深静脉回流障碍和躯干的浅静脉扩张。主要是由于下肢深静脉血栓向上蔓延所致。

3. 下肢深静脉血栓形成

最常见，根据血栓发生的部位、病程及临床分型不同而有不同的临床表现。

（1）中央型：血栓发生于髂－股静脉，左侧多于右侧。表现为起病急骤，患侧髂窝、股三角区有疼痛和压痛，浅静脉扩张，下肢肿胀明显，皮温及体温均升高。

（2）周围型：包括股静脉及小腿深静脉血栓形成。前者主要表现为大腿肿痛而下肢肿胀不严重；后者的特点为突然出现小腿剧痛，患足不能着地和踏平，行走时症状加重，小腿肿胀且有深压痛，距小腿关节过度背屈试验时小腿剧痛（Homans 征阳性）。

（3）混合型：为全下肢深静脉血栓形成。主要表现为全下肢明显肿胀、剧痛、苍白（股白肿）和压痛，常有体温升高和脉率加速；任何形式的活动都可使疼痛加重。若进一步发展，肢体极度肿胀而压迫下肢动脉并出现动脉痉挛，从而导致下肢血供障碍，足背和胫后动脉搏动消失，进而足背和小腿出现水疱，皮肤温度明显降低并呈青紫色（股青肿）；若处理不及时，可发生静脉性坏疽。

（五）辅助检查

1. 一般检查

（1）血液D-二聚体（D-dimer）浓度测定：在临床上有一定的实用价值，可有D-二聚体升高，表明有血栓形成而激发的继发性纤溶反应，可提示机体内有血栓形成。

（2）血常规：急性期常有白细胞总数和中性粒细胞轻度增加。

（3）血液黏稠度、血液凝固性、血液流变学和微循环检查。

2. 专科检查

（1）超声多普勒检查：通过测定静脉最大流出率可判断下肢主干静脉是否有阻塞，可准确判断静脉内是否有血栓及血栓累及的范围，但对小静脉的血栓敏感性不高。

（2）静脉造影：可直接显示下肢静脉的形态、有无血栓存在、血栓的形态、位置、范围和侧支循环。

（3）放射性核素检查：新鲜血栓对125碘凝血因子Ⅰ的摄取量远远＞等量血液的摄取量，基于此，若摄取量超过正常5倍，即提示早期血栓形成。

（4）CT 静脉造影和肺动脉造影：可明确下肢深静脉、下腔静脉及肺动脉的情况，是诊断下肢深静脉血栓的重要方法，怀疑肺动脉栓塞时首选此方法。

（六）主要治疗原则

包括非手术治疗和手术取栓两类。急性期以血栓消融为主，中晚期则以减轻下肢静脉淤血和改善生活质量为主。

1. 非手术治疗

包括一般处理、溶栓、抗凝和祛聚疗法。

（1）一般处理：卧床休息，抬高患肢，适当利用利尿剂，以减轻肢体肿胀。

（2）祛聚药物：如阿司匹林、右旋糖酐、双嘧达莫、丹参等，能扩充血容量、降低血黏度，防治血小板聚集。

（3）溶栓治疗：链激酶、尿激酶、组织型纤溶酶原激活剂等，能激活血浆中的纤溶酶原成为纤溶酶，使血栓中的纤维蛋白裂解，达到溶解血栓的目的。

（4）抗凝治疗：普通肝素或低分子肝素，降低机体血凝功能，预防血栓形成、防止血栓繁衍。

2. 手术疗法

常用于下肢深静脉，尤其髂-股静脉血栓形成不超过 48 h 者。对已出现股青肿征象，即使病情较长者，亦应行手术取栓以挽救肢体。采用 Fogarty 导管取栓，术后辅以抗凝、祛聚疗法，防止再发。

（七）药物治疗

1）常用药物有尿激酶、重组链激酶、重组组织纤溶酶原激活物等药物，溶于液体中经静脉滴注，共 7~10 d。

（1）尿激酶：为外源性纤溶酶原激活物。主要用于肺栓塞及其他血栓栓塞性疾病，是目前国内应用最广泛的溶栓药。不良反应较轻，无不良反应。

（2）重组链激酶：能有效特异的溶解血栓或血块，能治疗以血栓形成为主要病例变化的疾病。

（3）重组组织纤溶酶原激活物：又名艾通立、爱通立（actilyse），是用于急性心肌梗死的溶栓治疗；血流不稳定的急性大面积肺栓塞的溶栓疗法的药物。

2）通过肝素和香豆素类抗凝剂预防血栓的繁衍和再生，促进血栓的消融。大多先用肝素，继以香豆素类药物，一般用华法林，维持约 3~6 个月。

二、护理评估

保守治疗患者的护理评估。

（一）一般评估

包括血栓形成的诱因、局部和全身症状以及既往病史和生活史。

1. 一般情况

患者的年龄、性别、婚姻和职业。

2. 血栓形成的诱因

患者近期有无外伤、手术、妊娠分娩、感染史。

3. 既往史

有无长期卧床、输液史、服用避孕药及肢体固定等，有无肿瘤或出血性疾病。

（二）身体评估

1. 局部

（1）腘动脉搏动和足背动脉搏动是否正常。评估动脉搏动时应注意患侧与健侧对称部位的对比，若出现动脉搏动减弱或消失，提示动脉供血不足。

（2）下肢皮肤颜色是淡红、紫色，还是红色。

（3）Homans 征：当足背伸按压腓肠肌时出现疼痛为阳性，以"＋"表示；无疼痛为阴性，以"－"表示。

（4）疼痛评估：使用疼痛强度评估工具，如视觉模拟法、五指法等。

（5）肿胀程度评估。Ⅰ度肿胀：皮纹变浅；Ⅱ度肿胀：皮纹消失；Ⅲ度肿胀：出现水疱。

（6）皮肤温度：评估动脉搏动和皮肤温度时应注意患侧与健侧对称部位的对比，若出现动脉搏动减弱或消失，皮肤温度降低，提示动脉供血不足。

（7）主观感觉麻痹：有或无。

（8）测量小腿周径：小腿周径是指小腿最粗部位的周长。

（9）局部伤口情况：局部伤口有无红、肿、压痛等感染征象。

2. 全身

（1）评估患者是否伴有头痛、头胀等其他症状。

（2）溶栓及抗凝治疗期间有无出血倾向：如皮下出血点，鼻、牙龈出血，穿刺点和伤口渗血，血尿和黑便等。

（三）心理－社会支持状况评估

（1）突发的下肢剧烈胀痛和肿胀有无引起患者的焦虑与恐惧。

（2）患者及家属对预防本病发生的有关知识的了解程度。

（四）辅助检查阳性结果评估

1. 心电图

心率（律）是否有改变；心电图 ST 段是否有洋地黄作用样改变；反应左、右心室肥厚的电压是否有改变。

2. 电解质

心力衰竭可引起电解质紊乱常发生于心力衰竭治疗过程中，尤其多见于多次或长期应用利尿剂后，其中低血钾和失盐性低钠综合征最为多见，所以需要结合出入量与生化检查结果综合做动态的分析。

（五）常用药效果的评估

1. 抗凝药物的评估要点

（1）每周定时监测凝血功能，如凝血酶原时间、部分激活凝血酶时间及国际标准化比值（INR）等。一般将 INR 控制在 2～3 之间。

（2）观察抗凝状况。①肝素：静脉注射 10 min 后即产生抗凝作用，但作用时间短，一般维持 3～6 h。维持凝血时间超过正常值（试管法，4～12 min）约 2 倍为宜。若测得凝血时间为 20～25 min，应请示医生调整药剂量。②香豆素类药物：一般在用药后 20～48 h 才开始起效。半衰期长，有药物积累作用，停药后 4～10 d 药物作用才完全消失。用药期间应每天测定凝血酶原时间，测定结果应控制在正常值的 20%～30%。

（3）观察出血倾向：应用抗凝药物最严重的并发症是出血。因此，在抗凝治疗时要严密观察有无全身性出血倾向和切口渗血情况。每次用药后在专用记录单上记录时间、药名、剂量、给药途径和凝血时间、凝血酶原时间的检查化验结果。如果出血是由于抗凝剂过量所致，应暂停或减量使用药物，必要时给予鱼精蛋白拮抗、静脉注射维生素 K_1、输新鲜血。

2. 溶栓药物的评估要点

常用药物为纤溶酶，主要作用是水解血栓内的纤维蛋白而达到溶栓目的，维持 10～14 d。

3. 祛聚药物的评估要点

药物包括低分子右旋糖酐、双嘧达莫（潘生丁）和丹参等。能扩充血容量，稀释血液，降低黏稠度，又能防止血小板凝聚，常作为辅助疗法。

（六）易感因素的评估要点

Hull 等将患者的 DVT 易感因素分为低、中、高 3 种。

1. 低危组患者

年龄＜40 岁，全麻下腹部或胸部手术时间在 30 min 之内。这些患者发生 DVT 的机会＜10%，其近心侧的 DVT 机会＜1%，致命性肺动脉栓塞的机会＜0.01%。

2. 中危组患者

年龄＞40 岁，在全麻下手术＞30 min，还有以下几种因素，包括恶性肿瘤、肥胖、静脉曲张、瘫痪、长期卧床或心力衰竭。在没有预防措施的中危组患者中患小腿 DVT 的机会为 10%～40%，下肢近心侧患 DVT 的机会为 2%～10%，致命性肺动脉栓塞的机会为 0.1%～0.7%。

3. 高危组患者

有 DVT 或肺动脉栓塞病史，有严重外伤史，因恶性肿瘤需行腹部或盆腔的广泛手术，下肢（特别是髋关节）大手术的患者都属高危组。如果没有预防措施，这些患者患小腿 DVT 的机会为 40%～80%，下肢近心侧 DVT 的机会为 10%～20%，致命性肺动脉栓塞的机会为 1%～5%。

手术治疗患者的护理评估。

（1）术前评估：同非手术治疗患者。

（2）术后评估：一般评估同非手术治疗患者。身体评估：①评估患者是否伴有头痛、头胀等其他症状。②溶栓及抗凝治疗期间有无出血倾向：如皮下出血点，鼻、牙龈出血，穿刺点和伤口渗血，血尿和黑便等。③手术情况：包括麻醉方式、手术方式和术中情况。

三、护理诊断（问题）

（一）疼痛

与深静脉回流障碍或手术创伤有关。

（二）知识缺乏

缺乏预防本病发生的知识。

（三）潜在并发症

出血、血栓再形成。

四、主要护理措施

（一）缓解疼痛

1. 加强皮肤护理

皮肤温度反映末梢循环情况，静脉栓塞的组织缺血、缺氧，皮肤温度逐渐由暖变冷，以肢端为重，并出现青紫斑花。此时应采取保暖措施，防止肢体过凉引起血管痉挛，从而加重疼痛，可采用室温保暖，使温度保持 20～22 ℃，受累肢体用 50% 硫酸镁液湿热敷，温度 38～40 ℃，以缓解血管痉挛，有利于侧支循环建立，起到减轻疼痛与促进炎性反应吸收的效果。

2. 密切观察病情

（1）治疗 DVT 的关键是早期诊断、早期治疗。DVT 早期症状隐匿，症状和体征不明显，只有对高危人群仔细观察，才能发现病情变化。较易被忽视，一旦确诊，多伴有严重并发症。因此，护士要经常深入病房，密切观察患者下肢的颜色，按压局部，感觉其紧张度及温度，对高危人群认真观察，对比双下肢肤色、温度、肿胀程度及感觉，必要时测量双下肢同一平面的周径，发现异常，及时报告医生，才能提高对 DVT 的早期诊断率。

（2）对已经出现了 DVT 的患者，应严密观察全身情况，监测生命体征，注意神志、呼吸，如出现胸闷、胸痛、咳嗽、心悸、呼吸困难、高热、烦躁不安、进行性血压下降，要高度怀疑重要脏器栓塞。观察患肢皮肤色泽、温度、肿胀变化 1 次/小时，每 2 h 测量大腿中下 1/3 处及小腿肿胀处肢体周径，并与健侧比较，观察栓塞进展程度，做好记录。

3. 体位护理

对已出现 DVT 症状的患者，血栓形成后 1～2 周内应卧床，抬高患肢 20°～30°，膝关节屈曲 15°，以促进血液回流。注意患肢保暖，室温保持在 25 ℃ 左右。患肢可穿弹力袜或用弹力绷带包扎，不能过紧，不得按摩或做剧烈运动，以免造成栓子脱落，严密观察患肢体温、脉搏及皮温变化，每天测量并记录患肢不同平面的周径，并与以前记录和健侧周径相比较，以判断疗效。

4. 早期活动

抬高下肢，早期活动，促进静脉血液回流。鼓励患者深呼吸及咳嗽。对多种 DVT 高危因素或高凝状态的患者，最有效的预防方法是增加活动量，鼓励患者早期下床活动。床上活动时避免用力或动作过大，禁止患肢按摩，避免用力排便，以防血栓脱落致肺栓塞。待肢体肿胀基本消退（与健侧相应部位肢体周径 <0.5 cm，患肢柔软）后，方可重新开始轻微活动。由于患肢血液循环差，受压后易引起压疮，应加强基础护理，可用厚约 10 cm 的软枕垫于患肢下。术后 24 h 就应开始做下肢抬高训练，不能下床者，应鼓励并督促患者在床上主动屈伸下肢做跖屈和背屈运动，内、外翻运动，足踝的环转运动。不能活动者，由护士或家属被动按摩下肢腿部比目鱼肌和腓肠肌。

5. 心理护理

下肢静脉栓塞突发的下肢剧烈疼痛和肿胀易使患者产生恐惧和焦虑心理，患者会担心手术已失败，出现烦躁、失望，对治疗、手术产生疑问，心理压力重，护士要做好解释、安抚工作，应给予心理支持和安慰，帮助患者和家属了解疾病治疗的进展，分析致病的原因、治疗方法以及可能出现的并发症，消除其顾虑，取得其配合并接受治疗。

6. 有效止痛

疼痛剧烈或术后切口疼痛的患者，可遵医嘱给予有效止痛措施，如口服镇痛药物、间断肌内注射哌替啶或术后应用镇痛泵等。

7. 非药物性措施

分散患者注意力，如听音乐、默念数字等。

（二）加强相关知识的宣教

1. 做好健康教育

对有高血压、高血脂、高龄、吸烟、糖尿病、肥胖、小腿水肿、尿毒症、下肢静脉曲张、心功能不全、凝血机制异常等需手术的高危患者加强评估，做好高危人群宣教。高危人群如果没有预防措施，患小腿 DVT 的机会为 40%～80%，下肢近侧 DVT 的机会为 10%～20%，致命性 PE 的机会为 1%～5%。护理人员应对 DVT 加以重视，加强评估，做好高危人群的宣教。

（1）术前护士对患者及其家属加强卫生宣教，讲解手术后发生 DVT 的病因、危险因素及后果，提高患者的警惕性，配合护士做好自我防护。

（2）讲解 DVT 常见的症状，告知患者，如有不适，及时告诉医生、护士。

（3）劝其戒烟，避免高胆固醇饮食，给予低脂富含纤维素饮食，多饮水，保持大便通畅。

（4）讲解术后早期活动的重要性，指导患者正确的活动方法。

2. 饮食护理

向患者及其家属讲解食物与疾病的关系，主要保证食物中充分的水分和营养。避免高胆固醇饮食，给予高蛋白、高纤维、高维生素、易消化饮食，保障营养的充分补充。避免大便干燥、秘结，如患者已发生大便秘结，可服用缓泻剂处理。避免用力排便致使腹压增加，影响下肢静脉回流。同时也可喝果汁和水，使血液黏稠度降低，增加血流速度，从而预防 DVT 的形成。

（三）并发症的预防和处理

1. 预防出血

药物预防即用肝素、华法林等抗凝药物降低血液黏滞性，预防血栓形成。低分子量肝素（LMWH）由于其抗凝作用强，很少引起出血，不需监测凝血酶原时间等优点，在预防 DVT 上取得了较好的效果。常用方法：LMWH 0.4 mL 腹壁皮下注射，1 次/天，连续 7 d。在应用 LMWH 时，应注射在腹壁前外侧，左右交替。对 DVT 高危患者，口服阿司匹林也可预防 DVT 的发生。在应用肝素时应同时监测凝血酶原时间，有严重肝肾功能不全者不能用。LMWH 应用时要注意观察有无不良反应。

（1）观察抗凝状况：①肝素：若测得凝血时间为 20～25 min，应请示医生调整用药剂量。②香豆素类药物：用药期间应每天测定凝血酶原时间，测定结果应控制在正常值的20%～30%。

（2）观察出血倾向：在抗凝治疗时要严密观察有无全身性出血倾向和切口渗血情况，做好记录。

（3）紧急处理出血：若因肝素、香豆素类药物用量过多引起凝血时间延长或出血，应及时报告医生并协助处理，包括暂停或减量使用药物，必要时给予鱼精蛋白拮抗或静脉注射维生素K1，必要时给予输新鲜血。

（4）机械预防：包括间歇或持续小腿气动压迫、分级压力袜（GCS）、使用弹力绷带等。气动压迫是对套在肢体末端的袖套充气和放气来促进血液流动和深静脉血回流至心脏。分级压力袜是通过外部压力作用于静脉管壁来增加血流速和促进血液回流，它能提供不同程度的外部压力（踝部可达100％，小腿中部70％，大腿中部40％）。在普外科手术中，单独采用分级弹力袜，血栓的发生率为21％，如分级压力袜和小剂量肝素联合应用降为4％。许多学者认为，联合应用分级弹力袜和低分子量肝素（LMWH）的效果最佳。

2. 预防血栓再形成

（1）卧床休息：急性期患者应绝对卧床休息10～14 d，床上活动时避免动作幅度过大；禁止按摩患肢，以防血栓脱落和导致其他部位的栓塞。

（2）肺动脉栓塞：肺栓塞最常见的栓子来自下肢深静脉，约占95％。肺栓塞实际上是DVT的并发症，严重者可造成猝死，大多数肺栓塞临床表现轻微，产生明显症状和体征时，又缺乏特异性，易与其他导致心肺功能异常的疾病混淆。注意观察高危人群肺栓塞的三联征表现：血痰、咳嗽、出汗；血痰、胸痛、呼吸困难；呼吸困难、胸痛、恐惧等。若患者出现以上情况，提示可能发生肺动脉栓塞，应给予紧急支持性护理，立即嘱患者平卧，避免做深呼吸、咳嗽、剧烈翻动，同时立即鼻导管或面罩吸氧，急性呼吸窘迫患者可给予气管插管或机械通气。遵医嘱静脉输液以维持和升高血压。尽量安慰患者，减轻患者的恐惧。如无溶栓禁忌证，立即给予溶栓联合抗凝治疗。

（四）抗凝及溶栓治疗的护理

1. 抗凝

抗凝治疗可防止血栓发展和复发，并可溶解已存在的血栓。常用的抗凝药物为普通肝素及华法林。治疗过程中常见不良反应是出血，注意有无出血倾向，特别注意观察胃肠道、颅内、鼻腔、牙龈、皮下有无异常出血，有无血尿等，可及时调整或减少抗凝及溶栓药量。加强凝血功能监测，用药过程中需定期复查APTT，使患者APTT延长至正常的1.5～2.5倍，这样既能有效抗凝，也使出血并发症的危险降至最低。

2. 溶栓

常用的溶栓药物是尿激酶，溶栓护理包括以下内容。

（1）疗效观察：用药后每2 h观察患肢色泽、温度、感觉和脉搏强度。注意有无消肿起皱，每天定时用皮尺精确测量并与健侧肢体对照，对病情加剧者，应立即向医生汇报。

（2）并发症观察：最常见的并发症为出血。多为牙龈出血、出血、注射部位出血、泌尿或消化道出血及手术切口的血肿和出血。用药后需严密观察出血倾向，每周查凝血酶原时间2次。沙克芳等在溶栓时采用静脉留置套管针穿刺后接三通，肝素盐水封管的方法，避免了反复穿刺抽血给患者造成的痛苦及对血管的损害，值得借鉴。

（3）溶栓后不宜过早下床活动，患肢不能过冷过热，以免部分溶解的血栓脱落，造成肺栓塞。

（4）加强宣教：应注意增强患者的自我预防意识，如刷牙时动作轻柔、防止跌伤、避免抠鼻、注意在饮食中添加蔬菜、防止便秘引起痔出血。

（五）手术疗法的护理

下肢深静脉栓塞可用手术治疗，尤其是髂股静脉血栓形成不超过 48 h 者，术前做好常规准备外，还应全面了解年老体弱患者心、脑、肺、肝、肾等重要器官功能，了解出、凝血系统的功能状态。实践证明，静脉取栓术加溶栓抗凝支持治疗效果优于非手术治疗。术后患肢用弹力绷带包扎并抬高，注意观察患肢远端的动脉搏动、血运、皮肤温度及肿胀消退情况。

（六）就诊指标

突然出现下肢剧烈胀痛、浅静脉曲张伴有发热等，应警惕下肢深静脉血栓形成的可能，及时就诊。

五、护理效果评估

（1）患者自述疼痛（下肢或手术切口）得到缓解或疼痛。

（2）绝对卧床期间，生理需求得到满足。

（3）患者的并发症能得到预防、及时发现和处理。

第四节 门静脉高压症

门静脉高压症指门静脉血流受阻、血液淤滞、门静脉系统压力升高，继而引起脾大及脾功能亢进、食管和胃底静脉曲张及破裂出血、腹腔积液等一系列症状和体征的疾病。门静脉主干由肠系膜上、下静脉和脾静脉汇合而成，其左、右两干分别进入左、右半肝后逐渐分支。门静脉系与腔静脉系之间存在 4 个交通支，即胃底－食管下段交通支、直肠下端－肛管交通支、前腹壁交通支和腹膜后交通支，其中以胃底－食管下段交通支为主。正常情况下上述交通支血流量很少，于门静脉高压症时开放。门静脉血流量占全肝血流的 $60\%\sim80\%$，正常情况下压力 13～24 cmH_2O（1.27～2.35 kPa）［平均值 18 cmH_2O（1.76 kPa）］。门静脉压力高时，压力可升高至 30～50 cmH_2O（2.94～4.90 kPa）。

一、病因与病理生理

门静脉无瓣膜，其压力由流入的血量和流出阻力形成并维持。门静脉血流阻力增加是门静脉高压症的始动因素。按阻力增加的部位，可将门静脉高压症分为肝前型、肝内型和肝后型 3 类，其中肝内型门静脉高压症在我国最常见。

门静脉高压形成后发生下列病理变化。

（一）脾大、脾功能亢进

门静脉高压时可见脾窦扩张，单核－吞噬细胞增生和吞噬红细胞现象。外周血细胞减少，以白细胞和血小板减少明显，称为脾功能亢进。

（二）静脉交通支扩张

门静脉高压时正常的门静脉通路受阻，加之门静脉无静脉瓣，因而 4 个交通支大量开放，并扩张、扭曲形成静脉曲张。其中最有临床意义的是食管下段、胃底形成的曲张静脉，因离门静脉主干和腔静脉最近，压力差最大，因而受门静脉高压的影响最早，最明显。肝硬化患者常因胃酸反流而腐蚀食管下段黏膜，引起反流性食管炎，或由于坚硬、粗糙食物的机械性损伤，以及咳嗽、呕吐、用力排便、重负等因素使腹腔内压力突然升高，造成曲张静脉破裂，可引起致命性大出血。

（三）腹腔积液

门静脉压力升高，门静脉系统毛细血管床的滤过压增加，肝硬化引起的低蛋白血症，血浆胶体渗透压下降及淋巴液生成增加，都是促使液体从肝表面、肠浆膜面漏入腹腔而形成腹腔积液的原因，且中心静脉血流量降低，继发性醛固酮分泌增多，导致钠、水潴留而加剧腹腔积液形成。

（四）门静脉高压性胃病

约 20％的门静脉高压症患者有门静脉高压性胃病，占门静脉高压症上消化道出血的 5％～20％。门静脉高压性胃病是由于门静脉高压时，胃壁淤血、水肿、胃黏膜下层的动－静脉交通支大量开放，胃黏膜微循环发生障碍，导致胃黏膜防御屏障的破坏而形成。

（五）肝性脑病

门静脉高压症时由于自身门体血流短路或手术分流，造成大量门静脉血流绕过肝细胞或因肝实质细胞功能严重受损，致使有毒物质（如氨、硫醇和 γ-氨基丁酸）不能代谢与解毒而直接进入体循环，对脑产生毒性作用并出现精神神经综合征，称为肝性脑病或门体性脑病。常因胃肠道出血、感染、过量摄入蛋白质、镇静药和利尿剂而诱发肝性脑病。

二、临床表现

门静脉高压症多见于中年男子，病情发展缓慢。主要表现是脾大、脾功能亢进、呕血或黑粪、腹腔积液或非特异性全身症状（如疲乏、嗜睡、畏食）。曲张的食管、胃底静脉一旦破裂，可发生急性大出血。因肝功能损害引起凝血功能障碍，以及脾功能亢进引起血小板减少，因此出血不易停止。由于大出血引起肝组织严重缺氧，可导致肝性脑病。

三、辅助检查

（一）血常规

脾功能亢进时，血细胞计数减少，以白细胞计数降至 $3 \times 10^9/L$ 以下和血小板计数减少至 $70 \times 10^9/L$ 以下最为明显。

（二）肝功能检查

表现为血浆清蛋白降低而球蛋白升高，白、球蛋白比例倒置。血清总胆红素超过 $51\ \mu mol/L$（3 mg/dl），血浆清蛋白低于 30 g/L 提示肝功严重失代偿。

（三）影像学检查

腹部超声可显示腹腔积液、肝密度及质地、血流情况；食管吞钡 X 线检查和内镜检查可见曲张静脉形态；腹腔动脉造影的静脉相或直接肝静脉造影，可明确静脉受阻部位及侧支回流情况，对于术式选择有参考价值。

四、治疗要点

（一）预防和控制急性食管、胃底曲张静脉破裂出血

肝硬化患者中仅有 40％出现食管、胃底静脉曲张，其中 50％～60％并发大出血。控制大出血的具体治疗方案需依据门静脉高压症的病因、肝功能储备、门静脉系统主要血管的可利用情况，以及医师的操作技能和经验来制定。

目前常用 Child 肝功能分级评价肝功能储备（表 5-2）。Child A 级、B 级和 C 级患者的手术死亡率分别为 0～5％、10％～15％和超过 25％。

表 5-2　Child 肝功能分级

项目	异常程度得分		
	1	2	3
血清胆红素（µmol/L）	34.2	34.2～51.3	＞51.3
血浆清蛋白（g/L）	＞35	28～35	＜28
腹腔积液	无	少量，易控制	中等量，难控制
肝性脑病	无	轻度	中度以上
凝血酶原延长时间（s）	1～3	4～6	＞5
凝血酶原比率（％）	30	30～50	＜30

总分 5～6 分者肝功能良好（A 级），7～9 分者中等（B 级），10 分以上肝功能差（C 级）

1. 非手术治疗

食管胃底曲张静脉破裂出血，肝功能储备 Child C 级的患者，尽可能采用非手术治疗。对有食管胃底静脉曲张但没出血的患者，不宜作预防性手术。

（1）初步处理：输液、输血、防治休克。但应避免过度扩容，防止门静脉压力反跳性增加而引起再出血。

（2）药物治疗：首选血管收缩药，或与血管扩张药硝酸酯类合用。如三甘氨酰赖氨酸加压素、生长抑素及其八肽衍生物奥曲肽。药物治疗早期再出血率较高，须采取进一步措施防止再出血。

（3）内镜治疗：包括硬化剂注射疗法（EVS）和经内镜食管曲张静脉套扎术（EVL）两种方法。但二者对胃底曲张静脉破裂出血无效。

（4）三腔管压迫止血：利用充气的气囊压迫胃底和食管下段的曲张静脉，达到止血目的。常适用于药物和内镜治疗无效的患者。三腔管压迫可使 80％的食管、胃底曲张静脉出血得到控制，但约 50％的患者排空气囊后又再出血。

结构：三腔管有 3 腔，一通圆形气囊，充气后压迫胃底；一通椭圆形气囊，充气后压迫食管下段；一通胃腔，通过此腔可行吸引、冲洗和注入止血药。

用法：先向两个气囊各充气约 150 mL，将气囊置于水下，证实无漏气后抽出气体。液状石蜡润滑导管，由患者鼻孔缓慢插管至胃内。插入 50～60 cm，抽出胃内容物为止。此后，先向胃气囊充气 150～200 mL 后，向外拉提管直到三腔管不能被拉出，并有轻度弹力时予以固

定；也可利用滑车装置，于尾端悬挂重量 0.25～0.5 kg 的物品作牵引压迫。观察止血效果，如仍有出血可再向食管气囊注气 100～150 mL。放置三腔管后，应抽除胃内容物，并反复用生理盐水灌洗，同时观察胃内有无鲜血吸出。如无鲜血，且脉搏、血压渐趋稳定，说明出血已基本控制。三腔管一般放置 24 h，持续时间不宜超过 3～5 d。出血停止时先排空食管气囊，后排空胃气囊，观察12～24 h，如明确出血已停止，将管慢慢拉出。

并发症及预防：包括吸入性肺炎、食管破裂和窒息等，其发生率为 10％～20％。故应在严密监护下进行三腔管压迫止血，注意下列事项：①置管期间严密观察患者的呼吸情况，慎防气囊上滑或胃囊破裂食管囊堵塞咽喉引起窒息。②做好肺部护理，以防发生吸入性肺炎。③置管期间每隔 12 h 将气囊放空 10～20 min，避免食管或胃底黏膜因长时间受压而发生溃烂、坏死、食管破裂。

（5）经颈静脉肝内门体分流术（TIPS）：采用介入放射方法，经颈静脉在肝内肝静脉与门静脉主要分支间建立通道，置入支架以实现门体分流。TIPS用于食管胃底曲张静脉破裂出血经药物和内镜治疗无效，肝功能失代偿（Child C 级）不宜行急诊门体分流手术的患者。并发症包括肝性脑病和支架狭窄或闭塞。

2. 手术疗法

包括分流手术和断流手术两种方法。此外，肝移植是治疗终末期肝病并发门静脉高压食管胃底曲张静脉出血患者的最理想方法。

（二）解除或改善脾大、脾功能亢进

对于严重脾大，合并明显的脾功能亢进者，单纯行脾切除术效果良好。

（三）治疗顽固性腹腔积液

对于肝硬化引起的顽固性腹腔积液，有效的治疗方法是肝移植。

五、护理措施

（一）术前护理

1. 休息与活动

肝功能代偿较好的患者应适当休息，注意劳逸结合，肝功能代偿差的患者应卧床休息，避免腹压增加活动，如咳嗽、打喷嚏、用力大便，提举重物等，防止食管、胃底静脉因腹内压升高而破裂出血。

2. 心理护理

对门静脉高压出血者，应稳定患者的情绪，避免恐惧，防止出血量增多或因误吸而造成窒息。

3. 饮食护理

进食高热量、高维生素、无渣软食，避免粗糙、干硬及刺激性食物，以避免诱发大出血。为减少腹腔积液形成，需限制液体和钠的摄入，每天钠摄入量限制在 500～800 mg（氯化钠 1.2～2 g）内，少食含钠高的食物，如咸肉、酱菜、酱油、罐头和含钠味精等。

4. 维持体液平衡

定时、定部位测量体重和腹围，了解患者腹腔积液变化情况。遵医嘱使用利尿剂，记录 24 h 出入液量，并观察有无低钾、低钠血症。

5. 预防和处理出血

择期手术患者可于术前输全血，补充维生素 B、C、K 及凝血因子，防止术中和术后出血。术前一般不放置胃管，断流术患者必须放置时应选择细、软胃管，插入时涂大量润滑油，动作轻巧，在手术室放置。当患者出现出血时应迅速建立静脉通路、备血，及时补充液体及输血。肝硬化患者宜用新鲜血，有利止血和预防肝性脑病；严密监测患者的生命体征、中心静脉压和尿量，呕吐物的颜色、性状、量，大便的颜色、性状、量；遵医嘱给予止血药物，注意药物不良反应。

6. 预防肝性脑病

急性出血时，肠道内血液在细菌作用下分解成氨，肠道吸收氨增加而导致肝性脑病。故使用弱酸性溶液灌肠（禁忌碱性溶液灌肠）清除肠道内积血，减少氨的吸收；或使用肠道杀菌剂，减少肠道菌群，减少氨的生成。择期手术术前日口服肠道杀菌剂，术前晚灌肠，防止术后肝性脑病。

（二）术后护理

1. 体位

脾切除术患者血压平稳后取半卧位；行分流术者，为使血管吻合口保持通畅，1 周内取平卧位或低坡半卧位（<15°），1 周后可逐渐下床活动。

2. 引流管护理

膈下置引流管者应保持负压引流系统的无菌、通畅；观察和记录引流液的颜色、性状和量。如引流量逐日减少、色清淡、每天少于 10 mL 时可拔管。

3. 并发症的预防和护理

（1）出血：密切观察血压、脉搏、呼吸及有无伤口、引流管和消化道出血情况。若 1~2 h 内经引流管引出 200 mL 以上血性液体应警惕出血的发生。

（2）感染：加强基础护理，预防皮肤、口腔和肺部感染的发生。

（3）静脉血栓：脾切除术后 2 周内隔天检查血小板，注意观察有无腹痛、腹胀和便血等肠系膜血栓形成的迹象。必要时，遵医嘱给予抗凝治疗，注意用药后的凝血时间延长、易出血等不良反应。

4. 肝性脑病的观察和预防

（1）病情观察：分流术后患者按时监测肝功能和血氨浓度，观察有无性格异常、定向力减退、嗜睡与躁动，黄疸是否加深，有无发热、畏食、肝臭等肝功能衰竭表现。

（2）饮食：术后 24~48 h 进流质饮食，待肠蠕动恢复后逐渐过渡到普食。分流术后患者严格限制蛋白质摄取量（<30 g/d），避免诱发或加重肝性脑病。

（3）肠道准备：为减少肠道细菌量，分流术后应用非肠道吸收的抗菌药；采用生理盐水灌肠或缓泻剂刺激排泄；保持大便通畅，促进氨由肠内排出。

5. 其他

分流术取自体静脉者需观察局部有无静脉回流障碍；取颈内静脉者需观察有无头痛、呕吐等颅内压升高表现，必要时根据医嘱快速滴注甘露醇。

六、健康指导

（一）饮食

少量多餐，养成规律进食习惯。进食无渣软食，避免粗糙、干硬及刺激性食物，以免诱发大出血。进食高热量、丰富维生素饮食，维持足够的能量摄入。肝功能损害较轻者，可酌情摄取优质高蛋白（50～70 g/d）；肝功能严重受损及分流术后患者，限制蛋白质摄入；腹腔积液患者限制水和钠摄入。指导患者戒烟戒酒。

（二）活动

逐步增加活动量，一旦出现头晕、心慌、出汗等症状，应卧床休息。避免劳累和过度活动，保证充分休息。

（三）避免腹内压升高

避免咳嗽、打喷嚏、用力大便、提举重物等活动，以免诱发曲张静脉破裂出血。

（四）维持良好心理状态

避免精神紧张、抑郁等不良情绪，保持乐观、稳定的心理状态。

（五）注意自身防护

避免牙龈出血，用软毛牙刷刷牙，防止外伤。

（六）观察病情和及时就诊

指导患者及家属注意避免出血的诱因及掌握出血先兆。掌握急救电话号码、紧急就诊的途径和方法。

第五节　冠状动脉粥样硬化性心脏病

冠状动脉粥样硬化性心脏病是指由于冠状动脉发生粥样硬化或痉挛引起管腔狭窄或闭塞，导致心肌缺血、缺氧或坏死的一组心脏病症，统称为冠状动脉性心脏病，简称冠心病，亦称缺血性心脏病，近年也有人称之为冠状动脉粥样硬化血栓性心脏病。

1979 年 WHO 将本病分为 5 型，包括隐匿性或无症状型冠心病、心绞痛（稳定型和不稳定型）、心肌梗死（急性和陈旧性）、缺血性心肌病以及猝死。其中，不稳定型心绞痛和急性心肌梗死（ST 段抬高性及非 ST 段抬高性）具有共同的病理基础——粥样斑块不稳定，故又被统称为急性冠状动脉综合征（ACS）。本节重点介绍心绞痛和心肌梗死。

一、心绞痛

（一）稳定型心绞痛

稳定型心绞痛是在冠状动脉狭窄的基础上，冠状动脉供血不足引起的心肌急剧的、暂时的缺血缺氧综合征。临床特点为阵发性胸骨后或心前区压榨性疼痛，常发生于劳力性心肌负荷增加时，持续数分钟，休息或用硝酸酯制剂后消失，其临床表现在 1～3 个月内相对稳定。

1. 病因与发病机制

最常见的病因为冠状动脉粥样硬化。其他病因最常见为重度主动脉瓣狭窄或关闭不全，肥厚型心肌病、先天性冠状动脉畸形等亦可是本病病因。

心肌能量的产生依赖大量的氧气供应。心肌对氧的依赖性最强，耗氧量为 9 mL/（min·100 g），高居人体其他器官之首。生理条件下，心肌细胞从冠状动脉血中摄取氧的能力也最强，可摄取血氧含量的 65%～75%，接近于最大摄取量，因此当心肌需氧量增加时，心肌细胞很难再从血液中摄取更多的氧，而只能依靠增加冠状动脉血流储备来满足心肌需氧量的增加。正常情况下，冠状循环储备能力很强，如剧烈体力活动时，冠状动脉扩张可通过使其血流量增加到静息时的 6～7 倍，即使在缺氧状态下，也能使血流量增加 4～5 倍。然而在病理条件下（如冠状动脉狭窄），冠状循环储备能力下降，冠状动脉供血与心肌需血之间就会发生矛盾，即冠状动脉血流量不能满足心肌的代谢需要，此时就会引起心肌缺血缺氧，诱发心绞痛。

动脉粥样硬化斑块导致冠状动脉狭窄，冠状动脉扩张性减弱，血流量减少。当冠状动脉管腔狭窄＜50%时，心肌血供基本不受影响，即血液供应尚能满足心肌平时的需要，则无心肌缺血症状，各种心脏负荷试验也无阳性表现。然而当至少一支主要冠状动脉管腔狭窄＞70%～75%时，静息时尚可代偿，但当心脏负荷突然增加（如劳累、激动、左心衰竭等）时，则心肌氧耗量增加，而病变的冠状动脉不能充分扩张以供应足够的血液和氧气，即可引起心绞痛发作。此种心肌缺血为"需氧增加性心肌缺血"，而且粥样硬化斑块稳定，冠状动脉对心肌的供血量相对比较恒定。这是大多数稳定型心绞痛的发病机制。

疼痛产生的原因：产生疼痛的直接原因可能是在缺血缺氧的情况下，心肌内积聚过多的代谢产物如乳酸、丙酮酸、磷酸等酸性物质或类激肽多肽类物质，刺激心脏内自主神经的传入纤维末梢，经胸 1～5 交感神经节和相应的脊髓段，传至大脑，即可产生疼痛感觉。这种痛觉可反映在与自主神经进入水平相同脊髓段的脊神经所分布的区域——胸骨后和两臂的前内侧与小指，尤其是在左侧，而多不在心脏部位。有人认为，在缺血区内富有神经分布的冠状血管的异常牵拉或收缩，也可直接产生疼痛冲动。

2. 病理生理和病理解剖

患者在心绞痛发作之前，常有血压增高、心率增快、肺动脉压和肺毛细血管压增高的变化，反映心脏和肺的顺应性减低。发作时可有左心室收缩力和收缩速度降低、射血速度减慢、左心室收缩压下降、心搏量和心排血量降低、左心室舒张末期压和血容量增加等左心室收缩和舒张功能障碍的病理生理变化。左心室壁可呈收缩不协调或部分心室壁有收缩减弱的现象。

粥样硬化可累及冠状动脉任何一支，其中以左前降支受累最为多见，病变也最为严重，其次是右冠状动脉、左回旋支和左主干。血管近端的病变较远端为重，主支病变较分支为重。粥样硬化斑块多分部在分支血管开口处，且常为偏心性，呈新月形。

冠状动脉造影显示，稳定型心绞痛患者中，有 1 支、2 支或 3 支冠状动脉腔径减少＞70%者各占 25%左右，左主干狭窄占 5%～10%，无显著狭窄者约占 15%；而在不稳定型心绞痛患者中，单支血管病变约占 10%，2 支血管病变占 20%，3 支血管病变占 40%，左主干病变约占 20%，无明显血管梗阻者占 10%，而且病变常呈高度狭窄、偏心性狭窄、表面毛糙或充盈缺损等。冠状动脉造影未发现异常的心绞痛患者，可能是因为冠状动脉痉挛、冠状动脉内血栓自发性溶解、微循环灌注障碍或造影检查时未识别，也可能与血红蛋白与氧的离解异常、交感神经过度活动、儿茶酚胺分泌过多或心肌代谢异常等有关。

3. 临床表现

1）症状：心绞痛以发作性胸痛为主要临床表现，疼痛的特点为以下内容。

（1）部位：典型心绞痛的部位是在胸骨体上中段之后或左前胸，范围有手掌大小甚至横贯前胸，界限不很清楚；可以放射到颈部、咽部、颌部、上腹部、肩背部、左臂及左手指，也可以放射至其他部位。非典型者可以表现在胸部以外的其他部位如上腹部、咽部、颈部等。疼痛每次发作的部位往往是相似的。

（2）性质：常呈紧缩感、绞榨感、压迫感、烧灼感、胸闷或窒息感、沉重感，有的只表现为胸部不适、乏力或气短，主观感觉个体差异较大，但一般不会是针刺样疼痛。疼痛发作时，患者往往被迫停止原来的活动，直至症状缓解。

（3）持续时间：疼痛呈阵发性发作，持续数分钟，一般不会超过 10 min，也不会转瞬即逝或持续数小时。疼痛可数天或数周发作 1 次，亦可 1 d 内发作多次。

（4）诱因：疼痛常由体力劳动（如快步行走、爬坡等）或情绪激动（如愤怒、焦急、过度兴奋等）所诱发，饱食、寒冷、吸烟、贫血、心动过速和休克等亦可诱发。疼痛多发生于劳力或激动当时而不在其后。典型的心绞痛常在相似的条件下发生，但有时同样的劳力只在早晨而不在下午引起心绞痛，可能与晨间疼痛阈值较低有关。

（5）缓解方式：一般停止诱发活动后疼痛即可缓解，舌下含硝酸甘油也能在 2～5 min 内（很少超过 5 min）使之缓解。

2）体征：体检常无明显异常。心绞痛发作时可有心率增快、血压升高、焦虑、出汗等；有时可闻及第四心音、第三心音或奔马律，心尖部收缩期杂音（系乳头肌缺血性功能失调引起二尖瓣关闭不全所致），第二心音逆分裂；偶闻双肺底湿啰音。

3）分级：参照加拿大心血管学会（CCS）分级标准，将稳定型心绞痛严重程度分为 4 级。

Ⅰ级：一般体力活动如行走和上楼等不引起心绞痛，但紧张、剧烈或持续用力可引起心绞痛发作。

Ⅱ级：日常体力活动稍受限制，快步行走或上楼、登高、饭后行走或上楼、寒冷或风中行走、情绪激动等可发作心绞痛，或仅在睡醒后数小时内发作，在正常情况下以一般速度平地步行 200 m 以上或登一层以上的楼梯受限。

Ⅲ级：日常体力活动明显受限，在正常情况下以一般速度平地步行 100～200 m 或登一层楼梯时可发作心绞痛。

Ⅳ级：轻微活动或休息时即可出现心绞痛症状。

4. 辅助检查

1）实验室检查：基本检查包括空腹血糖（必要时查糖耐量试验）、血脂和血红蛋白等；胸痛较明显者需查心肌坏死标志物；冠状动脉造影前还需查尿常规、肝肾功能、电解质、肝炎相关抗原、人类免疫缺陷病毒（HIV）及梅毒血清试验等；必要时检查甲状腺功能。

2）心电图检查。

（1）静息心电图：约半数心绞痛患者的心电图在正常范围。可有陈旧性心肌梗死或非特异性 ST-T 改变，有时出现房室或束支传导阻滞或室性、房性期前收缩等心律失常。不常见的隐匿性的心电图表现为 U 波倒置。与既往心电图作比较，可提高心电图的诊断准确率。

（2）心绞痛发作时心电图：95％的患者于心绞痛时出现暂时的缺血性 ST 段移位。因心内膜下心肌更容易发生缺血，故常见反映心内膜下心肌缺血的导联 ST 段压低＞0.1 mV，发作缓解后恢复；有时出现 T 波倒置。平时有 T 波持续倒置者，心绞痛发作时可变为直立（称为"假性正常化"）。T 波改变反映心肌缺血的特异性不如 ST 段，但与平时心电图比较则有助于诊断。

（3）心电图负荷试验：运动负荷试验最为常用，运动可增加心脏负荷以激发心肌缺血。运动方式主要有分级踏板或蹬车。

（4）心电图连续监测：常用方法是让患者佩带慢速转动的记录装置，以两个双极胸导联（现可同步 12 导联）连续记录并自动分析 24 h 心电图（动态心电图），然后在显示屏上快速回放并进行人机对话选段记录，最后打印综合报告。动态心电图可发现 ST-T 改变和各种心律失常，出现时间可与患者的活动情况和症状相对照。胸痛发作时心电图显示缺血性 ST-T 改变有助于心绞痛的诊断。

3）超声心动图：超声心动图可以观察心腔大小、心脏结构、室壁厚度和心肌功能状态，根据室壁运动异常，可判断心肌缺血和陈旧性梗死区域。稳定型心绞痛患者的静息超声心动图大都无异常表现，负荷超声心动图有助于识别心肌缺血的范围和程度。

4）血管内超声和冠状动脉内多普勒血流描记：血管内超声是近年来应用于临床的一种高分辨率检查手段，可作为冠状动脉造影更进一步的确诊手段。

5）多层螺旋 X 线计算机断层显像：多层螺旋 X 线计算机断层显像可进行冠状动脉三维重建，能较好应用于冠心病的诊断。

5. 内科治疗

（1）一般治疗：心绞痛发作时立刻休息，症状一般在停止活动后即可消除。平时应尽量避免各种诱发因素如过度体力活动、情绪激动、饱餐、便秘等。调节饮食，特别是进食不宜过饱，避免油腻饮食，忌烟酒。调整日常生活与工作量；减轻精神负担；治疗高血压、糖尿病、贫血、甲状腺功能亢进症等相关疾病。

（2）硝酸酯类：该类药物可扩张冠状动脉、降低血流阻力、增加冠状循环血流量；同时能扩张周围血管，减少静脉回流，降低心室容量、心腔内压力、心排血量和血压，减低心脏前后负荷和心肌需氧量，从而缓解心绞痛。患有青光眼、颅内压增高、低血压者不宜应用本类药物。硝酸甘油：心绞痛发作时应用，0.3～0.6 mg 舌下含化，可迅速被唾液溶解而吸收，1～2 min 开始起效，作用持续约 30 min。对约 92％的患者有效，其中 76％在 3 min 内见效。

（3）β受体阻滞剂（美托洛尔）：阻断拟交感胺类的刺激作用，减慢心率、降低血压，减弱心肌收缩力和降低心肌氧耗量，从而缓解心绞痛发作。

（4）钙离子拮抗剂［盐酸地尔硫䓬片（合心爽）、硝苯地平］：本类药物能抑制 Ca^{2+} 进入细胞和心肌细胞兴奋-收缩耦联中 Ca^{2+} 的作用，因而可抑制心肌收缩，减少心肌氧耗；扩张冠状动脉，解除冠状动脉痉挛，改善心肌供血。

（5）抗血小板药物：若无特殊禁忌，所有患者均应服用阿司匹林。

（6）调脂药物：调脂药物在治疗冠状动脉粥样硬化中起重要作用，他汀类制剂可使动脉粥样硬化斑块消退，并可改善血管内皮细胞功能。

（7）代谢类药物：曲美他嗪通过调节心肌能源底物，抑制脂肪酸氧化，促进葡萄糖氧化，优化心肌能量代谢，能改善心肌缺血及左心室功能，缓解心绞痛，而不影响血流动力学。

（二）不稳定型心绞痛

不稳定型心绞痛是指稳定型劳力性心绞痛以外的缺血性胸痛，包括初发型劳力性心绞痛、恶化型劳力性心绞痛，以及各型自发性心绞痛。不稳定型心绞痛通常认为是介于稳定型心绞痛与急性心肌梗死之间的一种临床状态。

1. 病因与发病机制

与稳定型劳力性心绞痛的差别在于当冠状动脉粥样硬化斑块不稳定时，易发生斑块破裂或出血、血小板聚集或血栓形成或冠状动脉痉挛致冠状动脉内张力增加，均可使心肌的血氧供应突然减少，心肌代谢产物清除障碍，引起心绞痛发作。此种心肌缺血为"供氧减少性心肌缺血"，是引起大多数不稳定型心绞痛的原因。虽然这种心绞痛也可因劳力负荷增加而诱发，但劳力终止后胸痛并不能缓解。

2. 临床表现

1）症状：不稳定型心绞痛的胸痛部位和性质与稳定型心绞痛相似，但通常程度更重，持续时间较长，患者偶尔从睡眠中痛醒。以下线索有助于不稳定型心绞痛的诊断。

（1）诱发心绞痛的体力活动阈值突然或持久地降低。

（2）心绞痛发生的频率、严重程度和持续时间增加或延长。

（3）出现静息性或夜间性心绞痛。

（4）胸痛放射至附近或新的部位。

（5）发作时伴有新的相关特征，如出汗、恶心、呕吐、心悸或呼吸困难等。

（6）原来能使疼痛缓解的方式只能暂时或不完全性地使疼痛缓解。

2）体征：可有一过性第三心音或第四心音，重症者可有肺部啰音或原有啰音增加、心动过缓或心动过速，或因二尖瓣反流引起的收缩期杂音。若疼痛发作期间发生急性充血性心力衰竭和低血压提示预后较差。

3）分级：依据心绞痛严重程度将不稳定型心绞痛分为3级。

Ⅰ级：初发性、严重性或加剧性心绞痛，指心绞痛发生在就诊前2个月内，无静息时疼痛，每天发作3次或以上，或稳定型心绞痛的心绞痛发作更频繁或更严重，持续时间更长，或诱发体力活动的阈值降低。

Ⅱ级：静息型亚急性心绞痛，指就诊前1个月内发生过1次或多次静息型心绞痛，但近48 h内无发作。

Ⅲ级：静息型急性心绞痛，指在48 h内有1次或多次静息型心绞痛发作。

3. 内科治疗

不稳定型心绞痛是严重的、具有潜在危险性的疾病，随时可能发展为急性心肌梗死，因此应引起高度重视。对疼痛发作频繁或持续不缓解以及高危患者应立即住院治疗。

1）一般治疗。

（1）急性期宜卧床休息，消除心理负担，保持环境安静，必要时给予小剂量镇静剂和抗焦虑药物。

（2）有呼吸困难、发绀者应给氧吸入，维持血氧饱和度达到90%以上。

（3）积极诊治可能引起心肌耗氧量增加的疾病，如感染、发热、急性胃肠道功能紊乱、甲状腺功能亢进症、贫血、心律失常和原有心力衰竭的加重等。

(4) 必要时应重复检测心肌坏死标记物，以排除急性心肌梗死。

2）硝酸酯类制剂：在发病最初 24 h 的治疗中，静脉内应用硝酸甘油有利于较恒定地控制心肌缺血发作；对已用硝酸酯药物和 β 受体阻滞剂等作为标准治疗的患者，静脉应用硝酸甘油能减少心绞痛的发作次数。初始用量 5～10 μg/min，持续滴注，每 3～10 min 增加 10 μg/min，直至症状缓解或出现明显不良反应如头痛或低血压（收缩压＜90 mmHg 或比用药前下降30 mmHg）。目前推荐静脉用药症状消失 24 h 后，改用口服制剂或皮肤贴剂。持续静脉应用硝酸甘油 24～48 h 即可出现药物耐受。

3）β 受体阻滞剂：可用于所有无禁忌证的不稳定型心绞痛患者，并应及早开始应用，口服剂量要个体化，使患者安静时心率 50～70 次/分钟。

4）钙离子拮抗剂：钙离子拮抗剂能有效地减轻心绞痛症状，尤其用于治疗变异型心绞痛疗效最好。

5）抗凝制剂（肝素和低分子肝素）：静脉注射肝素治疗不稳定型心绞痛是有效的，推荐剂量为先给予肝素 80 U/kg 静脉注射，然后以 18 U/（kg·h）的速度静脉滴注维持，治疗过程中需注意开始用药或调整剂量后 6 h 测定部分激活凝血酶时间（APTT），并调整用量，使APTT 控制在 45～70 s。低分子肝素与普通肝素相比，可以只根据体重调节皮下用量，而不需要实验室监测；疗效肯定，使用方便。

6）抗血小板制剂。

（1）阿司匹林类制剂：阻断血小板聚集，防止血栓形成，抑制血管痉挛。阿司匹林可降低不稳定型心绞痛患者的死亡率和急性心肌梗死的发生率，除了短期效应外，长期服用也是有益的。用量每天 75～325 mg。小剂量阿司匹林的胃肠道不良反应并不常见，对该药过敏、活动性消化性溃疡、局部出血和出血体质者则不宜应用。

（2）二磷酸腺苷（ADP）受体拮抗剂：氯吡格雷是新一代血小板 ADP 受体抑制剂，可抑制血小板内 Ca^{2+} 活性，抑制血小板之间纤维蛋白原桥的形成，防止血小板聚集，作用强于阿司匹林，即可单用于阿司匹林不能耐受者，也可与阿司匹林联合应用。常用剂量每天 75 mg，必要时先给予负荷量 300 mg，2 h 后达有效血药浓度。本药不良反应小，作用快，不需要复查血象。

7）血管紧张素转换酶（ACE）抑制剂：冠心病患者均能从 ACE 抑制剂治疗中获益，合并糖尿病、心力衰竭或左心室收缩功能不全的高危患者应该使用 ACE 抑制剂。临床常用制剂：卡托普利、依那普利。

8）调脂制剂：他汀类药物能有效降低胆固醇和低密度脂蛋白胆固醇（LDL-C），并因此降低心血管事件；同时他汀类还有延缓斑块进展、稳定斑块和抗炎等有益作用。常用他汀制剂：洛伐他汀、辛伐他汀。在应用他汀类药物时，应严密监测转氨酶及肌酸激酶等生化指标，及时发现药物可能引起的肝脏损害和疾病。

（三）心绞痛的护理

1. 一般护理

（1）休息与活动：保持适当的体力活动，以不引起心绞痛为度，一般不需卧床休息。但心绞痛发作时立即停止活动，卧床休息，协助患者取舒适体位；不稳定型心绞痛者，应卧床休息，缓解期可逐渐增加活动量，应尽量避免各种诱发因素如过度体力活动、情绪激动、饱餐等，冬天注意保暖。

（2）饮食：饮食原则为低盐、低脂低胆固醇、高维生素、易消化饮食。宣传饮食保健的重要性，进食不宜过饱，保持大便通畅、戒烟酒、肥胖者控制体重。

2. 对症护理及病情观察护理

（1）缓解疼痛：心绞痛发作时指导患者停止活动，卧床休息；立即舌下含服硝酸甘油，必要时静脉滴注；吸氧；疼痛严重者给予哌替啶 50～100 mg 肌内注射；护士观察胸痛的部位、性质、程度、持续时间，严密监测血压、心率、心律、脉搏及心电图变化并嘱患者避免引起心绞痛的诱发因素。

（2）防止发生急性心肌梗死：指导患者避免心肌梗死的诱发因素，观察心肌梗死的先兆，如心绞痛发作频繁且加重、休息及含服硝酸甘油不能缓解及有无心律失常等。

（3）积极去除危险因素：治疗高血压、高血脂、糖尿病等与冠心病有关的疾病。定期复查心电图、血糖、血脂。

3. 用药观察与护理

注意药物疗效及不良反应。心绞痛发作给予硝酸甘油舌下含服后 1～2 min 起作用，若服药后 3～5 min 仍不缓解，可再服 1 片。不良反应有头晕、头胀痛、头部跳动感、面红、心悸等，偶有血压下降，因此第 1 次用药患者宜平卧片刻，必要时吸氧。对于心绞痛发作频繁或含服硝酸甘油效果差的患者应警惕心肌梗死的发生，遵医嘱静滴硝酸甘油，监测血压及心率变化及心电图的变化。静滴硝酸酯类掌握好用药浓度和输液速度，并嘱患者及家属切不可擅自行调节滴速，以免造成低血压。部分患者用药后可出现面部潮红、头部胀痛、头昏、心动过速、心悸等不适，应告诉患者是由于药物导致血管扩张造成的，以解除其顾虑。第 1 次用药时，患者宜平卧片刻。β受体阻滞剂有减慢心率的不良反应，二度或以上房室传导阻滞者不宜应用。

4. 心理护理

心绞痛发作时患者常感到焦虑，而焦虑能增强交感神经兴奋性，增加心肌需氧量，加重心绞痛，因此心绞痛发作时专人守护消除紧张、焦虑、恐惧情绪，避免各种诱发因素；指导患者正确使用心绞痛发作期及预防心绞痛的药物；若心绞痛发作较以往频繁、程度加重、用硝酸甘油无效，应立即来医院就诊，警惕急性心肌梗死发生。

5. 出院指导

（1）合理安排休息与活动，活动应循序渐进，以不引起心绞痛为原则。避免重体力劳动、精神过度紧张的工作或过度劳累。

（2）指导患者遵医嘱正确用药，学会观察药物的作用和不良反应。

（3）教会患者心绞痛时的自救护理：立即就地休息，含服随身携带的硝酸甘油，可重复应用；若心绞痛频繁发作或持续不缓解及时到医院就诊。

（4）防止心绞痛再发作应避免各种诱发因素如过度体力活动、情绪激动、饱餐、便秘等，并积极减少危险因素如戒烟，选择低盐、低脂低胆固醇、高维生素、易消化饮食，维持理想体重；治疗高血压、高血脂、糖尿病等与冠心病有关的疾病。

二、心肌梗死

心肌梗死包括急性心肌梗死和陈旧性心肌梗死，主要是指心肌的缺血性坏死。其中，急性心肌梗死（AMI）是指在冠状动脉病变的基础上，发生冠状动脉血供急剧的减少或中断，使相应的心肌发生严重、持久的急性缺血而导致的心肌坏死，属冠心病的严重类型。

（一）病因与发病机制

基本病因主要是冠状动脉粥样硬化造成一支或多支冠状动脉狭窄，导致心肌血供不足，且侧支循环未充分建立。在此基础上，一旦发生粥样斑块破裂等突发情况，就会造成冠状动脉阻塞，使心肌血供急剧减少或中断，若急性缺血严重而持久达 1 h 以上，即可发生心肌坏死。大量研究证明，绝大多数心肌梗死的发生，是由不稳定粥样斑块的破溃、出血和管腔内血栓形成所致冠状动脉闭塞；少数是由于粥样斑块内或其下出血，或血管持续痉挛；偶为冠状动脉栓塞、炎症或先天性畸形，或主动脉夹层累及冠状动脉开口等造成。

促使粥样斑块破裂出血及血栓形成的诱因有以下几种。

（1）日间 6 时至 12 时交感神经活动增加，机体应激反应性增强，心肌收缩力增强，心率和血压升高，冠状动脉张力增加，易致冠状动脉痉挛。

（2）在饱餐特别是进食大量脂肪后，血脂增高，血黏稠度增高，易致血流缓慢，血小板聚集。

（3）重体力活动、情绪过分激动、血压急剧上升或用力大便时，致左心室负荷突然显著加重。

（4）休克、脱水、出血、外科手术或严重心律失常，导致心排血量和冠状动脉灌流量骤减。

（5）夜间睡眠时迷走神经张力增高，冠状动脉容易发生痉挛。

（6）介入治疗或外科手术操作时损伤冠状动脉。

心肌梗死可发生在频发心绞痛的患者，也可发生于原无症状者。心肌梗死后继发的严重心律失常、休克或心力衰竭，均可使冠状动脉灌流量进一步降低，心肌坏死范围扩大。

（二）病理生理和病理解剖

1. 左心室功能障碍

冠状动脉发生向前血流中断，阻塞部位以下的心肌丧失收缩能力，无法完成收缩功能，并可依次出现 4 种异常收缩形式。

（1）运动同步失调，即相邻心肌节段收缩时相不一致。

（2）收缩减弱，即心肌缩短幅度减小。

（3）无收缩，即心肌不运动。

（4）反常收缩，即矛盾运动，表现为梗死区心肌于收缩期膨出。

残余正常心肌在早期出现代偿性收缩增强，但多因矛盾运动而为无效做功。梗死发生后 2 周内，梗死区的过度运动减弱，收缩功能可有某种程度的恢复（尤其是梗死部位有再灌注使心肌顿抑减轻时）。如果心肌缺血损伤的范围太大，左心室泵功能受到严重损害，则心搏量、心排血量、血压和 dp/dt 峰值降低，收缩末期容积增加。在梗死后的数周时间里，左心室舒张末期容积增加，舒张压开始下降而趋于正常。

2. 心室重构

心肌梗死发生后，左心室腔大小、形态和厚度发生改变，这些改变称为心室重构。重构是左心室扩张和残余非梗死心肌肥厚等因素的综合结果，重构过程反过来影响左心室功能及患者的预后。除了梗死范围以外，影响左心室扩张的重要因素还有左心室负荷状态和梗死相关动脉的通畅程度。左心室压力升高可导致室壁张力增加和梗死扩展，而通畅的梗死区相关动脉可加快瘢痕形成和梗死区组织的修复，减少梗死扩展和心室扩大。

（1）梗死扩展：指梗死心肌节段随后发生的面积扩大，而梗死心肌量不增加。导致梗死扩展的原因有：①心肌束之间的滑动，致使单位容积内心肌细胞减少。②正常心肌细胞碎裂。③坏死区内组织丧失。梗死扩展的特征为梗死区不成比例的变薄和扩张，形成牢固的纤维化瘢痕。梗死扩展的程度与梗死前室壁厚度有关，即原有的心肌肥大可防止或减轻心室壁变薄。心尖部是心室最薄的部位，也是最容易受到梗死扩展损伤的区域。

（2）心室扩大：心室存活部分的扩大也与重构有重要关联。心室重构在梗死发生后立即开始，并持续数月甚至数年。在大面积梗死的情况下，为维持心搏量，有功能的心肌增加了额外负荷，可发生代偿性肥厚，但最终也会受损，导致心室的进一步扩张和心脏整体功能的障碍，最后发生心力衰竭。心室扩大还可造成心肌除极和复极异常，易导致致命性心律失常。心室扩大的程度与心肌梗死范围、梗死相关动脉开放迟早以及心室非梗死区局部肾素－血管紧张素系统的激活程度有关。

3. 心肌梗死形成过程

几乎所有的心肌梗死都是在冠状动脉粥样硬化的基础上发生血栓形成所致。在冠状动脉闭塞后 20～30 min，其所供血心肌即有少量坏死；1～2 h 后绝大部分心肌呈凝固性坏死，心肌间质充血、水肿，伴大量炎性细胞浸润。之后，坏死的心肌纤维逐渐溶解，形成肌溶灶，并逐渐形成肉芽组织；坏死组织 1～2 周后开始吸收，并逐渐纤维化，并于 6～8 周形成瘢痕愈合，称为陈旧性或愈合性心肌梗死。瘢痕大者可逐渐向外膨出形成室壁瘤。病变可波及心包产生反应性心包炎，也可波及心内膜形成附壁血栓。在心腔压力的作用下，坏死的心壁还可发生破裂。心肌梗死灶分为 3 型。

（1）透壁性心肌梗死：此型最常见，心肌坏死累及心室壁的全层或接近全层，病灶较大，直径在 2.5 cm 以上，常见于冠状动脉完全闭塞者，心电图上有 ST 段抬高并大都出现异常 Q 波，因此又叫"Q 波性心肌梗死"或"ST 段抬高性心肌梗死"。

（2）非透壁性心肌梗死：此型的心肌坏死累及心内膜下和（或）中层心肌，但没有波及整个心室壁到外膜，梗死灶分布常较广泛，严重者可累及左心室壁四个面的心内膜下心肌，常见于冠状动脉严重狭窄但未完全闭塞者，心电图表现为 ST 段压低，一般无异常 Q 波，又称"非Q 波心肌梗死"或"心内膜下心肌梗死"。

（3）灶性心肌梗死：心肌梗死范围较小，呈灶性分布于心室壁内，心电图无 ST 段抬高和异常 Q 波，临床常易漏诊而为尸检发现，血肌钙蛋白的测定有助于微型心肌梗死的判断。

（三）临床表现

急性心肌梗死的临床表现与梗死的范围、部位和侧支循环形成等密切相关。

1. 先兆

半数以上患者在发病前数日有乏力、胸部不适以及活动时心悸、气急、烦躁、心绞痛等前驱症状，其中以新发心绞痛（初发型心绞痛）或原有心绞痛加重（恶化型心绞痛）最为突出；心绞痛发作较以往频繁、剧烈、持续时间长、硝酸甘油疗效差、诱发因素不明显；心电图示ST 段一过性明显抬高（变异性心绞痛）或压低，T 波倒置或增高（假性正常化）。此时应警惕近期内发生心肌梗死的可能。发现先兆，及时住院处理，可使部分患者避免发生心肌梗死。

2. 症状

（1）疼痛：疼痛是最先出现的症状，多发生于清晨，疼痛发生的部位和性质常类似于心绞痛，但多无明显诱因，且常发生于静息或睡眠时，疼痛程度较重，范围较广，持续时间较长（可达数小时或数天），休息和含硝酸甘油多不能缓解。患者常烦躁不安、出汗、恐惧或有濒死感。少数患者（多为糖尿病或老年患者）无疼痛，或一开始即表现为休克或急性心力衰竭。部分患者疼痛位于上腹部，易被误认为胃穿孔或急性胰腺炎等急腹症；部分患者疼痛放射至下颌、颈部或背部上方，易被误认为牙痛或骨关节痛。另有少数患者在整个急性病程中无任何明显症状，而被以后体检或尸检发现曾患过心肌梗死。

（2）全身症状：主要有发热、心动过速、白细胞增高和血沉增快等，系由坏死物质吸收所致。发热一般于疼痛发生后 24~48 h 出现，程度与梗死范围常呈正相关，体温一般在 38 ℃ 左右，很少超过 39 ℃，持续 1 周左右。

（3）胃肠道症状：约 1/3 的患者在疼痛剧烈时伴有频繁的恶心、呕吐和上腹胀痛，与迷走神经受坏死心肌刺激和心排血量降低致组织灌注不足等有关；肠胀气亦不少见，重症者可发生呃逆（以下壁心肌梗死多见）。

（4）心律失常：见于 75%~95% 的患者，多发生于起病 1~2 周内，而以 24 h 内最为多见，可伴乏力、头晕、晕厥等症状。心律失常以室性心律失常最多见，尤其是室性期前收缩。若室性期前收缩呈频发（>5 次/分钟）、成对、成串（连发≥3 个）、多源性出现或落在前一心搏的易损期（R 在 T 上）时，常为心室颤动的先兆。房室传导阻滞和束支传导阻滞也较多见，多见于下壁心肌梗死。室上性心律失常则较少，多发生在心力衰竭患者中。前壁心肌梗死易发生室性心律失常，若前壁心肌梗死并发房室传导阻滞或右束支传导阻滞，表明梗死范围广泛，病情严重。

（5）低血压和休克：疼痛时血压下降常见，未必是休克，但如疼痛缓解后收缩压仍低于 80 mmHg，且伴有烦躁不安、面色苍白、皮肤湿冷、脉细而快、大汗淋漓、尿量减少（<20 mL/h）、神志迟钝甚至昏厥者，则为休克表现。休克多在起病后数小时至 1 周内发生，见于约 20% 的急性心肌梗死患者。休克主要是由心肌广泛（40% 以上）坏死、心排血量急剧下降所致，也与神经反射引起的周围血管扩张或血容量不足等因素有关。休克一般持续数小时至数天，可反复出现，严重者可在数小时内致死。

（6）心力衰竭：主要是急性左心衰竭，可在起病最初几天内发生或在疼痛、休克好转阶段出现，系梗死后心脏舒缩力显著减弱或收缩不协调所致，发生率约 32%~48%。表现为呼吸困难、咳嗽、发绀、烦躁等，严重者可发生肺水肿，随后出现颈静脉怒张、肝大、水肿等右心衰竭表现。右心室梗死者可一开始即出现右心衰竭表现，伴血压下降。

3. 体征

（1）心脏体征：心脏浊音界可有轻至中度增大，心率多增快，少数也可减慢，心尖处和胸骨左缘之间扣及迟缓的收缩期膨出，是由心室壁反常运动所致，可持续几天至几周；心尖区有时可扣及额外的收缩期前的向外冲动，伴有听诊时的第四心音（即房性或收缩期前奔马律），系左心室顺应性减弱使左心室舒张末期压力升高所致。第一、二心音多减弱，可出现第四心音（房性）奔马律，少数有第三心音（室性）奔马律。约 10%~20% 的患者在发病第 2~3 h 出现心包摩擦音，系反应性纤维蛋白性心包炎所致。乳头肌功能障碍或断裂引起二尖瓣关闭不全时，心尖区可出现粗糙的收缩期杂音或伴收缩中晚期喀喇音。发生室间隔穿孔时，胸骨左下缘出现响亮的收缩期杂音，常伴震颤。右心室梗死较重者可出现颈静脉怒张，深吸气时更为明显。

（2）血压：除发病极早期可出现一过性血压升高外，几乎所有患者在病程中都会有血压降低。起病前有高血压者，血压可降至正常；起病前无高血压者，血压可降至正常以下，且可能不再恢复到发病前的水平。

（3）其他：另外可有与心律失常、休克或心力衰竭有关的其他体征。

（四）辅助检查

1. 心电图检查

心电图常有进行性改变，对急性心肌梗死的诊断、定位、定范围、估计病情演变和预后都有帮助。

1）特征性改变。

（1）急性 ST 段抬高性心肌梗死（STEMI）：在面向梗死区的导联上出现下列特征性改变。①宽而深的 Q 波（病理性 Q 波）。②ST 段呈弓背向上型抬高。③T 波倒置，往往宽而深，两肢对称。在背向心肌梗死区的导联上则出现相反的改变，即 R 波增高、ST 段压低和 T 波直立并增高。

（2）急性非 ST 段抬高性心肌梗死（NSTEMI）：不出现病理性 Q 波；ST 段压低 ≥0.1 mV，但 aVR（有时还有 V_1）导联 ST 段抬高；对称性 T 波倒置。

2）动态性改变。

（1）STEMI。①超急性期改变：起病数小时内，可无异常，或出现异常高大、两肢不对称的 T 波。②急性期改变：数小时后，ST 段明显抬高呈弓背向上，与直立的 T 波相连形成单向曲线；数小时到 2 d 内出现病理性 Q 波，同时 R 波减低，Q 波在 3～4 d 内稳定不变，以后 70%～80% 者永久存在。③亚急性期改变：如未进行治疗干预，ST 段抬高持续数日至 2 周左右并逐渐回到基线水平；T 波则变为平坦或倒置。④慢性期改变：数周至数月以后，T 波呈 V 形倒置，两肢对称，波谷尖锐，T 波倒置可永久存在，也可在数月到数年内逐渐恢复。

（2）NSTEMI：ST 段普遍压低（除 aVR 或 V_1 导联外）或轻度抬高，继而 T 波倒置，但始终不出现 Q 波，但相应导联的 R 波电压进行性降低。ST-T 改变可持续数日、数周或数月。

2. 超声心动图

超声心动图可以根据室壁运动异常判断心肌缺血和梗死区域，并可将负荷状态下室壁运动异常分为运动减弱、运动消失、矛盾运动及室壁瘤。该技术有助于除外主动脉夹层，评估心脏整体和局部功能、乳头肌功能和室间隔穿孔的发生等。

3. 放射性核素检查

（1）放射性核素扫描：利用坏死心肌细胞中的钙离子能结合放射性锝（Tc）焦磷酸盐或坏死心肌细胞的肌凝蛋白可与其特异性抗体结合的特点，静脉注射 ^{99m}Tc-焦磷酸盐或 ^{111}In-抗肌凝蛋白单克隆抗体进行"热点"扫描或照相；或利用坏死心肌血供断绝和瘢痕组织中无血管以致 ^{201}Tl（铊）或 ^{99m}Tc-MIBI 不能进入细胞的特点，静脉注射这些放射性核素进行"冷点"扫描或照相，均可显示心肌梗死的部位和范围。前者主要用于急性期，后者主要用于慢性期。

（2）放射性核素心腔造影：静脉内注射焦磷酸亚锡被细胞吸附后，再注射 ^{99m}Tc 即可使红细胞或白蛋白被标记上放射性核素，得到心腔内血池显影，可显示室壁局部运动障碍和室壁瘤，测定左心室射血分数，判断心室功能。

（3）正电子发射计算机断层扫描（PET）利用发射正电子的核素示踪剂如 ^{18}F、^{11}C、^{12}N 等进行心肌显像，既可判断心肌血流灌注，也可了解心肌的代谢情况，准确评估心肌的存活状态。

4. 实验室检查

针对急性心肌梗死可作如下实验室检查。

（1）一般实验室检查：起病 24～48 h 后，白细胞可增至（10～20）×10^9/L，中性粒细胞增多至 75%～90%，嗜酸性粒细胞减少或消失；血沉加快；C 反应蛋白（CRP）增高。这些炎症反应可持续 1～3 周。起病数小时至 2 d 血中游离脂肪酸增高，显著增高者易发生严重室性心律失常。血糖可应激性增高，糖耐量可下降，2～3 周后恢复。

（2）血心肌坏死标记物增高。①肌红蛋白：起病后 2 h 内升高，12 h 内达高峰，24～48 h 内恢复正常。②肌钙蛋白 I（cTnI）或 T（cTnT）：均于起病 3～4 h 后升高，其中 cTnI 于 11～24 h 达高峰，7～10 d 降至正常；cTnT 于 24～48 h 达高峰，10～14 d 降至正常。③肌酸激酶同工酶 CK-MB：起病后 4 h 内增高，16～24 h 达高峰，3～4 d 恢复正常。

对心肌坏死标记物的测定应进行综合评价，如肌红蛋白在急性心肌梗死后出现最早，也十分敏感，但特异性不强；cTnT 和 cTnI 出现稍延迟，敏感性强，特异性高，在症状出现后 6 h 内测定为阴性者，则 6 h 后应再复查，其缺点是持续时间可长达 10～14 d，对在此期间出现胸痛者，不利于判断是否为出现新的梗死；CK-MB 虽不如 cTn 敏感，但对急性心肌梗死早期（起病＜4 h）诊断有较重要价值，其增高程度能较准确地反映梗死范围，其高峰出现时间是否提前有助于判断溶栓治疗是否成功。

以往沿用多年的急性心肌梗死心肌酶谱测定，包括肌酸激酶（CK）、天门冬酸氨基转移酶（AST）和乳酸脱氢酶（LDH），其特异性及敏感性均远不如上述心肌坏死标记物高，但仍有一定的参考价值。三者在急性心肌梗死发病后 6～10 h 开始升高，分别于 12 h、24 h 和 2～3 d 内达高峰，并分别于 3～4 d、3～6 d 和 1～2 周内回降至正常。

（五）治疗

急性心肌梗死是临床最急危重症之一，"时间就是心肌，心肌就是生命。"因此必须争分夺秒地进行抢救和治疗。

1. 内科治疗

强调及早发现，及早住院，并加强住院前的就地处理。治疗原则：尽快恢复心肌血液再灌注，挽救濒死心肌，防止梗死范围扩大，缩小心肌缺血范围，保护和维持心脏功能；及时处理严重心律失常、泵衰竭和各种并发症，防止猝死，使患者不但能渡过急性期，且康复后还能保存尽可能多的有功能心肌。

1）监护和一般治疗。

（1）休息：急性期宜卧床休息，保持环境安静，减少探视，防止不良刺激，解除焦虑，以减轻心脏负担。

（2）吸氧：吸氧特别用于休克或泵衰竭患者，对一般患者也有利于防止心律失常、改善心肌缺血和缓解疼痛。通常在发病早期给予持续鼻导管或面罩吸氧 2～3 d，氧流量为 3～5 L/min。病情严重者根据氧分压处理。

（3）监测：在冠心病监护室对患者心电、血压和呼吸进行监测，同时观察其神志、出入量和末梢循环，对严重泵衰竭者还需监测肺毛细血管压和静脉压。除颤仪应随时处于备用状态。

2）解除疼痛：选用下列药物尽快解除疼痛。①哌替啶 50～100 mg 肌内注射，必要时 1～2 h 后再注射 1 次，以后每 4～6 h 可重复应用；吗啡 5～10 mg 稀释后静脉注射，每次

2～3 mL。注意对呼吸功能的抑制。②疼痛较轻者，可用可待因或罂粟碱 0.03～0.06 g 肌内注射或口服，或再试用硝酸甘油 0.3～0.6 mg 或硝酸异山梨酯 5～10 mg 舌下含化或静脉滴注，注意可引起心率增快和血压下降。

3) 心肌再灌注治疗：起病后应尽早并最迟在 12 h 内实施心肌再灌注治疗（如到达医院后 30 min 内开始溶栓或 90 min 内开始介入治疗），可使闭塞的冠状动脉再通，心肌得到再灌注，濒临坏死的心肌可能得以存活或使坏死范围缩小，可防止或减轻梗死后心肌重塑，改善患者预后，是一种积极的治疗措施。

(1) 溶栓疗法：即通过溶解血管中的新鲜血栓而使血管再通，具有简便、经济、易操作等优点，早期应用可改善症状，降低死亡率。对无条件施行或估计不能及时（接诊后 90 min 之内）实施急症介入治疗的急性 STEMI 患者，应在接诊后 30 min 内行溶栓治疗。

适应证：①发病 12 h 以内，心电图至少两个相邻导联 ST 段抬高（胸导联≥0.2 mV，肢导联≥0.1 mV），或新出现或推测新出现的左束支传导阻滞，患者年龄＜75 岁。②发病 12 h 以内且 12 导联心电图符合正后壁的 STEMI 患者。③急性 STEMI 发病时间已超过 12 h 但在 24 h 之内者，若仍有进行性缺血性胸痛或广泛 ST 段抬高，仍应给予溶栓治疗。④对年龄＞75 岁但 ST 段显著性抬高的急性心肌梗死患者，经慎重权衡利弊后仍可考虑溶栓治疗，但用药剂量宜减少。

绝对禁忌证：①出血性脑卒中史，或 3 个月（不包括 3 h）内有缺血性脑卒中者。②脑血管结构异常（如动静脉畸形）患者。③颅内恶性肿瘤（原发或转移）患者。④可疑主动脉夹层患者。⑤活动性出血或出血体质者（月经者除外）。⑥3 个月内有严重头面部闭合性创伤患者。

相对禁忌证：①慢性、严重高血压病史血压控制不良，或目前血压≥180/110 mmHg 者。②3 个月之前有缺血性脑卒中、痴呆或已知的其他颅内病变者。③3 周内有创伤或大手术史，或较长时间（＞10 min）的心肺复苏史者。④近 2～4 周有内脏出血者。⑤有不能压迫的血管穿刺者。⑥妊娠。⑦活动性消化性溃疡。⑧目前正在使用治疗剂量的抗凝药或已知有出血倾向者。⑨5 d 前用过链激酶或对该药有过敏史而计划再使用该药者。

溶栓药物的应用：纤维蛋白溶酶激活剂可激活血栓中纤维蛋白溶酶原，使其转变为纤维蛋白溶酶而溶解冠状动脉内血栓。国内常用的溶栓药物有：①尿激酶（UK）。150 万～200 万 U（或 2.2 万 U/kg）溶于 100 mL 注射盐水中，于 30～60 min 内静脉滴入。溶栓结束后继续用普通肝素或低分子肝素 3～5 d。②链激酶（SK）或重组链激酶（rSK）。150 万 U 在 30～60 min 内静脉滴入，注意可出现寒战、发热等变态反应。③重组组织型纤维蛋白溶酶原激活剂（rt-PA）。阿替普酶，全量 100 mg 在 90 min 内静脉给予，具体用法：先于 2 min 内静脉注射 15 mg，继而在 30 min 内静脉滴注 50 mg，之后于 60 min 内再滴注 35 mg；国内有报道半量给药法也能奏效，即总量 50 mg，先静脉注射 8 mg，再将剩余的 42 mg 于 90 min 内静脉滴入。瑞替普酶，10 MU 于 2 min 以上静脉注射，30 min 后重复上述剂量。注意用 rt-PA 前先静脉注射负荷剂量普通肝素 60 U/kg，随后静脉注射 12 U/kg，调整 APTT 在 50～70 s，连用 3～5 d。

溶栓再通直接判断指标：即根据冠状动脉造影显示的血流情况，采用 TIMI 分级标准，将冠状动脉血流分为 4 级。TIMI 0 级：梗死相关血管完全闭塞，远端无造影剂通过；TIMT 1 级：少量造影剂通过冠状动脉闭塞处，但远端血管不显影；TIMI 2 级：梗死相关血管完全显影，但与正常血管相比血流缓慢；TIMI 3 级：梗死相关血管完全显影，且血流正常。

溶栓再通间接判断指标：即临床判断标准。具备下列 2 项或以上者视为再通（但②和③组合除外）：①心电图抬高的 ST 段于用药开始后 2 h 内回降＞50％。②胸痛于用药开始后 2 h 内基本消失。③用药开始后 2 h 内出现再灌注性心律失常，如各种快速、缓慢性心律失常，最常见为一过性非阵发性室性心动过速。④血清 CK-MB 酶峰值提前至 12～14 h 内出现，cTn 峰值提前至 12 h 内。

（2）紧急主动脉－冠状动脉旁路移植术。

4）消除心律失常：心律失常必须及时消除，以免演变为严重心律失常甚至猝死。

（1）室性心律失常：频发室性期前收缩或室性心动过速，立即用以下药物。①利多卡因：50～100 mg 稀释后静脉注射，每 5～10 min 重复 1 次，直至期前收缩消失或用药总量达 300 mg，继以 1～3 mg/min 维持静脉滴注。稳定后可用美西律维持口服。②胺碘酮：首剂 75～150 mg（负荷量≤5 mg/kg）生理盐水 20 mL 稀释，10 min 内静脉注射，有效后继以 0.5～1 mg/min 维持静脉滴注，总量＜1200 mg/d，必要时 2～3 d 后改为口服，负荷量 600～800 mg/d，7 d 后改为维持量 100～400 mg/d。③索他洛尔：首剂 1～1.5 mg/kg 葡萄糖 20 mL 稀释，15 min 内静脉注入，必要时重复 1.5 mg/kg 1 次，后可改用口服，每天 160～640 mg。

室性心动过速药物疗效不满意时，尤其是发生持续多形性室性心动过速或心室颤动时，应尽快采用同步或非同步直流电除颤或复律。

（2）缓慢性心律失常：对缓慢性窦性心律失常，可用阿托品 0.5～1mg 反复肌肉或静脉注射；若同时伴有低血压，可用异丙肾上腺素；药物无效或不良反应明显时可应用临时心脏起搏治疗。

对房室传导阻滞出现下列情况时，宜安置临时心脏起搏器：①二度Ⅱ型或三度房室传导阻滞伴 QRS 波增宽者。②二度或三度房室传导阻滞出现过心室停搏者。③三度房室传导阻滞心室率＜50 次/分钟，伴有明显低血压或心力衰竭药物治疗效果差者。④二度或三度房室传导阻滞合并频发室性心律失常或伴有血流动力学障碍者。

（3）室上性快速心律失常：可选用 β 受体阻滞剂、洋地黄类制剂（起病 24 h 后）、维拉帕米、胺碘酮等，药物治疗不能控制时，也可考虑用同步直流电转复。

5）控制休克。

（1）补充血容量：估计有血容量不足，或中心静脉压和肺动脉楔压（PCWP）低者，用低分子右旋糖酐或 5％～10％ 葡萄糖静脉滴注，补液后如中心静脉压上升至 18 cmH$_2$O（1.76 kPa）以上或 PCWP＞15～18 mmHg 时，则应停止扩容。右心室梗死时，中心静脉压的升高未必是补充血容量的禁忌。

（2）应用升压药：若补充血容量后血压仍不升，且 PCWP 和心排血量正常时，提示周围血管张力不足，可用多巴胺起始剂量 3～5 μg/（kg·min）静脉滴注，或去甲肾上腺素 2～8 μg/min 静脉滴注，亦可选用多巴酚丁胺，起始剂量 3～10 μg/（kg·min）静脉滴注。

（3）应用血管扩张剂：若经上述处理血压仍不上升，且 PCWP 增高，心排血量低或周围血管显著收缩以致四肢厥冷并有发绀时，可用硝普钠静脉滴注，15 μg/min 开始，每 5 min 逐渐增量，至 PCWP 降至 15～18 mmHg；或硝酸甘油 10～20 μg/min 开始，每 5～10 min 增加 5～10 μg/min，直至左心室充盈压下降。

（4）其他治疗：措施包括纠正酸中毒、避免脑缺血、保护肾功能以及必要时应用洋地黄制剂等。为了降低心源性休克导致的死亡率，主张有条件的医院用主动脉内气囊反搏（IABP）治疗。

6）治疗心力衰竭：主要是治疗急性左心衰竭，以应用吗啡（或哌替啶）和利尿剂为主，亦可选用血管扩张剂减轻左心室负荷，或用多巴酚丁胺 10 μg/（kg·min）静脉滴注，或用短效血管紧张素转换酶抑制剂。由于最早期出现的心力衰竭主要是坏死心肌间质充血和水肿引起的顺应性下降所致，而左心室舒张末期容量尚不增大，因此在梗死发生后 24 h 内应尽量避免使用洋地黄制剂。右心室梗死患者慎用利尿剂。

7）其他治疗：下列治疗方法可能有助于挽救濒死心肌，防止梗死扩大，缩小缺血范围，加快愈合，但有些治疗方法尚未完全成熟或疗效尚存争议，因此可根据患者具体情况选用。

（1）血管紧张素转换酶抑制剂和血管紧张素 Ⅱ 受体阻滞剂：若无禁忌证且收缩压 >100 mmHg（或较前下降不超过 30 mmHg）者，可在起病早期从低剂量开始应用血管紧张素转换酶抑制剂，有助于改善恢复期心肌重塑，降低心力衰竭发生率和死亡率，尤其适用于前壁心肌梗死伴肺充血或 LVEF<40% 的患者。常用制剂有：卡托普利起始 6.25 mg，然后 12.5～25 mg，每天 2 次；依那普利 2.5 mg，每天 2 次；雷米普利 5～10 mg，每天 1 次；福辛普利 10 mg，每天1次。不能耐受血管紧张素转换酶抑制剂者，可选用血管紧张素 Ⅱ 受体阻滞剂，如氯沙坦、缬沙坦或坎地沙坦等。

（2）抗凝和抗血小板治疗：在梗死范围较广、复发性梗死或有梗死先兆者可考虑应用。其药物治疗包括：①继续应用阿司匹林。②应用肝素或低分子量肝素，维持凝血时间在正常的两倍左右（试管法 20～30 min，APTT 法 60～80 s，ACT 法 300 s 左右）。③氯吡格雷 75 mg，每天 1 次，维持应用，必要时先给予 300 mg 负荷量。④血小板糖蛋白 Ⅱb/Ⅲa 受体阻滞剂：可选择用于血栓形成的高危患者尤其接受 PCI 的高危患者。有出血、出血倾向或出血既往史、严重肝肾功能不全、活动性消化溃疡、血压过高、新近手术而伤口未愈者，应慎用或禁用。

（3）调脂治疗：3-羟基-3-甲基戊二酰辅酶 A（HMG-CoA）还原酶抑制剂可以稳定粥样斑块，改善内皮细胞功能，建议及早应用。如辛伐他汀每天 20～40 mg，普伐他汀每天 10～40 mg，氟伐他汀每天 40～80 mg，阿托伐他汀每天 10～80 mg，或瑞舒伐他汀每天 5～20 mg。

（4）极化液：氯化钾 1.5 g、胰岛素 8～10 U 加入 10% 葡萄糖液 500 mL 中静脉滴注，每天1～2 次，7～14 d 为 1 疗程。极化液可促进心肌摄取和代谢葡萄糖，使钾离子进入细胞内，恢复细胞膜极化状态，有利于心脏正常收缩，减少心律失常，并促使心电图抬高的 ST 段回到等电位线。近年有人建议在上述溶液中加入硫酸镁 5 g，称为改良极化液，但不主张常规应用。

8）右心室梗死的处理：治疗措施与左心室梗死略有不同。右心室心肌梗死引起右心衰竭伴低血压而无左心衰竭表现时，宜扩张血容量治疗。在血流动力学监测下静脉补液，直到低血压得到纠治或肺毛细血管压达 15～18 mmHg；如输液 1～2 L 后低血压未能纠正，可用正性肌力药物如多巴酚丁胺。不宜用利尿药。伴有房室传导阻滞者予以临时心脏起搏治疗。

9）急性非 ST 段抬高性心肌梗死的处理：无 ST 段抬高的急性心肌梗死住院期病死率低，但再梗死率、心绞痛再发生率和远期病死率则较高。低危组患者（无并发症、血流动力稳定、不伴反复胸痛）以阿司匹林和肝素尤其是低分子量肝素治疗为主；中危组（伴持续或反复胸痛，心电图无变化或 ST 段压低 1 mV 左右）和高危组（并发心源性休克、肺水肿或持续低血压）患者则以介入治疗为首选。

10）并发症处理：并发栓塞时，用溶栓和（或）抗凝疗法。室壁瘤如影响心功能或引起严重心律失常，宜手术切除或同时作冠状动脉旁路移植手术。心脏破裂和乳头肌功能严重失调可考虑手术治疗，但手术死亡率高。心肌梗死后综合征可用糖皮质激素或阿司匹林、吲哚美辛等治疗。

11）恢复期的处理：如病情稳定，体力增进，可考虑出院。主张出院前作症状限制性运动负荷心电图、放射性核素和（或）超声显像检查，若显示心肌缺血或心功能较差，宜行冠状动脉造影检查，以决定是否进一步处理。提倡恢复期进行康复治疗，逐步进行适当的体育锻炼，有利于体力和工作能力的提高。如每天 1 次或每周至少 3～4 次进行≥30 min 的运动（步行、慢跑、踏车或其他有氧运动），并辅以日常活动的增加（如工作间歇步行、园艺和家务等）。经 2～4 个月的体力活动锻炼后，酌情恢复部分或轻体力工作；部分患者可恢复全天工作，但应避免过重体力劳动或精神过度紧张。

2. 介入治疗

PCI 是目前公认的首选的最安全有效的恢复心肌再灌注的治疗手段，因此具备实施介入治疗条件的医院，应尽早对急性心肌梗死患者实施急症介入治疗。

（1）直接 PCI：即不行溶栓治疗，直接实施 PCI。适应证：①ST 段抬高或新出现左束支传导阻滞（影响 ST 段分析）的心肌梗死。②ST 段抬高性心肌梗死并发心源性休克。③适合再灌注治疗而有溶栓禁忌证。④非 ST 段抬高性心肌梗死，梗死相关动脉严重狭窄，血流＜TIMI 2 级。

注意事项：①发病 12 h 以上一般不宜施行急症 PCI。②不宜对非梗死相关的动脉施行急症 PCI。③急症 PCI 要由有经验者实施，以避免延误治疗时机和出现不良后果。④对心源性休克者宜先行主动脉内气囊反搏治疗，并待血压稳定后再实施 PCI。

（2）补救性 PCI：即溶栓治疗后闭塞冠状动脉未再通，再补行 PCI 治疗。溶栓治疗后仍有明显胸痛，抬高的 ST 段无明显降低者，应尽快进行冠状动脉造影，如显示 TIMI 血流 0～2 级，说明相关动脉未再通，宜立即施行 PCI。

（3）溶栓治疗再通者的 PCI：溶栓治疗成功的患者，如无缺血复发表现，可在 7～10 d 后行冠状动脉造影，如残留的狭窄病变适宜 PCI 治疗，则可给予 PCI。

3. 外科治疗

急性心肌梗死的外科冠状动脉旁路移植手术主要用于：①介入治疗失败或溶栓治疗无效且有手术指征者。②冠状动脉造影显示高危病变（如左主干病变）者。③心肌梗死后合并室壁瘤、室间隔穿孔或乳头肌功能不全所致严重二尖瓣反流者。④非 Q 波心肌梗死内科治疗效果不佳者。

（六）护理

1. 一般护理

（1）休息与活动：急性期宜卧床休息，保持环境安静，减少探视，防止不良刺激，解除焦虑，以减轻心脏负担。一般主张急性期卧床休息 12～24 h，对有并发症者，可视病情适当延长卧床休息时间。若无再发心肌缺血、心力衰竭或严重心律失常等并发症，24 h 内应鼓励患者在床上行肢体活动，第 3 天可在病房内走动，第 4～5 天逐步增加活动，直至每天 3 次步行 100～150 m，以不感到疲劳为限，防止静脉血栓形成。

（2）饮食：第 1 天应给予清淡流质饮食，随后半流质饮食，2～3 d 后软食，选择低盐、低脂低胆固醇、高维生素、易消化饮食，少食多餐，不宜过饱。要给予必需的热量和营养。伴心功能不全者应适当限制钠盐。

（3）常规使用缓泻剂：预防便秘，防止大便用力引起心脏缺血缺氧甚至猝死。

（4）注意劳逸结合：当病程进入康复期后可适当进行康复锻炼，锻炼过程中应注意观察有否胸痛、呼吸困难、脉搏增快，甚至心律、血压及心电图的改变，一旦出现应停止活动，并及时就诊。

2. 对症护理及病情观察护理

1）在冠心病监护室进行心电图、血压、呼吸、神志、出入量、末梢循环的监测，及时发现心律失常、休克、心力衰竭等并发症的早期症状。备好各种急救药品和设备。

2）疼痛可加重心肌缺血缺氧，使梗死面积扩大，应及早采取有效的止疼措施，给予吸氧，静脉滴注硝酸甘油，严重者可选用吗啡等。

3）对于有适应证的患者，应配合医生积极做好各项准备工作，进行溶栓疗法和急诊PTCA，此举可以使闭塞的冠状动脉再通，心肌得到再灌注，是解除疼痛最根本的方法，近年来已在临床推广应用。

4）积极治疗高血压、高脂血症、糖尿病等疾病。

5）避免各种诱发因素，如紧张、劳累、情绪激动、便秘、感染等。

6）并发症的观察及护理

（1）观察心律失常的发生，急性期患者持续心电监护，观察患者有无晕厥等表现，评估有无电解质紊乱的征象。

（2）防止发生左心衰竭，严密观察患者有无咳嗽、咳痰及呼吸困难表现；避免一切可能加重心脏负担的因素，如饱餐、用力排便等；注意控制液体入量及速度。

（3）休克的观察，监测生命体征及意识状况，如患者血压下降、表情淡漠、心率增快、四肢湿冷应及时通知医生并按休克处理。

（4）观察心电图动态变化，注意室壁瘤的发生。

（5）观察肢体活动情况，注意有无下肢静脉血栓的形成和栓塞表现。

3. 用药观察与护理

按医嘱服药，随身常备硝酸甘油等扩张冠状动脉的药物，并定期复查、随访。尿激酶等溶栓药主要的不良反应是引起组织或器官出血，使用前应详细询问患者有无出血病史、近期有无出血倾向或潜在的出血危险。用药时应守护在患者身边，严格调节滴速，严密观察心电图情况，备除颤器于患者床旁，用药后注意观察溶栓效果及出血情况，及时配合医生处理。

4. 心理护理

在配合医生抢救患者的同时，做好患者及家属的解释安慰工作，关心体贴患者，重视其感受，并有针对性的进行疏导及帮助。保持环境安静，避免不良刺激加重患者心理负担，帮助患者树立战胜疾病的信心。

5. 出院指导

（1）运动：患者应根据自身情况逐渐增加活动量，出院后3个月内恢复日常生活，选择适合自己的有规则的运动项目，避免剧烈运动，防止疲劳。

（2）饮食：选择低盐、低脂低胆固醇、高维生素饮食，避免过饱，戒烟限酒，保持理想体重。

（3）避免诱发因素：避免紧张、劳累、情绪激动、便秘、感染等。积极治疗高血压、高脂血症、糖尿病等疾病。

（4）用药指导：坚持按医嘱服药，注意药物不良反应，定期复查。

三、冠心病的外科治疗

冠心病的治疗可分为内科药物治疗、介入治疗和外科治疗 3 类。冠心病的外科治疗主要是应用冠状动脉旁路移植术（CABG）为缺血心肌重建血运通道，改善心肌的供血和供氧，缓解和消除心绞痛症状，改善心肌功能，提高患者的生活质量和延长寿命。自从 1967 年 Favaloro 施行了第 1 例冠状动脉旁路移植术以来，经过 40 多年的临床实践证明，冠状动脉旁路移植手术是治疗冠心病心肌缺血最有效的方法。冠状动脉旁路移植术是指在微创或体外循环支持下，取患者自身血管作为旁路移植材料，一端吻合在主动脉，另一端吻合在病变冠状动脉的远端，以改善病变冠状动脉所供心肌的血流。

（一）手术适应证

手术治疗的主要适应证为心绞痛经内科治疗不能缓解，影响工作和生活，经冠状动脉造影发现冠状动脉主干或主要分支明显狭窄，其狭窄的远端血流通畅的病例。

（1）左主干病变，狭窄病变＞50％。

（2）对等同于左主干病变，即左前降支近段及左回旋支近段明显狭窄（≥70％以上）应选择搭桥手术。

（3）合并糖尿病的两支以上血管病变，尤其是两支血管病变伴有前降支近段狭窄。

（4）三支或多支血管弥漫性病变，伴有左心功能减退。

（5）单支血管病变尤其是前降支或右冠状动脉近段长段病变。

（6）急性心肌梗死伴有心源性休克。

（7）心肌梗死引起的室壁瘤、心室间隔穿孔、乳头肌或腱索断裂所致的二尖瓣关闭不全。

（8）稳定型心绞痛内科治疗无效；不稳定性心绞痛；心肌梗死后心绞痛；无 Q 波型心肌梗死。

（9）部分介入治疗失败或出现急性并发症者，如严重的冠脉损伤等。

（10）围术期心肌梗死或手术后冠状动脉再狭窄，难以排除是外科技术原因。

（二）搭桥手术的方式种类

1. 体外循环下冠状动脉旁路移植术

传统的搭桥手术需要用体外循环在心脏停搏的状态下完成搭桥手术。目的是外科医生获得一个无血安静的手术条件来完成在心脏血管上准确的吻合手术，但是使用体外循环本身具有一定的危险性，并可能增加手术的风险。手术的死亡和术后的并发症主要与体外循环有关，另外麻醉和手术过程复杂，一次性耗材使用较多。必须在体外循环下行冠状动脉旁路移植术的手术有：需要 CABG 同时需要体外循环下实施开心直视手术的病例：包括冠心病合并瓣膜病、室壁瘤、升主动脉瘤、室间隔穿孔等。冠心病急性心梗心源性休克需要急诊冠状动脉旁路移植术也需要在体外循环下进行。

2. 非体外循环下冠状动脉旁路移植术

随着冠状动脉的显露和固定技术的发展，使非体外循环下冠状动脉搭桥手术（OPCAB）更加容易和安全。它使心脏需要搭桥的一小部分保持极小的运动状态，而整个心脏的绝大部分在正常跳动和持续工作为全身供血，减少了心肌再灌注损伤，成功地减少了手术并发症，促进了早期康复。

非体外循环心脏跳动下搭桥手术拓宽了冠脉搭桥手术的适应证。对于高危患者，尤其是伴有肺、肾、神经系统以及严重左心功能不全的患者更适合于非体外循环心脏跳动下搭桥。使原本复杂的手术变得简单化，但对麻醉和外科医生的技术要求更高。这种方法使手术后的恢复过程更平稳顺利。较少使用正性肌力药物，更早的脱离呼吸机，缩短 ICU 病房和住院时间，减少二次开胸止血的可能性。手术输血少。术后重要脏器功能衰竭的发生率减低。降低了神经系统，肾、肺等并发症，摒除了许多与心脏停搏和体外循环有关的并发症，降低了治疗费用。

（三）搭桥手术的血管移植物的选择

1. 动脉移植血管

乳内动脉（IMA）：采用乳内动脉作为移植血管桥的最大的优势是远期通畅率高，术后十年血管通畅率仍在 90％左右，远远优于静脉血管桥，是首选的搭桥材料。乳内动脉和冠状动脉性质相同，均属于动脉压条件的动脉，是带蒂的活动血管，有血供保证，很少发生远期内膜增生或退行性病变。乳内动脉的内径与冠状动脉相近，比大隐静脉细，管壁有弹性，其腔内血流速度比大隐静脉高，特别是乳内动脉舒张压高，对心肌供血有利。另外乳内动脉的内皮可分泌前列腺素 E，内皮舒张松弛因子，具有扩张血管、抗血小板聚集的功能，可以简化手术，少做一个近段吻合口，尤其对升主动脉严重钙化或搭多支大隐静脉桥近心端吻合有困难者更有优势。

使用乳内动脉的缺点为：长度有限，乳内动脉多于第六肋间隙水平，分出肌膈动脉后延续为腹壁上动脉，血管口径开始明显变小，可利用长度有限。其次动脉壁厚、内腔细、容易痉挛。所以乳内动脉在临床使用时主要用于无明显心脏扩大者，而且冠状动脉病变位于前降支，左回旋支的近 1/3 处，无左主干病变，要求乳内动脉直径在 2 mm 以上。

动脉移植物还包括桡动脉（RA）、胃网膜右动脉（GEA）、腹壁下动脉（IEA）、脾动脉、肩胛下动脉，以及肠系膜下动脉，旋股外侧动脉降支和尺动脉等。由于解剖的特点和在围术期的处理不同，还存在近期和远期不同的影响因素，但长期通畅率介于乳内动脉和大隐静脉之间。

2. 静脉移植血管

大隐静脉（SV）：大隐静脉作为移植物的优点是取材容易，不受长度限制，静脉内径较大，易于吻合，手术死亡率低，血流通畅，近期手术效果好。

缺点为原来承受低压的静脉壁在充当搭桥手术中的移植血管桥需长期承受到动脉压力。血管壁易于变性，内膜增生，形成粥样硬化，管径狭窄，远期通畅率差。

采用自身静脉血管作为移植血管材料，一般首选大隐静脉小腿部分，然后是大腿部分。如果大隐静脉过于粗大或严重静脉曲张应该弃而不用，否则容易产生涡流易形成血栓，此时可选用小隐静脉或上肢的贵要静脉。移植静脉血管桥的狭窄和闭塞与年龄、高血压、吸烟、糖尿病、高脂血症、静脉壁的厚度、静脉与冠脉直径比等有重要关系。

（四）常见冠状动脉搭桥部位

（1）右冠状动脉：右冠状动脉主干；分叉前、后降支；左室后支。

（2）前降支系统：前降支中 1/3 处；第 1 和（或）第 2 对角支；中间支。

（3）回旋支系统：第1和（或）第2回旋支；后降支（左优势型）。

（五）手术方法

1. 正中切口非体外循环 CABG 术（OPCAB）

（1）正中劈开胸骨，取乳内动脉，切开心包；另一组人员同时取大隐静脉和（或）桡动脉。

（2）心表探查，确定靶血管部位。

（3）切开靶血管。

（4）按如下的顺序作移植血管远端吻合：前降支端吻合；右冠状动脉主干和（或）后降支、左室边缘支远端吻合；钝缘支或回旋支主干以及对角支远端吻合。

（5）升主动脉上侧壁钳，行移植血管近端吻合。

（6）放置心包和纵隔引流管，彻底止血后，逐层关胸。

2. 体外循环下冠状动脉旁路移植术（CABG）

（1）正中劈开胸骨，取乳内动脉，切开心包；另一组人员同时取大隐静脉和（或）桡动脉。

（2）心表探查，确定靶血管部位。

（3）主动脉和右心房插管并与体外循环机相连，开始体外循环，同时降温。

（4）钳夹升主动脉，阻断后经主动脉根部灌注心脏停搏液。

（5）移植血管远端吻合的顺序：右冠状动脉主干和（或）后降支、左室边缘支远端吻合；钝缘支或回旋支主干以及对角支远端吻合。前降支远端吻合，同时复温。

（6）开放升主动脉阻断钳，心脏复跳后，升主动脉上侧壁钳，行移植血管近端吻合。

（7）开放升主动脉侧壁钳，继续复温，并逐步调整循环，循环稳定后，脱离人工心肺机。

（8）放置胸腔、心包和纵隔引流管，彻底止血后，逐层关胸。

（六）护理

1. 术前护理

（1）心理护理：冠心病患者由于术前心绞痛反复发作，生活质量差，易产生恐惧与焦虑心理，畏惧死亡，男性尤为明显。患者精神紧张，情绪激动，可使心率、血压升高，增加心肌耗氧。这些变化不仅直接影响到麻醉和手术实施，有时还会造成心肌梗死、脑梗死等严重并发症。针对本病患者的恐惧、焦虑和情绪紧张等特点，做好细致的心理疏导，稳定患者情绪，保证患者充分休息，鼓励患者增强信心，介绍以往手术成功的病例，说明手术的目的和方法，解除患者紧张，减少其恐惧感，增强对手术的信心，使其能以良好的精神状态积极配合手术及护理工作。

（2）并发症的护理：术前预防、控制呼吸道感染，指导患者掌握腹式呼吸、深呼吸和有效咳嗽的方法，练习憋气达 45 s 以上，锻炼肺功能。嘱戒烟、酒。静脉滴注或口服青霉素类抗生素控制感染。合并糖尿病的患者，术前用胰岛素正规治疗，将空腹血糖控制在 4.4～6.7 mmol/L，餐后血糖控制在 6.7～8.3 mmol/L，为手术作准备。

（3）心功能监测：患者入院后即作心功能监测，术前使用 β 受体阻断剂，既控制了血压又减慢了心率。口服合心爽片 30 mg，3 次/天，美托洛尔 12.5～25 mg，2 次/天，以减少心肌耗氧量。对于心功能 Ⅱ～Ⅲ 级者嘱其绝对卧床休息，稳定情绪。监测心功能，心率均控制在

60 次/分钟左右，血压维持在 130/85 mmHg 以下。

（4）用桡动脉患者的筛选：术前进行 Alen 试验以证明掌深弓和掌浅弓的尺、桡动脉间的侧支循环情况。患者取坐位或直立位，将患肢高举超过头部，同时用指压法阻断桡动脉，嘱患者进行握拳和松手交替动作若干次，然后让患肢下垂，低于心脏部位，将手放松，观察手指和手掌的皮肤颜色改变。正常供血情况下，皮肤无苍白，即使有也应在 20 s 内转红。若苍白时间超过 20 s，提示尺动脉狭窄或闭塞。了解患者双手优势侧，如拟用单根桡动脉时，选择非优势侧。

2. 术后护理

1）一般护理。

（1）详细交接病情，对患者手术矫治情况、术中病情变化、术后护理要点、用药情况应全面掌握。

（2）检查各管道及线路是否连接正确，保持管道通畅，如中心静脉测压管、动脉测压管、胸腔引流管等，注意测压管勿进入空气，以免引起空气栓塞。连接心电监护仪，并严密观察比感情变化，做好详细记录。

（3）协助医师抽血查血气分析、血细胞比容、血常规、血生化等，以观察血容量补充情况，了解肾功能，注意有无电解质紊乱。

（4）肠蠕动恢复后，可近半流质饮食，逐渐增加进食量，少食多餐。保持大便通畅，避免增加心脏负担。

2）维持循环稳定。

（1）密切监测心率、心律变化，心率控制在 60～70 次/分钟最好，减少心肌氧耗，无左心衰竭者，常规加用 β 受体阻滞剂控制心率。术后早期采用异丙酚 1～10 mg/h 静脉持续泵入，使患者镇静，减少心率过快和心律失常的发生。术后早期补足胶体容量。出现心律失常尽早药物控制，祛除各种诱发因素，维护好心功能，根据心律失常的类型和程度选择用药。

（2）密切监测血压变化，术前高血压患者，采用扩血管药和利尿剂，降低基础血压 10%～20%。术后早期使用硝酸甘油 0.2～1 μg/（kg·min），以维持平均动脉压（MAP）70～90 mmHg，血压不宜过低，血压过低易引起冠动脉供血不足，引起冠状动脉及桥血管的痉挛。血压过高，可引起出血、吻合口破裂。

（3）体温及末梢循环：维持正常的体温，使末梢循环尽快恢复，可使心肌耗氧量降低。术后早期积极复温，注意保暖。体温升高至 38 ℃以上时采取降温措施，物理降温或药物降温。

（4）心电图：术后心电监测将电极固定在一个 R 波向上的导联，每 12 h 描记全导联心电图 1 次。及时观察各种原因引起的心肌缺血，T 波及 S-T 段改变。有助于及早发现围术期心梗发生、冠状动脉血管痉挛以及血运重建不完全等；及时观察及发现 CABG 术后可能发生的各种心律失常。

3）呼吸的支持。

（1）术后使用人工呼吸机辅助呼吸 4～6 h，患者如血气分析正常、神志清楚、有自主呼吸、循环稳定，可递减呼吸次数，半小时后复查血气分析，正常时可拔出气管插管保证气体交换，有利于肺扩张。全动脉化冠脉搭桥患者，应用容量控制方式呼吸，开始潮气量宜偏大 15 mL/kg，维持动脉血 pH 轻度偏碱，及时纠正酸中毒，有利于桥血管扩张。

（2）注意患者有无烦躁或表情淡漠等脑缺氧征象，保持氧饱和度 96%～99%。根据患者血气分析值、肺功能情况等选择潮气量、吸呼比、吸入氧浓度及呼吸频率。每半小时听诊呼吸音1次，了解肺膨胀情况，如发现患者呼吸浅而快、鼻翼扇动、肋间隙凹陷、烦躁不安等呼吸困难表现，及时通知医生，必要时床边拍胸片。

（3）拔管后即给予口腔护理，面罩给氧，行超声雾化吸入以痰液稀释，协助患者排痰。

4）预防桥血管的痉挛：全动脉化 CABG 术后及时应用钙离子拮抗剂，合贝爽（盐酸地尔硫草片）$1 \mu g/$（kg·min）持续静脉泵入治疗，可以控制病情改善预后。研究证实钙离子参与了动脉粥样硬化形成的每一环节，合贝爽的化学成分为地尔硫草，具有扩张血管、负性频率、负性肌力的作用。为心率减慢型钙离子阻滞剂，合贝爽通过降压及减慢心率而有效减轻心肌耗氧，通过扩张冠状动脉解除冠脉痉挛，扩张桥血管，增加冠脉血流，改善心肌供氧，另外合贝爽可以降低心肌细胞内钙离子内流和脂质过氧化，从而保护心肌细胞和血管内皮细胞。

5）保持胸腔引流管通畅，术后置胸骨后及心包引流管，每 15~30 min 挤压1次，预防血液的积聚和心脏压塞，每小时记录引流量1次，根据引流量的多少及时补充血容量。

6）抗凝治疗的护理：在 CABG 术后口服肠溶阿司匹林防止血栓形成，维持旁路血管通畅。从术后第1天开始，服用阿司匹林剂量为 100 mg，1 次/天。

7）密切监测肾功能：术后补足血容量，保证热量和蛋白质需求，加强强心利尿，维持术后尿量在 1 mL/（kg·h）以上。避免使用肾毒性药物，如 BUN 和 Cr 在术后早期迅速上升，BUN＞18 mmol/L，Cr＞250 μmol/L，且血钾高于 6 mmol/L，尿量少于 20 mL/h，应立即给予腹膜透析，以免代谢毒物对肾脏进一步损害，形成恶性循环。

8）密切监测血糖变化：术前明确诊断糖尿病患者，术前常规予胰岛素治疗。每 6 h 测血糖1次。术前血糖正常，术后应激性高血糖者，一般不用降糖药物，术后 3 d 血糖可降至正常。术后＞13.9 mmol/L，慎用含糖液，静脉泵入胰岛素，维持血糖在高限水平；若尿糖阴性，血糖＜13.9 mmol/L者，可少量使用糖液，将胰岛素剂量减半。维持水电解质平衡，逐渐改为口服降糖药物和饮食控制血糖。在控制高血糖的同时要注意补足热量，避免低血糖的发生。

9）患肢的护理：术后下肢用弹力绷带包扎，检查下肢血管处伤口有无渗血，弹力绷带包扎不可过紧，患肢抬高 15°~30°，观察患肢末梢的温度、颜色和动脉搏动。术后 6 h 开始松解弹力绷带。术后次日即开始活动下肢，以免发生下肢深静脉血栓形成或血栓性静脉炎。

10）鼓励患者早期活动：冠心病患者的血液黏稠度高，易发生深静脉血栓栓塞，可轮流抬高下肢，有利于静脉回流。

11）对于心功能差或有低心排综合征的患者，需做好置入主动脉反搏泵反搏的准备。应用主动脉反搏可延长舒张期，使冠状血管能够得到足够的血供和氧供。应用中需密切观察术侧下肢血供。

（七）出院指导

（1）生活要有规律，避免精神过度紧张和情绪波动。

（2）少吃动物脂肪和胆固醇含量高的食物，如蛋黄、鱼子、动物内脏等，多吃鱼、蔬菜、水果，豆类及其制品。糖类食品应适当控制。

（3）参加适当的体力劳动和体育活动，如散步、打太极拳、做广播操等。

（4）肥胖者要逐步减轻体重。

（5）治疗高血压、糖尿病、高脂血症等与冠心病有关的疾病。

（6）不吸烟，不酗酒。

（7）限制食盐，每天 5 g 以下。

（8）常备缓解心绞痛的药物，如硝酸甘油片，以便应急服用。若持续疼痛或服药不能缓解，应立即送医院急诊。

第六节 腹主动脉瘤

一、疾病概述

（一）病因与病理

引起腹主动脉瘤的主要病因是粥样硬化（欧美国家尤为突出）、创伤、感染、梅毒、结核、先天性发育不良、Marfan综合征、大动脉炎等。腹主动脉瘤根据其结构可分为真性动脉瘤及假性动脉瘤，前者由血管壁的全层构成，而后者则仅由纤维组织所构成。真性动脉瘤多为动脉粥样硬化所致，由于动脉壁血供障碍，使得管壁肌组织及弹力组织变薄、断裂，逐渐为纤维组织所取代。在血流压力的冲击下，局部扩张形成动脉瘤，其形态多为梭形。假性主动脉瘤多为创伤所致，动脉受伤后，血液在局部软组织内形成局限性血肿，该血肿与动脉直接相通。血肿表层逐渐机化成纤维组织包囊，囊内衬有从动脉壁裂口缘延伸出来的内皮细胞，这样就形成假性动脉瘤，其形态多为囊状。

（二）临床症状与体征

腹主动脉瘤多无症状，常为体检、腹部手术及影像学检查时偶然发现，少数有较明显的脐周或中上腹痛。腹痛累及腰背部时，提示瘤体压迫或侵蚀椎体，或后壁有较小破裂形成腹膜后间隙血肿之可能。腹主动脉瘤压迫邻近组织器官时，可出现相应症状。瘤体内附壁血栓脱落进入下肢动脉时，则发生下肢缺血。腹主动脉瘤破裂前多无先兆，若腹痛加剧或突然出现腹部剧痛，则应警惕破裂。破裂到腹腔致严重出血性休克，到肠道出现消化道大出血，入腹膜后间隙有腰肋部肿块及皮下淤斑。

体征：脐周尤其是左上腹可扪及膨胀搏动性肿块，小至 3 cm，大至 20 cm 以上，不活动，多无触痛及压痛。偶可扪及震颤，并有收缩期杂音。腹主动脉瘤多在肾动脉以下，瘤体距左肋缘＞3.5 cm。有时可伴狭窄性病变，为此应检查其他动脉，尤其是下肢动脉搏动情况。

（三）影像学检查

B超（尤其是彩色多普勒）、CT 及 MRI 检查可明确动脉瘤的诊断，尤其是后两者，可显示主动脉瘤的部位、大小、瘤腔内血栓情况及邻近组织器官与主动脉瘤的关系等。CT 三维重建及 MRA 可更清楚地显示整个腹主动脉瘤及邻近血管的情况。动脉造影可术前单独进行，更多的是与介入治疗同时进行。造影可显示主动脉瘤的部位、大小、范围、动脉壁情况、分支累及情况、侧支循环及与邻近组织器官的关系，是诊断及治疗的重要依据。但如瘤腔内有血栓时，则较难正确地显示瘤体大小。由此可见，综合应用多种影像检查，可在治疗前对动脉瘤有更正确的了解。

（四）适应证

经皮穿刺血管内支架置入术治疗腹主动脉瘤的原理，是把血管内支架固定在瘤体远近端颈部，并将支架两端与动脉内膜之间隙完全封闭，这便将动脉瘤排除在血液循环之外，使瘤腔内形成血栓以防止破裂。适应于肾动脉开口以下 2 cm、有较好瘤颈、瘤体无明显成角、伴肠系膜下动脉闭塞或狭窄者。

（五）禁忌证

（1）双侧髂动脉阻塞或狭窄，因内支架释放系统无法通过。

（2）动脉瘤近端颈部长度<1 cm，因内支架近端无法固定封闭，远端颈部的长短不限。

（3）肠系膜上动脉狭窄或肠系膜下动脉粗大，因可引起肠缺血坏死。

（4）严重心、肾功能障碍。

（5）有严重出血倾向者。

（6）腰动脉有脊髓动脉分支者。

（六）术前准备

1. 物品准备

准备各种介入器材。

2. 药品准备

利多卡因、对比剂、肝素、鱼精蛋白、地塞米松、硝酸甘油、安定、0.9％氯化钠注射液和急救药品等。

3. 完善检查

内支架置入前一定要行 CTA、CT 三维重建及 MRA 检查，以准确测量瘤体大小及近端颈部长短，对瘤体长度的估计宁长勿短。

（七）操作技术

（1）患者仰卧位，其背后沿胸腹主动脉纵轴体表投影放置不透 X 线的尺子。皮肤消毒，铺无菌单。

（2）局麻或全麻下，选择髂总动脉扭曲不严重的一侧行腹股沟纵切口，暴露股动脉。

（3）直视下直接穿刺股动脉并送入软头导丝，其前端至胸主动脉远端。

（4）沿导丝送入猪尾导管，其前端至腹腔动脉干水平，行胸腹主动脉造影。确定腹主动脉瘤的口径和病变长度，明确肠系膜下动脉及腰动脉的血供情况。

（5）全身肝素化。

（6）沿导管送入超硬导丝，撤出导管。

（7）自穿刺部位切开股动脉。

（8）置入内支架。①置入直筒型内支架（适用于仅限于腹主动脉病变者）：沿导丝送入内支架放送系统，其前端达肾动脉开口以下位置，固定推送杆，回撤外鞘管，释放内支架；充盈推送杆远端的球囊，逐段扩张内支架，使之充分膨胀后撤出内支架放送系统后，缝合股动脉、皮下组织及皮肤。②置入带肢体型内支架（适宜于病变累及髂动脉者）：支架置入方法及路径同上述方法，肢体支架需经另一侧股动脉穿刺送入，其前端与主支架重叠衔接。

（9）再次主动脉造影，观察内支架的位置及膨胀情况。

（10）撤出造影导管、鞘管。

（11）压迫穿刺部位，止血后加压包扎。

（12）术后常规应用抗凝药物。

（八）并发症与防治

1. 微小栓塞

与操作有关的并发症主要是广泛微小栓塞，如下肢、内脏动脉栓塞等。常见于大而扭曲的腹主动脉瘤，并可致弥散性血管内凝血（DIC）。多为导丝在通过瘤体时引起瘤内血栓脱落所致，操作越多，血栓脱落的危险性就越大。

2. 预防措施

（1）对大动脉瘤患者使用软头导丝。

（2）准确估计瘤体长度，以减少不必要的操作。

二、护理评估

（一）术前评估

1. 健康史

通过详细询问病史，初步判断发病原因。了解患者的发病情况及以往的诊治过程。有无高血压、动脉粥样硬化、心脏病、创伤等病史。有无颅脑外伤史，有无其他伴随疾病。对于先天畸形患者，了解其母在妊娠期间有无异常感染、放射线辐射及分娩过程中有无难产等。

2. 身体状况

了解疾病特征、类型、重要脏器功能等。评估患者的生命体征、意识状态、瞳孔、肌力及肌张力、深浅反射、感觉功能、心脏功能、疼痛程度、自理能力等。评估各项检查结果，估计可能采取的介入治疗术方式及患者对介入治疗术的耐受力，以便在介入术前后提供针对性护理。

3. 心理－社会支持状况

评估患者及家属的心理状况，患者及家属对疾病及其介入治疗术方式、目的和结果有无充分了解，其认知程度如何，对介入术的心理反应或对急诊手术有无思想准备，有何要求和顾虑。患者对接受介入治疗术、介入术可能导致的并发症、生理功能改变及预后的恐惧、焦虑程度和心理承受能力。

（二）术后评估

1. 术后了解

了解介入治疗术方式、麻醉方式、穿刺入路及术中各系统的功能状况。

2. 术后病情观察

（1）全麻患者是否清醒，清醒后躁动的原因，对疼痛的忍受程度。

（2）心、脑、呼吸功能的监测：意识恢复情况，有无昏迷迹象；术后心功能状况及心电监护指标的变化；有无缺氧表现，呼吸状态，观察有无并发症的发生。

（3）血液供应与微循环情况：皮肤色泽、温度、湿度，双侧足背动脉的搏动情况。

（4）穿刺点或血管切开处：敷料是否渗血，包扎松紧是否适宜。

（5）肾功能监测：观察尿量多少及颜色变化。

（6）心理状况与认知程度：患者及家属能否适应监护室的环境，心理状态如何，对介入术治疗后健康教育内容和出院后康复知识的掌握程度。

三、护理诊断（问题）

（一）焦虑/恐惧/预感性悲哀

与先天畸形、动脉瘤的诊断、担心手术效果有关。

（二）疼痛

与动脉内膜剥离有关。

（三）身体移动障碍

与医源性限制有关。

（四）知识缺乏

缺乏与所患疾病相关的防治和康复知识。

（五）潜在并发症

动脉瘤破裂出血、血栓形成/栓塞、感染、肾功能不全等。

四、预期目标

（1）患者及家属心态平稳，恐惧或焦虑状况减轻，能够接受疾病的现实，主动参与治疗与护理。

（2）患者能平稳渡过疼痛期，对止痛措施表示满意。

（3）患者卧床时的各项生理需要得到满足。

（4）患者及家属能掌握健康教育内容，主动进行自我护理。

（5）患者无并发症发生，或并发症发生后能及时发现和处理。

五、护理措施

（一）术前护理

1. 心理护理

经皮穿刺血管内支架置入术同传统外科手术相比有其特殊的一面，从而使得患者的心理表现亦随之变化。主要表现在两方面。

（1）特定知识缺乏：由于对腹主动脉瘤的病情不了解，从而表现出一种满不在乎的、过于乐观的情绪，如逛病区、和其他患者聊天、接受过多访视等，除能坚持戒烟及控制血压外，对别的护理要求表现不热情。对此，首先要肯定其乐观情绪，同时也相应地增加患者术前的自我保护意识，委婉向患者讲明：①"微创"是相对的，经皮穿刺血管内支架移植物置放术只是相对传统手术而言系微创，由于介入术采用全身麻醉，术中机体又要承受 X 线照射，因此术前注意休息、增加机体储备、增加机体抵抗力，对术后顺利恢复是非常重要的。②过多的运动及情绪激动是危险的，可引起腹内压增高，易诱发瘤体破裂。③应正视全身其他部位病变的处理。感冒引起的剧烈咳嗽、打喷嚏、便秘、前列腺增生导致的用力排便均可引起腹压增高，使瘤体破裂，因此需认真对待。

（2）预感性悲哀：表现为情绪低落，对治疗信心不足，从而不太配合治疗。主要有以下原因：①过于担心腹主动脉瘤突然破裂致生命不保、置入支架后出现内瘘等并发症导致疗效不佳。②对腹主动脉瘤本身认识错误，认为腹主动脉瘤系"肿瘤"，虽经劝说，但对治疗的后期效果心存疑虑；患者对相对较高的医疗费用带给家庭的负担产生内疚感，从而导致治疗态度犹豫不决。因此，首先应告知患者该治疗是微创手术，风险低、预后良好，应以乐观的态度对待疾病。而平常只要注意休息，瘤体破裂出血的可能性是非常小的。其次，指导患者正确认识本病，腹主动脉瘤是胸腹主动脉某一段的局部扩张，是良性病变，并非恶性肿瘤。另外，让患者家属协同做患者的思想工作，帮助患者消除后顾之忧。

2. 术前指导

（1）饮食指导：给患者以高蛋白、高热量、高维生素、低脂、易消化饮食，术前 3 d 给予软食，从而提高患者的手术耐受力，保持大便通畅及防治便秘。

（2）体位指导：卧床休息，避免猛烈转身、腰腹过屈、碰撞、深蹲等不当的体位，避免剧烈咳嗽、打喷嚏等，以免引起腹内压增高，诱发瘤体破裂。

（3）戒烟：因手术需在全麻下进行，为保证术中、术后肺功能恢复，入院后吸烟患者全部戒烟，术前三天雾化吸入，并指导患者呼吸训练。

3. 血压的监测

动脉瘤破裂大出血是死亡的主要原因，任何因素引起的动脉压升高，都是引起动脉瘤破裂的诱因。入院后除严密观察血压外，高血压患者应给予降压药物，根据血压给予硝普钠微量泵静脉注射 0.5～5 μg/（kg·min），并观察药物疗效，使血压控制在 120～135/60～80 mmHg。应用硝普钠进行降压的同时，注意观察硝普钠的毒副作用。杜绝一切外在引起血压升高的因素。

4. 预防动脉瘤破裂

监测生命体征，尤其是血压、脉搏的监测。预防感冒，避免剧烈咳嗽、打喷嚏等；保证安全，避免体位不当、外伤等致瘤体破裂。动脉瘤濒于破裂时要绝对卧床休息，适当制动。监测破裂征兆，高度重视剧烈头痛、胸背部疼痛的主诉，若血压先升后降、脉搏增快，则提示破裂。应立即报告医生，迅速建立二路静脉通道（套管针），做好外科手术准备。

5. 检验标本和其他资料的采集

了解患者的全身情况，紧凑合理地安排好各项检查，做好各项检查的护送，保证患者安全。采集大小便标本及血标本，除常规检查凝血功能、肝肾功能外，还应包括备血、血气分析，以防突然破裂患者的急用。血气分析一般要求避开股动脉和桡动脉，以保证术中该动脉插管的需要。

6. 术前准备

术前常规备皮、药物过敏试验、测体重（便于掌握术中应用抗凝药物剂量），按医嘱备齐术中用药；术前 6 h 禁食、禁水；高血压患者术晨遵医嘱服用 1 次降压药。根据病情需要留置导尿管。昏迷患者给予留置胃管。记录患者血压、肢体肌力及足背动脉搏动情况，以便术后观察对照。

（二）术后护理

1. 生命体征的观察

向术者及麻醉医生询问患者术中情况，了解介入治疗方式，有计划针对性地实施护理。监测生命体征，尤其是血压、中心静脉压和心率的变化。动脉瘤患者术后大部分表现为高动力状态、心率快、血压高，术后继续应用微量泵静脉注射硝普钠，维持收缩压 90～110 mmHg、平均动脉压 70～80 mmHg，并根据血压随时调整硝普钠浓度，待血压稳定后停止用药及检测。有效控制血压，有利于动脉夹层的稳定。

2. 体位护理与活动

术后回监护室，因腹主动脉内有血管支架，搬运患者时需轻抬轻放，麻醉清醒后给予床头抬高位，尤其是腹膜后径路手术的患者，可减轻腹部张力。穿刺侧肢体平伸制动 12 h，做好肢体制动期间患者的护理。术后当天床上足背屈伸运动，若伤口无明显渗血，则鼓励患者早期下床活动，术后第 2～3 天在体力允许的情况下可下床在室内活动，这样既促进患者的肠蠕动，增加食欲，又增强其自信心，并促进体力恢复，但不可剧烈运动，应循序渐进。

3. 穿刺或切开肢体护理

切开穿刺处绷带加压包扎 24 h 或砂袋压迫 6 h，观察切开穿刺部位有无渗血、出血，有无血肿形成。观察切开穿刺侧肢体远端血液循环情况，经常触摸穿刺肢体的足背动脉和皮肤温度，双足同时触摸，以便对照；观察皮肤颜色，检查肌力的变化；询问患者有无疼痛及感觉异常，如有异常应警惕动脉血栓形成或动脉栓塞发生，及时报告医生，分析原因进行处理。

4. 呼吸道护理

患者多为高龄，常伴心肺疾患，且是全麻术后，因此密切观察患者的心肺功能变化，监测血氧饱和度，随时听诊双肺呼吸音，给予吸氧、雾化吸入，协助患者翻身、叩背、咳痰，维持血氧饱和度在 98% 以上，但应避免患者剧烈咳嗽；有躁动时给予镇静药物。

5. 抗凝治疗的护理

为了预防血栓及栓塞的形成，术中给予肝素化；另外置入体内的带膜支架材料也需小剂量抗凝，术后每天静脉滴注 2 万～3 万单位肝素，以使部分凝血酶原时间延长至 60 s。然后口服阿司匹林每天 100 mg，或其他抗凝剂 6 个月。使用抗凝药物期间应严密观察有无出血情况，密切观察切口处有无渗血及皮下血肿、牙龈出血、尿血、皮肤出血点等出血倾向。

6. 常见并发症的观察及护理

(1) 动脉栓塞：由于整个手术过程均在血管腔内操作，因此，如动脉壁硬化斑块脱落或损伤血管壁可导致急性动脉栓塞、血栓形成。动脉插管易损伤血管内膜，引起管壁发炎增厚、管腔狭小以及血液粘性改变，均可导致血栓形成。另外，与术中置管时间过长、抗凝药物用量不足、反复穿刺致局部血管广泛损伤和砂袋过度压迫有关。为严防血栓形成，除技术熟练及正确使用砂袋外，还应严密观察患侧足背动脉搏动是否减弱或消失，肢体有无麻木、肿胀、发凉、苍白、疼痛。发生上述情况应立即采取溶栓治疗。另外，由于血管内支架有可能阻塞肾动脉开口或脱落的附壁血栓引起肾动脉栓塞，将导致一侧或双侧肾衰竭，因此术后要注意观察尿量并做好记录，遵医嘱及时复查肾功能。

(2) 内支架置入术后综合征：主要表现为发热、血小板下降。内支架置入体内与机体之间有免疫反应，术中导丝、导管以及移植物的鞘管对机体的刺激，使得术后可能有体温升高的吸收热现象。除给予抗炎、对症处理外，应主动向患者及家属做好解释，使他们放心。血小板下降考虑因素：①介入术后，被隔绝的瘤腔内血液停滞、形成血栓消耗大量血小板。②术中大量放射线照射对患者造血系统有影响。一般两周后逐渐恢复正常。

（三）健康教育

1. 饮食方面

告知患者本病的发生与动脉粥样硬化有关，动脉粥样硬化的形成与饮食有很大关系，故嘱患者食清淡、低脂肪、低胆固醇、高蛋白的食物，多食水果、蔬菜等含维生素丰富的膳食。

2. 保持良好的心理状态

避免情绪激动，避免剧烈活动，劳逸结合。

3. 遵医嘱坚持服用降压药及抗凝药

并向患者详细讲解抗凝药物的服用方法及重要性。不能进入高磁场所（如磁共振检查、高压氧治疗等），因体内移植物为金属支架，避免干扰，造成不了影响。

4. 其他

告知患者为观察支架是否移位、脱漏、栓塞等并发症，术后应遵医嘱定期复查。

第七节　颈动脉狭窄

一、疾病概述

颈动脉狭窄是一种常见的临床疾病，它在缺血性脑梗死的病因中约占 60%。以往采用外科手段行动脉内膜剥脱术，但是手术的风险和损伤较大。近年来，随着介入技术的发展，血管内扩张成形及支架植入术已经成为主要的治疗方法之一。

（一）病因及病理

1. 动脉粥样硬化

累及的部位大多位于颈内动脉起始段、岩段、海绵窦段，以起始段狭窄最多见。动脉粥样硬化的早期表现是血管出现脂纹样改变，镜下可见脂纹为大量的巨噬细胞和平滑肌细胞起源的泡沫细胞聚集，并隆起于内膜表面，继之发展为粥样斑块，表面为纤维帽，深部为大量黄色的由脂质和坏死物质组成的粥糜样物质。粥样斑块破裂、斑块内出血、表面血栓形成、钙化以及动脉瘤形成，导致颈动脉一系列血流动力学改变。

2. 大动脉炎

主要为主动脉及其大分支的慢性、进行性、闭塞性动脉炎，属自身免疫性疾病。临床经验发现本病与结缔组织病、某些感染、先天性血管异常、外伤等有关，多数认为本病可能是由于感染后引起血管壁上的变态反应或自身免疫性反应所致。

3. 夹层动脉瘤

动脉内膜损伤、掀起，在高速血流冲击下形成动脉夹层。

4. 肿瘤压迫或癌栓阻塞

颈部良、恶性肿瘤压迫、肿瘤颈部淋巴结转移、癌栓形成，可导致颈动脉狭窄或阻塞。

5. 放射损伤

肿瘤放疗损伤血管壁，导致动脉管腔狭窄或阻塞。

（二）临床症状与体征

颈内动脉狭窄或闭塞后的临床症状与侧支循环的建立有密切关系，如果侧支循环建立充分，可能不出现或仅有轻微的临床症状，有时可能被忽略，如果侧支循环建立不好，则会出现临床症状。

1. 颈内动脉吹风样杂音

患者主观感觉或者颈部听诊可闻及血管杂音。

2. 颈内动脉系统 TI

A 短暂脑缺血发作（TIA）为短暂的、反复发作的、可逆的、局灶性脑血液循环障碍，其神经系统的症状和体征应在 24 h 内消失。运动功能障碍最常见，主要表现为对侧肢体无力、笨拙、使用不灵活。

3. 腔隙性脑梗死

微型栓子脱落阻塞大脑动脉的深穿支，造成深部脑组织发生小缺血性软化灶，经巨噬细胞吞噬吸收后形成小囊腔，称为腔隙性脑梗死，好发于基底节区、丘脑、脑桥，极少发生在脑皮质、视放射。

4. 脑萎缩

脑供血不足导致脑组织营养障碍，形成脑萎缩。

5. 急性脑栓塞

血栓脱落形成栓子，栓塞颈内动脉颅内分支。

（三）诊断与鉴别诊断

对于有脑缺血症状的患者，在排除颅内血管病变之后，应考虑颈内动脉狭窄的可能，血管超声（Doppler）检查简便易行，有助于鉴别诊断，进一步确诊有赖于血管造影。

（四）影像学检查

1. 血管超声（Doppler）

血管超声二维图像可以检测血管狭窄的程度，观察到血流方向，估计血流速度，形象地反映血流情况；三维图像能把血管扩张、狭窄及弯曲等全貌显示出来，而且成像速度快。

一侧颈内动脉（ICA）严重狭窄的经颅多普勒（TCD）影像学特征，是基于一侧 ICA 严重狭窄后 Wilis 环的病理生理改变所致。当 ICA 狭窄或闭塞时，ICA 的远端血流不能充盈，则其远端大脑中动脉（MCA）和大脑前动脉（ACA）的血流量减少、血流速度减低。

2. MRA

颈部大血管血流速度快，流动增强效应明显，使用时间飞越技术（TOF）可以清楚显示颈部大血管的 MRA 图像，能够较好地发现颈动脉狭窄的长度及程度，以及是否闭塞，但是MRA 不能直接观察动脉壁上的斑块。

3. 血管造影（DSA）

DSA 检查是诊断颈动脉狭窄的金标准，有利于显示病变的部位、狭窄长度和狭窄程度，确定狭窄段有无动脉瘤及溃疡形成，判断是否合并椎动脉、颈外动脉及颅内动脉受累，并有利于了解侧支循环的建立情况，可为血管内介入治疗提供直接依据。

颈动脉狭窄的直接征象为颈动脉管腔狭窄，严重者表现为血管闭塞。对于血管闭塞者，需多角度延时采集图像以显示"线样征"，即假性闭塞。颈动脉狭窄的间接征象：血管形态不规则、龛影形成、动脉瘤形成、血管局限性扩张等。

（五）适应证

（1）颈动脉狭窄＞70％。

（2）与狭窄段有关的脑实质缺血。

（3）动脉粥样硬化斑块表现为非严重溃疡性斑块。

（4）与狭窄有关的神经系统症状。

（六）禁忌证

（1）严重溃疡性和高度钙化的斑块。

（2）有严重的神经功能障碍，如偏瘫、失语以及昏迷等。

（3）有严重的出血倾向。

（4）严重的全身器质性疾病，如心、肝、肾功能障碍。

（5）CT 或 MRI 显示严重的脑梗死灶。

（6）狭窄程度＜50％，TCD 显示远端供血良好，血流没有搏动性。

（七）操作技术

（1）术前 3 d 给予抗血小板药物，以预防术中血栓栓塞。

（2）麻醉：一般局麻有利于观察患者生命体征的变化，如果患者紧张或不配合，则可以全麻。

（3）穿刺：经股动脉穿刺，一般放置 7～9F 导管鞘，全身肝素化；导管鞘侧壁三通连接管与加压输液袋连接管连接，在连接前应注意管道内有无残余气泡，调节加压输液速度。将带 Y 形阀侧壁接头的三通连接管与加压输液袋连接，排尽残余空气，然后将 Y 形阀连接于导引导管尾端。

（4）导丝选择 0.018 英寸微导丝，导引导管头端一般放置在 $C_{4\sim5}$ 水平。

（5）造影准确测量狭窄段：利用参照物准确测量狭窄程度及狭窄段近端血管的内径，以支架直径与狭窄段近端血管内径管径之比为 1.1∶1 的标准选择支架。支架长度要略＞狭窄段的长度（粥样硬化斑块的长度），支架必须完全覆盖斑块，并且在斑块两端各延伸 5 mm 左右，因为实际病变的长度要比造影显示得长。比如狭窄长度 2 cm，则支架长度应选择 3～4 cm。

（6）支架释放：在示踪图下将微导丝小心穿过狭窄段，支架通过微导丝置入狭窄段，支架到位后用一只手握住支撑杆，稳定支架的位置，另一支手缓缓释放支架，当支架前面 1/3 打开后稍停一下，观察支架的位置，并让已释放的支架充分贴壁、固定，然后缓缓释放全部支架。一般情况下支架未打开时的位置应略高于预定释放的位置，这样就可以抵消支架完全打开后由于支架缩短可能会达不到理想的位置。另外，如果在前面 1/3 打开后位置偏高，可以稍稍下拉支架，达到最佳位置后完全释放支架。

（7）支架置入后再次造影，决定是否进一步支架内扩张。

（8）术后肝素自然中和，给予抗血小板治疗。

（八）注意事项

（1）对于高度狭窄病变（狭窄＞90％），支架置入前应进行预扩，使用小球囊、低气压，尽量使用保护装置。

（2）扩张前或支架释放前，如果患者心率＜60 次/分钟，必须预先静脉给予阿托品 0.5 mg，可以预防由于刺激颈动脉体引起迷走神经兴奋性增加而致的心率和血压下降。

（3）对于一侧颈动脉闭塞的患者，扩张时由于短暂脑缺血、缺氧，有可能会出现烦躁、不适、黑蒙等症状，此时一定要镇静，嘱患者咳嗽或拍患者的心前区，一般会缓解。

（4）最好在球囊扩张或支架置入前，给予小剂量尿激酶（约 20 万单位），以防止术中血栓栓塞。

（5）对于高度狭窄的患者，如果支架置入前未预扩，而支架释放后支撑导管卡在支架内拉不下来，此时应将导引导管送入支架内，尽量靠近狭窄段并最好穿过，同时向下拉支撑杆，就可以将其拉下。

（6）支架释放后如果膨胀不满意，可以再扩张，但最好要有保护装置，因为再扩张易导致斑块脱落。

（7）自膨式支架在释放后 1 个月内会再扩张。

（8）术后 3 个月、以后每半年 B 超检查随访，发现再狭窄后行血管造影，可以及时处理。

（9）是否预扩张：预扩张仅是将狭窄部位的斑块撕开、压扁，及时地覆盖支架，斑块脱落的危险并不大。而后扩张时虽斑块撕裂的情况不易发生，但由于后扩张时支架网眼对斑块的切割，造成小斑块脱落的几率加大。在无保护装置时，病变并非高度狭窄，可不行扩张。支架释放后，任其缓慢自膨扩张，此时支架的目的是预防动脉粥样硬化斑块的脱落。对于高度狭窄必须扩张的病例，应使用保护装置，进行预扩张后释放支架。

（10）保护装置的使用：为了预防由于支架植入或球囊扩张导致的斑块脱落，减少脑梗死的发生，目前市场上销售的保护装置有两种：Cordis 公司生产的 Angioguard 和 Boston 公司生产的 EPI。选择保护装置的原则是，保护伞的直径应与狭窄远端 2 cm 左右颈内动脉的直径一致。

（九）并发症

1. 心律失常

心律失常是最常见的现象，由于支架或球囊对迷走神经的刺激，术中可出现心率下降，一般在扩张前或支架释放前静脉给予阿托品 0.5～1 mg。如下降的比例不大，则不必处理，一般几分钟后可自行缓解，当心率下降到 50 次/分钟时，则应处理。

2. 血压下降

有些患者在术中、术后可能会出现血压下降，术后可给予平衡液 500 mL 观察 2 h，如果比术前下降超过 40 mmHg，则可以静脉给予阿托品 0.5 mg。对于持续血压不升者，可以静脉持续泵入多巴胺维持 24～72 h。

3. 急性脑缺血

对于一侧颈内动脉闭塞、另一侧颈内动脉高度狭窄的患者，术中由于球囊扩张，暂时阻断颅内血供，导致颅内急性缺血，患者可出现一过性黑蒙、呼吸困难、胸闷等症状。所以球囊扩张时间要短，如果出现不适，嘱患者咳嗽或拍打患者心前区，一般可缓解。

4. 血管痉挛

术中导管、导丝的操作可以导致血管痉挛，如果出现明显的症状，可以给予罂粟碱 30 mg 加 50 mL 生理盐水缓慢静脉推注。

5. 术中血栓形成或斑块脱落

术中血栓形成或斑块脱落是较常见的严重并发症，可发生在手术的各个阶段，包括造影时运送导管和支架释放后造影。临床首发表现多见于患者打哈欠，随后根据栓塞部位可表现为一侧面纹浅、伸舌偏侧、言语不利、一侧肢体活动障碍，甚至昏迷。由于栓子脱落致残率仍较高。因此，早期溶栓、脱水、解痉、给氧以及脑保护等治疗十分重要。溶栓药物一般使用尿激酶，1 万 U/分持续泵入，不超过 80 万单位。若造影显示为较大的栓子栓塞大血管主干，如颈内动脉或大脑中动脉栓塞，应使用微导管接触性溶栓，如溶栓效果欠佳，可考虑使用支架，将栓子压迫到一侧，使血管再通。甚至可以用微导丝将栓子推到小分支，减小栓塞范围。由于颈动脉狭窄的患者年龄较大，动脉硬化较严重，甚至在造影时就有可能使动脉硬化的斑块脱落。因此，在操作中应避免粗暴动作，尤其在输送导引导管时更要注意。对狭窄部位的扩张和释放支架的过程中，斑块的脱落常常不可避免，故应尽量使用保护装置，另外，为了有效地减少栓子的脱落，术前规范化给药和规范化操作十分重要，包括全身肝素化、导管不间断的生理盐水加压冲洗和排除空气等。

6. 再灌注损伤及脑出血

颈动脉高度狭窄的病例，颅内血管长期处于低血流灌注状态，血管自主调节功能受损。支架植入术后，一旦大量血液涌入，极易造成过度灌注突破综合征，狭窄远端颅内血管过度灌注引起脑出血是十分凶险的并发症。颈动脉狭窄程度、近期脑梗死、术后高血压，是术后出血性脑卒中的重要影响因素。

二、护理

（一）护理要点

（1）向患者介绍颈部血管成形术的目的、方法及注意事项，消除其疑虑，积极配合治疗。

（2）术前 2～5 d 开始口服阿司匹林 300 mg，每天 1 次，口服噻氯匹定（抵克立得）250 mg，每天 2 次，高血压患者应用降压药，使收缩压降低 1～2 kPa。

（3）执行术前常规准备。

（4）术后卧床 24 h，穿刺部位压砂袋 6 h，穿刺侧肢体平伸制动 12 h，观察穿刺点有无渗血、出血及穿刺侧肢体末梢循环情况。

（5）观察神经、精神症状和体征：严密观察血压的改变，防止脑过度灌注综合征引起脑出血，防止血栓的形成等。

（6）观察生命体征的改变，防止心律失常的发生。

（7）术后安心静养，保持情绪稳定。

（8）术后继续口服阿司匹林 300 mg，每天 1 次，连续 3～6 个月；口服噻氯匹啶 250 mg，每天 2 次，连续 2～4 周。

（二）健康教育

（1）保持环境安静，空气新鲜，光线柔和。

（2）做好心理指导，保持心情舒畅，避免情绪激动。

（3）遵医嘱服用抗凝药物，根据身体状况适当参加户外活动，避免外伤。

（4）禁食酸辣刺激性食物，多食蔬菜、水果、含纤维素及豆类食品。

（5）术后 3 个月门诊复查，行彩色多普勒检查以观察血流情况，以后每隔 6～12 个月随访检查 1 次。

第六章

普外科常见病护理

第一节　腹部损伤

一、疾病概述

（一）概念

腹部损伤是由于各种原因所导致的腹壁和（或）腹腔内脏器官损伤。平时多见于交通事故、空中坠落、工业劳动意外，以及打架斗殴中的刀伤、枪伤等，发病率占 0.4%～1.8%，战时损伤可高达 50%。

多数腹部损伤同时伴有严重的内脏损伤，如果伴有脾、肝、胰腺等腹腔实质脏器破裂或大血管损伤，可因大出血而导致死亡；如果伴有胃、十二指肠、小肠、结肠、直肠等空腔脏器受损伤时，可发生严重的腹腔感染而威胁生命。早期正确的诊断和及时、合理的处理，是降低腹部损伤导致死亡的关键。

（二）相关病理生理

腹部损伤可分为开放性和闭合性两大类。在开放性损伤中，有腹膜破损者为穿透伤（多伴内脏损伤），无腹膜破损者为非穿透伤（有时伴内脏损伤）。有入口、出口者为贯通伤，有入口无出口者为盲管伤。

腹部损伤的严重程度，以及是否涉及内脏、涉及什么内脏多取决于暴力的强度、速度、着力部位和方向等，而且与身体解剖特点、内脏原有的病理情况和功能状态等内在因素有关。一般来说，肝、脾组织结构脆弱，血供丰富，位置固定，受到暴力打击容易发生破裂。上腹受压可使胃、十二指肠、胰腺破裂等。

常见开放性损伤容易受损的内脏依次是：肝、小肠、胃、结肠、大血管；闭合性损伤中依次是脾、肾、小肠、肝、肠系膜。

（三）病因与诱因

开放性损伤常由刀刺、枪弹、弹片等锐器或火药伤引起。闭合性损伤常是坠落、碰撞、冲击、挤压、拳打脚踢等钝性暴力所致。

（四）临床表现

由于致伤原因、受伤的器官及损伤的严重程度不同，腹部损伤的临床表现差异很大。轻微的腹部损伤，临床上可无明显症状和体征；而严重者可出现重度休克甚至处于濒死状态。

肝、脾、胰、肾等实质性器官或大血管损伤时主要临床表现为腹腔内（或腹膜后）出血。包括面色苍白，脉搏加快、细弱、脉压变小，严重时血压不稳甚至休克；腹痛呈持续性，一般不很剧烈，腹膜刺激征也并不严重。但当肝破裂伴有较大肝内或肝外胆管断裂时，可发生胆汁性腹膜炎；胰腺损伤伴有胰管断裂，胰液溢入腹腔可出现明显腹痛和腹膜刺激征。体征最明显处常是损伤所在的部位。右肩部放射痛，提示可能有肝损伤；左肩部放射痛则提示有脾损伤。肝、脾破裂出血量较多者可有明显腹胀和移动性浊音。肝、脾包膜下破裂或系膜、网膜内出血则有时可表现为腹部包块，泌尿系脏器损伤时可出现血尿。

胃肠道、胆道、膀胱等空腔脏器破裂的主要临床表现是弥漫性腹膜炎。除胃肠道症状及稍后出现的全身性感染表现外，最突出的是腹膜刺激征，通常胃液、胆液、胰液刺激最强，肠液次之，血液最轻。伤者可有气腹征，尔后可因肠麻痹而出现腹胀，严重时可发生感染性休克。腹膜后十二指肠破裂的患者有时可出现睾丸疼痛、阴囊血肿和阴茎异常勃起等症状和体征。如果实质性脏器和空腔脏器两类器官同时破裂，则出血和腹膜炎两种临床表现可以同时出现。

（五）辅助检查

1. 实验室检查

包括血、尿常规检查，血、尿淀粉酶以及生化检查。

2. B超声检查

B超检查在腹部损伤的诊断中倍受重视。可发现直径1～2 cm的实质内血肿，并可发现脏器包膜连续性中断和实质破裂等情况。超声检查对腹腔积液的发现率很高。并可根据B超检查估计出腹腔积液的量，即每1 cm液平段，腹腔积液约有500 mL。由于气体对超声的反射强烈，其在声像图上表现为亮区。因此，B超检查也可发现腹腔内的积气，有助于空腔脏器破裂或穿孔的诊断。

3. X线检查

有选择的X线检查对腹部损伤的诊断是有价值的。常用的有胸片、平卧位及左侧卧位腹部平片。立位腹部平片虽然更有意义，但不适用于重伤员。根据需要拍骨盆正、侧位片。

4. CT检查

CT对软组织和实质性器官的分辨力较高。CT能清晰地显示肝、脾、肾的包膜是否完整、大小及形态结构是否正常，对实质性脏器损伤的诊断有价值。

5. 诊断性腹腔穿刺术和腹腔灌洗术

抽到液体后观察其性状，推断受损器官种类；必要时行显微镜和涂片检查。严重腹内胀气、大月份妊娠、腹腔内广泛粘连和躁动不能合作者则禁忌做穿刺检查。

（六）治疗原则

1. 非手术治疗

适用于暂时不能确定有无腹腔内器官损伤；血流动力学稳定，收缩压＞90 mmHg；心律＜100次/分钟；无腹膜炎体征；未发现其他内脏的合并伤；已证实为轻度实质性脏器损伤，生命体征稳定者。

非手术治疗期间应严密观察病情变化，包括：①每 15～30 min 测定 1 次呼吸、脉率和血压。②腹部体征检查，每半小时进行 1 次，注意有无腹膜炎的体征及其程度和范围的改变。③每30～60 min检查 1 次血常规，了解红细胞数、血红蛋白、血细胞比容和白细胞计数的变化。④每 30～60 min 作 1 次 B 超扫查；⑤必要时可重复进行诊断性腹腔穿刺术或灌洗术，或进行 CT、血管造影等检查。

观察期间需要特别注意的是：①不要随便搬动伤者，以免加重伤情。②不注射止痛剂（诊断明确者例外），以免掩盖伤情。

非手术治疗措施包括：①输血补液，防治休克。②应用广谱抗生素，预防或治疗可能存在的腹内感染。③禁食，疑有空腔脏器破裂或有明显腹胀时应行胃肠减压。④营养支持。

2. 手术治疗

已确定腹腔内脏器破裂者，应及时进行手术治疗。对于非手术治疗者，经观察仍不能排除腹内脏器损伤，或在观察期间出现以下情况时，应终止观察，进行剖腹探查手术。①腹痛和腹膜刺激征有进行性加重或范围扩大者。②肠蠕动音逐渐减少、消失或出现明显腹胀者。③全身情况有恶化趋势，出现口渴、烦躁、脉率增快或体温及白细胞计数上升者。④膈下有游离气体表现者。⑤红细胞计数进行性下降者。⑥血压由稳定转为不稳定甚至休克者；或积极救治休克过程中，情况不见好转反而继续恶化者。⑦腹腔穿刺吸出气体、不凝血液、胆汁或胃肠内容物者。⑧胃肠出血不易控制者。

一旦决定手术，就应尽快完成手术前准备：建立通畅的输液通道、交叉配血、放置鼻胃管及尿管。如有休克，应快速输入平衡液补充血容量。由于腹部创伤患者往往处于休克状态，因此一般选择气管内麻醉，既能保证麻醉效果，又能根据需要供氧。手术原则上是先处理出血性损伤，后处理穿破性损伤；对于穿破性损伤，应先处理污染重（如下消化道）的损伤，后处理污染轻的损伤。腹腔内损伤处理完后，彻底清除腹内残留的异物（如遗留的纱布等）、组织碎块、食物残渣或粪便等。用大量生理盐水冲洗腹腔。根据需要放置引流管或双腔引流管。腹壁切口污染不重，可予分层缝合；污染较重者，皮下应留置引流物。

二、护理评估

（一）一般评估

1. 生命体征（T、P、R、BP）

腹部损伤如果伴有严重的内脏损伤或大血管损伤，患者可出现大出血而引起血压和脉搏的变化；如果伴有胃、十二指肠、小肠、结肠、直肠等空腔脏器受损伤时，可发生严重的腹腔感染引起体温升高。因此应每 15～30 min 监测 1 次生命体征，出现异常应及时告知主管医生。

2. 患者主诉

向患者或护送人员详细了解受伤时间、地点、部位、姿势、伤情、致伤源性质、方向、强度，受伤后的病情变化、急救措施及效果。了解患者受伤后有无腹痛及腹痛的特点、部位、持续时间，有无伴随恶心、呕吐等症状。

（二）身体评估

1. 视诊

观察患者有无面色苍白、出冷汗等失血表现，腹部有无外伤、淤血、瘀斑、包块及其部位、大小，有无脏器自腹壁伤口脱出。

2. 触诊

脉搏是否加快、细弱，腹部有无包块，有无肌紧张、压痛、反跳痛，以及疼痛程度范围。

3. 叩诊

肝浊音界是否缩小或消失，有无移动性浊音等内出血表现。

4. 听诊

肠鸣音是否减弱或消失。

（三）心理－社会评估

评估患者及家属对突发的腹部损伤以及伤口、出血、内脏脱出这些视觉刺激的心理承受能力；对预后的担心程度；评估经济承受能力和家庭、社会支持情况；在疾病治疗过程中的其他心理反应；本次损伤相关知识的了解程度及需求。

（四）辅助检查阳性结果评估

1. 实验室检查

血常规检查中红细胞、血红蛋白、血细胞比容等数值明显下降，白细胞计数可略有增高提示腹内有实质性脏器破裂而出血。白细胞计数明显上升提示空腔脏器破裂。血、尿淀粉酶值升高提示可能有胰腺损伤、胃或十二指肠损伤。尿常规检查发现血尿提示有泌尿器官的损伤。

2. B超声检查

B超检查腹腔有无血肿，实质脏器是否破裂，包膜是否完整，以及腹腔积液情况。

3. X线检查

胸片、平卧位及左侧卧位腹部平片检查有无气液平面等空腔脏器损害征象。

4. CT检查

CT显示肝、脾、肾的包膜是否完整、大小及形态结构是否正常。

5. 诊断性腹腔穿刺术和腹腔灌洗术

如果抽到不凝血性液，可能提示脏器破裂。

三、护理诊断（问题）

（一）有体液不足的危险

与腹腔内出血、呕吐、禁饮食有关。

（二）疼痛

与腹腔内器官破裂、消化液刺激腹膜有关。

（三）恐惧

与意外损伤和担心预后有关。

（四）潜在并发症

器官损伤、腹腔感染。

四、主要护理措施

（一）休息

手术前绝对卧床休息，禁止随意搬动；全麻未清醒者平卧位，头偏一侧；全麻清醒或硬膜外麻醉平卧 6 h 后，血压平稳改为半卧位，以利于腹腔引流，减轻腹痛，改善呼吸循环功能。

（二）饮食

留置胃肠减压，绝对禁饮、禁食、禁灌肠。

（三）用药护理

根据医嘱迅速补充血容量；使用抗感染治疗；诊断未明确者绝对不能使用止痛剂。

（四）心理护理

加强病情观察，耐心解释病情和治疗过程。

（五）健康教育

加强宣传，避免意外损伤；了解和掌握简单急救知识；发生腹部损伤，及时就医；出院后若有不适及时就诊。

五、护理效果评估

（1）患者体温、脉搏、血压、呼吸等生命体征是否稳定。
（2）患者体液、电解质是否平衡，有无脱水现象。
（3）患者腹痛有无减轻或缓解。
（4）患者有无继续发生内脏出血、腹腔感染情况，或是否得到及时发现和处理。

第二节　急性化脓性腹膜炎

一、疾病概述

（一）概念

腹膜炎是发生于腹腔脏腹膜和壁腹膜的炎症，可由细菌感染、化学性（胃液、胆汁、血液）或物理性损伤等引起。急性化脓性腹膜炎是指由化脓性细菌包括需氧菌和厌氧菌或两者混合引起的腹膜急性炎症，累及整个腹腔时称为急性弥漫性腹膜炎。按发病机制分为原发性腹膜炎和继发性腹膜炎。原发性腹膜炎，又称为自发性腹膜炎，腹腔内无原发性病灶，致病菌多为溶血性链球菌、肺炎双球菌或大肠杆菌。继发性腹膜炎多由于腹腔内空腔脏器穿孔、破裂，或腹腔内脏器缺血、炎症扩散引起。临床所称急性腹膜炎多指继发性的化脓性腹膜炎，是一种常见的外科急腹症。

（二）相关病理生理

腹膜受到刺激后立即发生充血、水肿等炎症反应，随后大量浆液渗出，可以稀释腹腔内的毒素。并逐渐出现大量中性粒细胞和吞噬细胞，可吞噬细菌及微细颗粒，加上坏死组织、细菌和凝固的纤维蛋白，使渗出液变为浑浊而成为脓液。大肠杆菌感染的脓液呈黄绿色、稠厚，并有粪臭味，在诊断上有着重要意义。

腹膜炎的转归取决于患者全身和腹膜局部的防御能力和污染细菌的性质、数量和时间。当患者身体抵抗力较弱，细菌数量多，毒力强时，炎症趋于恶化。这时细菌及其内毒素刺激机体的防御系统，激活多种炎性介质后，可导致全身炎症反应；毒素吸收可导致感染性休克；腹膜严重充血水肿并渗出大量液体后可引起水、电解质紊乱、蛋白丢失和贫血；腹腔内脏器浸泡在脓液中，肠管扩张、麻痹，膈肌上抬影响心肺功能加重休克。当患者年轻体壮，抗病能力强时可使病菌毒力减弱，使炎症局限和消散。当腹膜炎治愈后，腹腔内多有不同程度的粘连，部分肠管粘连扭曲可造成粘连性肠梗阻。

（三）病因与诱因

原发性腹膜炎多由血行播散、上行性感染、直接扩散、透壁性感染引起。

继发性腹膜炎多由腹内脏器穿孔、炎症、损伤、破裂或手术污染引起的。其主要的原因是急性阑尾炎，其次是胃、十二指肠溃疡穿孔。病原菌以大肠杆菌最多见，其次为厌氧类杆菌、肠球菌、链球菌、变形杆菌等，一般多为细菌性混合感染，毒性强。

临床表现：早期表现为腹膜刺激症状，如腹痛、压痛、腹肌紧张和反跳痛等；后期由于感染和毒素吸收，主要表现为全身感染中毒症状。

（1）腹痛是最主要的症状，其程度随炎症的程度而异，但一般都很剧烈，不能忍受，且呈持续性。深呼吸、咳嗽、转动身体时都可加剧疼痛，故患者不愿意变动体位。疼痛多自原发灶开始，炎症扩散后蔓延及全腹，但仍以原发病变部位较为显著。

（2）恶心、呕吐等消化道症状为早期出现的常见症状。开始时因腹膜受刺激引起反射性的恶心、呕吐，呕吐物为胃内容物；后期出现麻痹性肠梗阻时，呕吐物转为黄绿色内含胆汁液，甚至为棕褐色粪样肠内容物。由于呕吐频繁，可呈现严重脱水和电解质紊乱。

（3）发热：开始时体温可以正常，之后逐渐升高。老年衰弱的患者，体温不一定随病情加重而升高。脉搏通常随体温的升高而加快。如果脉搏增快而体温反而下降，多为病情恶化的征象，必须及早采取有效措施。

（4）感染中毒症状：当腹膜炎进入严重阶段时，常出现高热、大汗、口干、脉快、呼吸浅促等全身中毒表现。后期由于大量毒素吸收，患者则表现为表情淡漠、面容憔悴、眼窝凹陷、口唇发绀、肢体冰冷、舌黄干裂、皮肤干燥、呼吸急促、脉搏细速、体温剧升或下降、血压下降、休克、酸中毒。若病情继续恶化，终因肝肾功能衰弱及呼吸循环衰竭而死亡。

（5）腹部体征：腹式呼吸减弱或消失，并伴有明显腹胀。腹胀加重常是判断病情发展的一个重要标志。肌紧张、压痛、反跳痛是腹膜炎的重要体征，始终存在，通常是遍及全腹而以原发病灶部位最为显著。腹肌紧张程度则随病因和患者全身状况的不同而有轻重不一。腹部叩诊可因胃肠胀气而呈鼓音。胃肠道穿孔时，叩诊时常发现心肝浊音界缩小或消失。腹腔内积液过多时，可以叩出移动性浊音。听诊常发现肠鸣音减弱或消失。直肠指诊时，如直肠前窝饱满及触痛，则表示有盆腔感染存在。

（四）辅助检查

1. 实验室检查

血常规检查提示白细胞计数和中性粒细胞比例增多，或有中毒颗粒。病情危重或机体反应能力低下者，白细胞计数可不升高。

2. X 线检查

腹部立卧位平片可见小肠普遍胀气，并有多个小液平面的肠麻痹征象；胃肠穿孔时多数可见膈下游离气体。

3. B 超检查

可显示腹内有积液。

4. 诊断性腹腔穿刺或腹腔灌洗

根据叩诊或 B 超定位穿刺，根据穿刺液性状、气味、浑浊度、涂片镜检、细菌培养以及淀粉酶测定等可判断病因。如胃十二指肠溃疡穿孔时穿刺液呈黄色、浑浊、无臭味，有时可抽出食物残渣；急性重症胰腺炎时抽出液为血性，胰淀粉酶含量高。如果腹腔穿刺抽出不凝固血液，说明有腹腔内实质脏器损伤。腹腔内液体少于 100 mL 时，腹腔穿刺往往抽不出液体，注入一定量的生理盐水后再行抽液检查。

（五）治疗原则

积极消除原发病因，改善全身状况，促进腹腔炎症局限、吸收或通过引流使炎症消除。

1. 非手术治疗

对于病情较轻或病情已经超过 24 h，且腹部体征已经减轻；原发性腹膜炎；伴有严重心肺等脏器疾病不能耐受手术者；伴有休克、严重营养不良、电解质紊乱等需术前纠正可采取非手术治疗。主要措施包括半卧位、禁食、持续胃肠减压、输液、输血、应用抗生素、镇静、给氧等治疗措施。

2. 手术治疗

手术治疗适应证：①腹腔内原发病灶严重者，如腹内脏器损伤破裂、绞窄性肠梗阻、炎症引起肠坏死、肠穿孔、胆囊坏疽穿孔、术后胃肠吻合口瘘所致腹膜炎。②弥漫性腹膜炎较重而无局限趋势者。③患者一般情况差，腹腔积液多，肠麻痹重，或中毒症状明显，尤其是有休克者。④经非手术治疗 6～8 h（一般不超过 12 h），如腹膜炎症状与体征均不见缓解，或反而加重者。⑤原发病必须手术解决的，如阑尾炎穿孔、胃十二指肠穿孔等。

具体措施包括处理原发病因、清理腹腔、充分引流。

二、护理评估

（一）一般评估

1. 生命体征（T、P、R、BP）

每 15～30 min 测定 1 次呼吸、脉率和血压。

2. 患者主诉

腹痛发生的时间、部位、性质、程度、范围以及伴随症状。如有呕吐，了解呕吐物性状。了解患者健康史，包括了解患者年龄、性别、职业等一般资料；了解既往病史，有无胃十二指肠溃疡或阑尾炎、胆囊炎发作史；有无腹部手术、外伤史；近期有无呼吸系统、泌尿系统感染病史或营养不良等其他导致抵抗力下降的情况。

（二）身体评估

1. 腹部情况

腹式呼吸是否减弱或消失；有无腹部压痛、反跳痛、腹肌紧张及其部位、程度、范围；有无肝浊音界缩小或消失，或移动性浊音；肠鸣音是否减弱或消失；直肠指诊时，如直肠前窝饱满及触痛，则表示有盆腔感染存在。

2. 全身情况

患者精神状态、生命体征是否稳定、饮食活动情况；有无寒战、高热、呼吸浅快、面色苍白等感染性中毒表现；有无水、电解质、酸碱失衡表现；有无口干、肢端发冷、血压下降、神志恍惚等休克表现。

（三）心理—社会评估

了解患者及家属的心理反应和心理承受能力，有无焦虑、恐惧表现。以及对本病的认识程度、治疗合作情况；家属态度，家庭经济以及社会支持情况。

（四）辅助检查阳性结果评估

（1）实验室检查血常规检查提示白细胞计数和中性粒细胞比例增多，或有中毒颗粒。病情危重或机体反应能力低下者，白细胞计数可不升高。

（2）X线检查小肠普遍胀气，并有多个小液平面的肠麻痹征象；胃肠穿孔时多数可见膈下游离气体。

（3）B超检查可显示腹内有积液，有助于原发病的诊断。

（4）诊断性腹腔穿刺或腹腔灌洗腹腔穿刺可判断原发病变，明确病因。如胃十二指肠溃疡穿孔时穿刺液呈黄色、浑浊、无臭味，有时可抽出食物残渣；急性重症胰腺炎时抽出液为血性，胰淀粉酶含量高。如果腹腔穿刺抽出不凝固血液，说明有腹腔内实质脏器损伤。腹腔内液体少于 100 mL 时，腹腔穿刺往往抽不出液体，注入一定量的生理盐水后再行抽液检查。

（五）治疗效果评估

1. 非手术治疗评估要点

患者主诉腹痛及恶心、呕吐情况是否好转；腹部压痛、反跳痛是否好转；生命体征是否平稳且趋于正常；水、电解质失衡是否纠正；患者精神状况是否好转。

2. 手术治疗评估要点

麻醉方式、手术类型，腹腔引流管放置的位置，引流的情况，切口愈合的情况。

三、护理诊断（问题）

（一）腹痛、腹胀

与腹壁膜受炎症刺激有关。

（二）体温过高

与腹膜炎毒素吸收有关。

（三）体液不足

与腹腔内大量渗出、高热或体液丢失过多有关。

（四）焦虑、恐惧

与病情严重、躯体不适、担心术后康复及预后有关。

（五）潜在并发症

腹腔脓肿、切口感染。

四、主要护理措施

（一）休息

休克患者采取平卧位，或头、躯干、下肢抬高 20°，尽量减少搬动，以减轻疼痛。全麻术后头偏一侧，平卧位 6 h，待清醒后改为半坐卧位。半坐卧位可促进腹腔内渗出液流向盆腔，有利于局限炎症和引流；可促使腹内器官下移，减轻对呼吸和循环的影响；也减轻因腹肌紧张引起的腹胀等不适。鼓励患者进行脚背、脚趾的勾、绷活动，或自下而上按摩下肢以预防下肢静脉血栓形成。

（二）饮食

胃肠穿孔患者必须禁食，并留置胃管持续胃肠减压，以抽出胃肠道内容物和积液、积气，减少消化道内容物继续流入腹腔，改善胃壁血运，利于炎症的局限和吸收，促进胃肠道恢复蠕动。手术后等肠功能恢复后才可以从流质开始逐步过渡到半流质－软食－普食，而且宜循序渐进、少量多餐，可进食富含蛋白、热量和维生素的饮食，以促进机体康复和伤口愈合。

（三）用药护理

主要为维持体液平衡和有效循环血量，保持生命体征稳定；控制感染和营养支持治疗。迅速建立静脉输液通道，遵医嘱补充液体及电解质，病情严重者，必要时输入血浆或全血等以纠正低蛋白血症和贫血，根据情况使用激素，减轻中毒症状，或使用血管活性药，以维持生命体征稳定。根据患者丢失的液体量和生理需要量计算总补液量，安排好各类液体的输注顺序，并根据患者临床表现和补液监测指标及时调整输液的成分和速度。遵医嘱合理应用抗生素，根据细菌培养及药敏结果合理选择抗生素；急性腹膜炎患者的代谢率约为正常人的 140%，分解代谢增强，因此在补充热量的同时应该补充蛋白、氨基酸等。对于长期不能进食的患者应尽早实施肠外营养支持，提高机体防御和修复能力。

（四）心理护理

做好患者及家属的沟通解释工作，稳定其情绪，减轻焦虑、恐惧；鼓励帮助患者面对和接受疾病带来的变化，尽快适应患者角色，增强战胜疾病的信心和勇气。

（五）健康教育

根据患者需要介绍有关腹膜炎的基本知识，以及检查、治疗、手术、康复等方面的知识，如禁食、胃肠减压、半卧位的重要性，制订合理的健康教育计划，提高其认识和配合治疗。

五、护理效果评估

（1）患者体温、脉搏、血压、呼吸等生命体征是否稳定。

（2）患者体液、电解质是否平衡，有无脱水、休克表现。

（3）患者腹痛、腹胀有无减轻或缓解，炎症是否得到控制。

（4）患者情绪是否稳定，焦虑程度有无减轻，是否配合治疗和护理。

（5）患者是否掌握了腹膜炎的相关知识。

（6）患者未发生腹腔脓肿或切口感染，或如果发生能够得到积极有效的处理。

第三节　胃　癌

一、疾病概述

（一）概念

胃癌是我国最常见的恶性肿瘤之一。其发病率居各类肿瘤的首位，可发生于任何年龄，但以 40～60 岁多见，男女比例约为 2∶1。每年约有 17 万人死于胃癌。

（二）相关病理生理

胃癌可发生于胃的任何部位，胃窦幽门区最多、胃底贲门区次之、胃体部略少。起源于胃壁最表层的黏膜上皮细胞，可侵犯胃壁的不同深度和广度。根据癌组织浸润深度分为早期胃癌和进展期胃癌。癌灶局限在黏膜内或黏膜下层的称为早期胃癌，侵犯肌层或有转移到胃以外区域者称为进展期胃癌。

（三）病因与诱因

胃癌的确切病因至今尚未完全明确，目前认为下列因素与胃癌的发生有关。

（1）环境及饮食因素：胃癌发病率有明显的地域差别，中国、日本较北美、西欧等国家高，我国西北与东部沿海地区较南方地区高。长期食用腌制食品，熏、烤食品、发霉食物，缺乏新鲜蔬菜、水果、吸烟等都与胃癌的发生率有关。

（2）幽门螺旋杆菌感染是引发胃癌的主要因素之一。幽门螺旋杆菌能促使硝酸盐转化成亚硝酸盐及亚硝胺，并加速胃黏膜上皮细胞过度增殖导致癌变。

（3）遗传因素及免疫因素：胃癌有明显的家族聚集倾向。免疫功能低下的人胃癌发病率较高。

（4）癌前疾病和癌前病变：癌前疾病是指一些使胃癌发病危险性增高的良性疾病，如慢性萎缩性胃炎、胃息肉、胃溃疡、残胃炎、恶性贫血、巨大胃黏膜皱襞症（Menetrier 病）等。胃的癌前病变指的是容易发生癌变的病理组织学变化，如胃的不典型增生。

（四）临床表现

1. 症状

多无明显症状，部分可有上腹隐痛、嗳气、泛酸、食欲减退等轻度不适。随病情进展，上腹不适或疼痛日益加重。若癌灶位于贲门，可感到进食不通畅；若癌灶位于幽门，出现梗阻时，患者可呕吐出腐败的隔夜食物；癌肿破溃可有呕血和黑便；终末期胃癌常有消瘦、贫血、乏力、食欲缺乏、精神萎靡等恶病质症状，多有明显上腹持续疼痛，如癌灶溃疡、侵犯神经或骨膜引起疼痛。

2. 体征

早期可没有明显体征，部分可有上腹部深压不适或疼痛。晚期可扪及上腹部肿块。若出现远处转移，可有肝大、腹水、锁骨上淋巴结肿大等。

（五）辅助检查

1. 实验室检查

血常规检查早期血检多正常，中、晚期可有不同程度的贫血、粪便潜血试验阳性。目前尚无对于胃癌诊断特异性较强的肿瘤标记物，CEA、CA50、CA72-4、CA19-9、CA242 等多个标记物的连续监测对于胃癌的诊疗和预后判断有一定价值。

2. 影像学检查

上消化道 X 线钡餐造影有助于判断病灶范围，典型 X 线征象有龛影、充盈缺损、黏膜皱襞改变、蠕动异常及梗阻性改变；增强型 CT 可以清晰显示胃癌累及胃壁的范围、与周围组织的关系、有无较大的腹腔盆腔转移；PET-CT 扫描对判断是否是胃癌约有 80％ 以上的准确性，并可了解全身有无转移灶，没有痛苦，但费用昂贵。

3. 纤维胃镜检查

纤维胃镜检查是可发现早期胃癌的有效方法。可直接观察病变部位和范围，并可直接取病变部位做病理学检查。采用带超声探头的电子胃镜，可了解肿瘤浸润深度以及周围脏器和淋巴结有无转移。

（六）治疗原则

早发现、早诊断、早治疗是提高胃癌疗效的关键。外科手术是治疗胃癌的主要手段，也是目前能治愈的唯一方法，对于中晚期胃癌，可辅以化疗、放疗以及免疫治疗等综合治疗以提高疗效。

二、护理评估

（一）一般评估

1. 生命体征（T、P、R、BP）

每天监测生命体征，如果出现发热、出血等症状应该加大监测密度。

2. 患者主诉

了解患者有无嗳气、泛酸、食欲减退以及恶心、呕吐等消化道症状；了解有无上腹部胀痛、部位、性质、程度、持续时间、缓解方式；了解大便性状、颜色等。了解患者既往有无慢性胃炎、胃溃疡、胃息肉等病史；饮食喜好，是否吸烟喝酒，是否经常食用腌制、熏制食品；有无家族史。

（二）身体评估

视诊腹部有无异常隆起或凹陷，有无瘢痕或肠型；触诊腹壁紧张度如何；有无肿块以及压痛；叩诊有无移动性浊音；听诊肠鸣音是否正常。

（三）心理—社会评估

了解患者性格以及面对压力时的应对情况；对本疾病能否正确认识，是否配合治疗；有无焦虑、害怕等表现；了解患者收入以及住院费用支付情况；了解患者家庭、朋友、同事等社会支持情况。

（四）辅助检查阳性结果评估

1. 实验室检查

血常规检查有无贫血，粪便潜血试验是否阳性。

2. 影像学检查

上消化道X线钡餐造影有无龛影、充盈缺损、黏膜皱襞改变、蠕动异常及梗阻性改变；增强型CT中胃癌累及胃壁的范围、与周围组织的关系、有无较大的腹腔盆腔转移等。

3. 纤维胃镜检查

纤维胃镜检查病变部位和范围，以及病理学检查结果。

（五）治疗效果评估

1. 非手术治疗评估要点

上腹部疼痛是否得到缓解，营养缺乏是否得到改善，是否了解自身疾病相关知识。

2. 手术治疗评估要点

手术过程是否顺利，肿块是否切除全面，术后是否会出现出血、十二直肠残端破裂、吻合口瘘、消化道梗阻、倾倒综合征等并发症。

三、护理诊断（问题）

（一）焦虑、恐惧或绝望

与对疾病的发展及以后缺乏了解、对疾病的治疗效果没有信心有关。依据：抑郁、沮丧、伤感、失助。

（二）营养失调

与胃功能降低、营养摄入不足；肿瘤生长消耗大量能量；禁食；消化道对化疗的反应等因素有关。

（三）知识缺乏

与缺乏相关胃癌的医护知识有关。

（四）潜在并发症

出血、十二直肠残端破裂、吻合口瘘、消化道梗阻、倾倒综合征等。

四、主要护理措施

（一）休息

环境良好、生活规律、劳逸结合，忌疲劳。

（二）饮食

胃癌患者要加强营养护理，纠正负氮平衡，提高手术耐受力和术后恢复的效果。能进食者给予高热量、高蛋白、高维生素饮食，食物应新鲜易消化。对于不能进食或禁食患者，应从静脉补给足够能量、氨基酸类、电解质和维生素，必要时可实施全胃肠外营养（TPN）。对化疗的患者应适当减少脂肪、蛋白含量高的食物，多食绿色蔬菜和水果，以利于消化和吸收。

术后饮食需结合对饮食耐受情况及胃肠容量酌情调整进食量及种类、进食间隔和次数。术后初期一般采用特殊途径供给营养，如静脉营养或肠内营养。术后3～4 d排气、胃肠功能恢复后，可渐进食，通常应循以下原则：

1. 少食多餐

因术后接纳食物的空间明显缩小，每餐食量也不能多，只能少食多餐才能满足机体对营养的需求，以每天8～10餐开始为宜，术后1个月左右逐渐改为5～6餐，3～6个月后逐渐改为3～4餐。因各人情况不同，没有绝对标准，主要根据食后是否不适来决定每次进餐量和间隔时间。主食与配菜应选稀、软且易于消化的食物。由于患者短期内并不习惯小胃或无胃的状态，往往容易按术前习惯吃喝导致胀满难受、胃排空障碍、甚至吻合口开裂，所以千万不可暴饮暴食。

2. 多食蛋白质丰富食物

术后初期应按照无渣清流食、少渣流食、半流食、软食、普食顺序进食。流质饮食以米汤、蛋汤、菜汤、藕粉、肠内营养制剂、奶、蛋白粉为宜。半流食应选高蛋白、高热量、高维生素、低脂肪、新鲜易消化食物；动物性蛋白最好来源是鱼类，也可食蛋羹、酸奶；植物性蛋白以豆腐为佳。进普食后，应多食蔬菜、水果。

3. 少食甜食和脂肪

应避免摄入大量过甜食物引起不适。脂肪供能不超总能量35％，少食畜肉脂肪，应食易消化吸收的脂肪，如植物油、奶油、蛋黄等。

4. 食物禁忌

（1）忌食冰冷、过烫食物。

（2）忌辛辣刺激性强的调味品。

（3）忌饮烈酒、浓茶等刺激性饮料。

（4）避免过于粗糙食物，如油炸食物。

5. 预防贫血

胃癌次全切除尤其全胃切除后，易发生缺铁性贫血，因此可适当食用瘦肉、鱼、虾、动物血、动物肝以及大枣、绿叶菜、芝麻酱等富含蛋白质与铁质的食品。

6. 细嚼慢咽

术后胃研磨功能减弱，对于较粗糙不易消化的食物，应细嚼慢咽。

放化疗期间饮食：增强营养可使癌细胞生长，活跃生长的癌细胞更易被放化疗损伤，因此放化疗期间应该增加营养摄入，宜补充高蛋白质食品。若食欲缺乏、恶心呕吐，可采取以下措施：①增加开胃食品，如山楂、萝卜、香草、陈皮等。②少食多餐。③更换食谱，改变烹调方法。④食物要比较熟烂便于消化吸收。⑤多吃维生素含量高的生拌凉菜和水果。实在难以进食者应给予肠内营养或静脉营养支持。

（三）手术护理

1. 术前注意患者的营养与进食情况

按病情给予高蛋白、高热量、高维生素少渣软食、半流食或流食。纠正水电解质紊乱，准确记录出入量，对重度营养不良、血浆蛋白低、贫血者，术前补蛋白质或输血。有幽门梗阻者，术前3 d每晚用温盐水洗胃，消除胃内积存物，减轻胃黏膜水肿。严重幽门梗阻者，应于术前1～3 d作胃肠减压，使胃体积缩小。予术日晨放置胃管，抽尽胃液后留置胃管。

2. 术后严密观察生命体征

硬膜外麻醉4～6 h或全麻清醒血压、脉搏平稳后半坐卧位。注意保持卧位正确，以利呼吸和腹腔引流。鼓励深呼吸、咳痰、翻身及早期活动，预防肺部感染及其他并发症。注意口腔卫生，预防腮腺炎。

3. 腹腔引流

腹腔引流管接无菌瓶，每3 d更换1次，以防逆行感染。必须严密观察引流液的颜色、性质、量，并准确记录。一般在24 h内量多，为血浆样渗出液，以后逐渐减少。如引流液为鲜红色，且超过500 mL应考虑有出血。要勤巡视，随时观察引流管是否通畅以及有无扭曲、脱落。

4. 持续胃肠减压

保持胃管通畅，以减少胃内容物对吻合口的刺激，预防吻合口水肿和吻合口瘘。每2 h用生理盐水冲洗胃管1次，每次量不超过20 mL并相应吸出，避免压力过大，冲洗液过多而引起出血。注意引流液的性质及量，并准确记录引流量。如有鲜血抽出，必须及时报告医生处理。胃管应妥善固定，不可随意移动，并注意有无脱落或侧孔吸胃壁，使胃肠减压停止。

5. 术后饮食

术后3 d禁食、禁水，静脉补液，每天3000 mL左右。在停止胃肠减压后，可饮少量水。次全胃切除术和全胃切除术的术后饮食要求有一定的区别。

（四）心理护理

对胃癌患者，在护理工作中要注意发现患者的情绪变化，护士要注意根据患者的需要程度和接受能力提供信息；要尽可能采用非技术性语言使患者能听得懂，帮助分析治疗中的有利条件和进步，使患者看到希望，消除患者的顾虑和消极心理，增强对治疗的信心，能够积极配合治疗和护理。

（五）健康教育

在平时的饮食方面应注意以下问题。

（1）不吃或少吃含有亚硝胺类物质的食物，如咸鱼、香肠及酸菜等。

（2）多吃新鲜蔬菜，避免多吃过度刺激性饮食。节制烟酒，定时饮食。饮食适度，防止暴饮暴食，以减少胃炎和胃溃疡的发生。

（3）积极治疗萎缩性胃炎、胃溃疡等疾病，并应定期复查。

（4）一经确诊为多发性息肉或直径>2 cm的单发性息肉，应及时采取手术治疗。

（5）对有柏油样便者，无论有无胃部症状，都应该到医院做进一步检查。

五、护理效果评估

（1）患者上腹部疼痛不适是否得到缓解。

（2）患者营养缺乏是否得到改善。

（3）患者是否了解自身疾病相关知识，情绪是否稳定，是否积极配合治疗。

（4）手术后有无出血、十二直肠残端破裂、吻合口瘘、消化道梗阻、倾倒综合征等并发症。如果出现，是否能得到及时正确处理。

第四节　肠梗阻

一、疾病概述

（一）概念

肠梗阻指肠内容物由于各种原因不能正常运行，在通过肠道过程中受阻，为常见急腹症之一。在起病初期，梗阻肠段先有解剖和功能性改变，继则发生体液和电解质的丢失、肠壁循环障碍、坏死和继发感染，最后可致毒血症、休克、死亡。

（二）相关病理生理

肠梗阻的主要病理生理改变为肠管膨胀、体液和电解质的丢失，以及感染和毒血症。这些改变的严重程度视梗阻部位的高低、梗阻时间的长短以及肠壁有无血液供应障碍而不同。

1. 肠管膨胀

机械性肠梗阻时，一方面，食管上端括约肌发生反射性松弛，患者在吸气时不自觉地将大量空气吞入胃肠（肠腔积气的70%是咽下的空气，其中大部分是氮气，不易被胃肠吸收，其余30%的积气是肠内酸碱中和与细菌发酵作用产生的，或自血液弥散至肠腔的 CO_2、H_2、$CH4$ 等气体）；另一方面，肠梗阻时大量液体和气体聚积在梗阻近端引起肠膨胀，而膨胀能抑制肠壁黏膜吸收水分，以后又刺激其增加分泌，如此肠腔内液体越积越多，使肠膨胀进行性加重，肠腔压力逐渐增大〔正常成人每天消化道分泌的唾液、胃液、胆液、胰液和肠液的总量约 8 L，绝大部分被小肠黏膜吸收，以保持体液平衡。在单纯性肠梗阻，肠管内压力一般较低，初时常低于 8 cmH_2O（0.78 kPa）。但随着梗阻时间的延长，肠管内压力甚至可达到 18 cmH_2O（1.76 kPa）。结肠梗阻时肠腔内压力平均多在 25 kPa（2.45 kPa）以上，甚至有高到 52 cmH_2O（5.10 kPa）〕。肠腔膨胀可引起肠蠕动增强，导致肠绞痛。肠管内压力增高可使肠壁静脉回流障碍，引起肠壁充血水肿，通透性增加。肠管内压力继续增高可使肠壁血流阻断，使单纯性肠梗阻变为绞窄性肠梗阻，严重的肠膨胀甚至可使横膈抬高，影响患者的呼吸和循环功能。

2. 体液和电解质的丢失

肠梗阻时肠膨胀可引起反射性呕吐。高位小肠梗阻时呕吐频繁，大量水分和电解质被排出体外。如梗阻位于幽门或十二指肠上段，呕出过多胃酸，则易产生脱水和低氯低钾性碱中毒。如梗阻位于十二指肠下段或空肠上段，则重碳酸盐的丢失严重。低位肠梗阻，呕吐虽远不如高位者少见，但因肠黏膜吸收功能降低而分泌液量增多，梗阻以上肠腔中积留大量液体，有时多达5～10 L，内含大量碳酸氢钠。这些液体虽未被排出体外，但封闭在肠腔内不能进入血液，等于体液的丢失。此外，过度的肠膨胀影响静脉回流，导致肠壁水肿和血浆外渗，在绞窄性肠梗阻时，血和血浆的丢失尤其严重。因此，患者多发生脱水伴少尿、氮质血症和酸中毒。如脱水持续，血液进一步浓缩，则导致低血压和低血容量休克。失钾和不进饮食所致的血钾过低可引起肠麻痹，进而加重肠梗阻的发展。

3. 感染和毒血症

正常人的肠蠕动使肠内容物经常向前流动和更新，因此小肠内是无菌的，或只有极少数细菌。单纯性机械性小肠梗阻时，肠内即使有细菌和毒素也不能通过正常的肠黏膜屏障，因而危害不大。若梗阻转变为绞窄性，开始时，静脉血流被阻断，受累的肠壁渗出大量血液和血浆，使血容量进一步减少，继而动脉血流被阻断而加速肠壁的缺血性坏死。绞窄段肠腔中的液体含大量细菌（如梭状芽胞杆菌、链球菌、大肠杆菌等）、血液和坏死组织，细菌的毒素以及血液和坏死组织的分解产物均具有极强的毒性。这种液体通过破损或穿孔的肠壁进入腹腔后，可引起强烈的腹膜刺激和感染，被腹膜吸收后，则引起脓毒血症。严重的腹膜炎和毒血症是导致肠梗阻患者死亡的主要原因。

除上述 3 项主要的病理生理改变之外，如发生绞窄性肠梗阻往往还伴有肠壁、腹腔和肠腔内的渗血，绞窄的肠襻越长，失血量越大，亦是导致肠梗阻患者死亡的原因之一。

（三）病因与诱因

按肠梗阻发生的基本原因可以分为 3 类。

1. 机械性肠梗阻

最常见，是由于各种原因引起的肠腔狭窄，使肠内容物通过发生障碍。主要原因包括由于粘连与粘连带压迫、嵌顿性外疝或内疝、肠扭转、肠外肿瘤或腹块压迫等。肠腔内堵塞：结石粪块、寄生虫、异物等。肠管外受压：如肠扭转、腹腔内肿瘤压迫、粘连引起肠管扭曲、嵌顿疝等。肠壁病变：如肿瘤、肠套叠、先天性肠道闭锁等。

2. 动力性肠梗阻

动力性肠梗阻是神经反射或毒素刺激引起肠壁肌肉功能紊乱，使肠蠕动消失或肠管痉挛，以致肠内容物无法正常通行，而本身无器质性肠腔狭窄。可分为麻痹性肠梗阻和痉挛性肠梗阻。麻痹性肠梗阻常见于腹部大手术后腹膜炎、腹部外伤、腹膜后出血、某些药物肺炎、脓胸脓毒血症、低钾血症或其他全身性代谢紊乱均可并发麻痹性肠梗阻；痉挛性肠梗阻是肠管暂时性痉挛，多由肠道炎症及神经系统功能紊乱引起。

3. 血运性肠梗阻

血运性肠梗阻是由于肠管血运障碍引起肠失去蠕动能力，肠内容物停止运行。肠系膜动脉栓塞或血栓形成和肠系膜静脉血栓形成为主要病因。

（四）临床表现

1. 腹痛

机械性肠梗阻发生时，由于梗阻部位以上强烈肠蠕动，表现为阵发性绞痛，疼痛多在腹中部，也可偏于梗阻所在的部位。腹部发作时可伴有肠鸣，自觉有"气块"在腹中窜动，并受阻于某一部位。有时能见到肠型和肠蠕动波。听诊为连续高亢的肠鸣音，或呈气过水音或金属音。如果腹痛间歇期不断缩短，以至成为剧烈的持续性腹痛，则应该警惕可能是绞窄性肠梗阻的发生。

2. 呕吐

在肠梗阻早期，呕吐呈反射性，吐出物为食物或胃液；进食或饮水均可引起呕吐。此后，呕吐随梗阻部位高低而有所不同，一般是梗阻部位愈高，呕吐出现愈早、愈频繁。高位肠梗阻时呕吐频繁，吐出物主要为胃及十二指肠内容物。低位肠梗阻时，呕吐出现迟而少，吐出物可呈粪样。结肠梗阻时，呕吐到晚期才出现。呕吐物如呈棕褐色或血性，是肠管血运障碍的表现。麻痹性肠梗阻时，呕吐多呈溢出性。

3. 腹胀

一般出现晚于其他 3 个症状，其程度与梗阻部位有关。高位肠梗阻腹胀不明显，但有时可见胃型。低位肠梗阻及麻痹性肠梗阻腹胀显著，遍及全腹。结肠梗阻时，如果回音瓣关闭良好，梗阻以上结肠可成闭袢，则腹周膨胀显著。腹部隆起不均匀对称，是肠扭转等闭袢性肠梗阻的特点。

4. 停止肛门排气排便

完全性肠梗阻发生后，患者多不再排气排便，但梗阻早期，尤期是高位肠梗阻，可因梗阻以下肠内尚残存的粪便和气体，仍可自行或在灌肠后排出，不能因此而否定肠便阻的存在。某些绞窄性肠梗阻，如肠套叠、肠系膜血管栓塞或血栓形成，则可排出血液黏液样粪便。

5. 腹部体征

腹壁见肠型、膨胀、压缩，可有反跳痛和肌紧张，可触及包块。当有渗出时，可有移动性浊音，听诊时肠管里可有像水中过气样音，称"气过水声"。如果为麻痹肠梗阻可使肠鸣音消失。

（五）辅助检查

1. 实验室检查

血常规：单纯性肠梗阻早期无明显改变，随病情发展可出现白细胞升高、中性粒细胞比例升高（多见于绞窄性梗阻性肠梗阻）；由于缺水可能使血红蛋白值、血细胞比容升高。水、电解质钾和酸碱失衡；尿常规检查尿比重可增高；由于肠血运障碍时，呕吐物及粪便可含大量红细胞或潜血阳性。

2. 影像学检查

站立位时见小肠"阶梯样"液平。平卧位时见积气肠管进入盆腔提示小肠梗阻；CT 平扫见结肠肠腔扩张及结肠内气液平提示结肠梗阻；空气灌肠可见肠套叠处呈"杯口"状改变为肠套叠；钡剂灌肠 X 线检查见扭转部位钡剂受阻，钡影尖端呈"鸟嘴"形为乙状结肠扭转；X 线平片检查见小肠、结肠均胀气明显为麻痹性肠梗阻；X 线平片检查见孤立性肠襻绞窄性肠梗阻。

（六）治疗原则

肠梗阻的治疗包括非手术治疗和手术治疗，治疗方法的选择根据梗阻的原因、性质、部位以及全身情况和病情严重程度而定。不论采用何种治疗均首先纠正梗阻带来的水、电解质与酸碱紊乱，改善患者的全身情况。肠梗阻的治疗原则：①纠正水、电解质、酸碱平衡失调。②补充循环血量。③降低肠内张力。④使用抗生素，防治感染。⑤解除梗阻原因，恢复肠道通畅。⑥手术处理肠绞窄。

1. 非手术治疗

（1）胃肠减压治疗：胃肠减压抽出积聚在梗阻上端的气体和液体，降低肠内张力，有利于改善肠壁血循环，减轻全身中毒症状，改善呼吸、循环功能。有效的胃肠减压对单纯性肠梗阻和麻痹性肠梗阻可达到解除梗阻的目的，对于需要手术者也是一种良好的术前准备。

（2）液体治疗：重点在纠正水、电解质、酸碱平衡失调，肠绞窄时因丢失大量血浆和血液，故在适当补液后应输全血或血浆。

（3）营养支持治疗：肠梗阻时手术或非手术治疗都有相当一段时间不能进食，所以营养支持很重要。一般的外周静脉输液通常达不到营养支持的要求，可采用全胃肠外营养，也就是通过静脉途径输注身体所必需的营养液。肠梗阻时采用全胃肠外营养，既可作为术前的准备，也可作为非手术治疗或术后不能及早进食的支持治疗。若肠梗阻解除和肠功能恢复，最好尽早口服。不能进正常饮食的患者，可进要素膳食。

（4）抗生素治疗：肠梗阻时，在梗阻上端肠腔内细菌可迅速繁殖。肠梗阻患者应使用针对需氧菌和厌氧菌的抗生素。

2. 手术治疗

对绞窄性肠梗阻经短期术前准备，补足血容量，应尽早手术。但若伴有休克，则需待休克纠正或好转后手术比较安全。有时估计已有肠坏死存在，而休克又一时难以纠正，则一面抗休克，一面手术，将坏死肠段切除，休克才会缓解。

肠梗阻的手术目的是解除梗阻原因，恢复肠道通畅，但具体手术方式应根据梗阻的原因、部位、性质、病程早晚以及全身状况来决定。如粘连性肠梗阻手术方式就很多，难易程度相差甚远，轻者仅需切断一条纤维束带，重者令术者难以操作，不得不切除大量肠祥，或行短路吻合，或作肠造口减压术以求缓解梗阻症状，更有甚者因粘连过重未能施行任何其他操作而中止手术，可见要处理好粘连性肠梗阻手术并非易事，需要在术前有完善的手术方案与良好的技术准备。

二、护理评估

（一）一般评估

1. 生命体征（T、P、R、BP）

监测生命体征，如出现脱水，可能出现脉搏加快而细弱，血压降低；并发感染时体温可能升高，呼吸加快。

2. 患者主诉

询问腹痛发生的时间、部位、性质、持续时间、如何缓解；有无呕吐；呕吐物性质、颜色、量；有无腹胀；何时停止排气、排便；有无消化系统疾病史；有无手术史。

（二）身体评估

1. 视诊

腹壁是否膨；腹部有无瘢痕；有无肠型或蠕动波。

2. 触诊

腹壁是否紧张；有无压痛、反跳痛和肌紧张；能否触及包块。

3. 叩诊

有无移动性浊音。

4. 听诊

肠鸣音频率、强度；有无肠鸣音减弱或消失（麻痹性肠梗阻时可出现肠鸣音减弱或消失）；有无气过水声；（机械性肠梗阻时，可出现肠鸣音亢进）。

（三）心理—社会评估

了解患者及家属的心理反应和心理承受能力，对本病的认识程度、治疗合作情况；有无焦虑表现，家庭经济以及社会支持情况。

（四）辅助检查阳性结果评估

1. 实验室检查

单纯性肠梗阻血常规检查早期无明显改变，随病情发展可出现白细胞升高、中性粒细胞比例升高（多见于绞窄性肠梗阻）；由于缺水可能使血红蛋白值、血细胞比容升高。水、电解质钾和酸碱失衡；尿常规检查尿比重可增高；由于肠血运障碍时，呕吐物及粪便可含大量红细胞或潜血阳性。

2. 影像学检查

站立位时见小肠"阶梯样"液平。平卧位时见积气肠管进入盆腔提示小肠梗阻；CT 平扫见结肠肠腔扩张及结肠内气液平提示结肠梗阻；空气灌肠可见肠套叠处呈"杯口"状改变为肠套叠；钡剂灌肠 X 线检查见扭转部位钡剂受阻，钡影尖端呈"鸟嘴"形为乙状结肠扭转；X 线平片检查见小肠、结肠均胀气明显为麻痹性肠梗阻；X 线平片检查见孤立性肠襻绞窄性肠梗阻。

（五）治疗效果评估

1. 非手术治疗评估要点

腹痛、呕吐有无缓解；肠蠕动是否恢复；肠鸣音是否恢复正常；是否排便排气；有无出现水电解质失衡现象；有无出现感染性休克表现。

2. 手术治疗评估要点

手术过程是否顺利；手术切口有无渗血渗液；是否愈合良好；有无出现术后肠粘连。

三、护理诊断（问题）

（一）疼痛

与梗阻的肠内容物不能运行或通过障碍、肠蠕动增强或肠壁缺血有关。

（二）体液不足

与禁食、呕吐、肠腔积液、持续胃肠减压造成血容量不足有关。

（三）潜在并发症

肠坏死、腹膜炎、术后肠粘连。

四、主要护理措施

（一）休息

手术回病房后根据麻醉给予适当的卧位，麻醉清醒后。血压、脉搏平稳给予半卧位。鼓励患者早期活动，以利于肠功能恢复，防止肠粘连。

（二）饮食

肠梗阻者应禁食，并留置胃肠减压管，待梗阻缓解后 12 h 方可进少量流食，但忌甜食和牛奶，以免引起肠胀气，48 h 后可试进半流食。手术后 2～3 d 内禁食，进行胃肠减压，待肛门排气肠道功能开始恢复后，可拔出胃管，并在当日每 1～2 h 饮 20～30 mL 水，第 2 天喝米汤，第 3 天流食，1 周后改半流食，2 周后软饭。忌生冷、油炸及刺激性食物。

（三）用药护理

肠梗阻的治疗，在于缓解梗阻，恢复肠管的通畅，并及时纠正水与电解质紊乱，减少肠腔膨胀。包括持续胃肠减压，以减轻腹胀；根据肠梗阻的部位，梗阻的时间长短，以及化验检查的结果来进行水电解质的补充，由于呕吐与胃肠减压所丢失的液体，与细胞外液相似，因此补充的液体以等渗液为主。对严重脱水的患者，术前进行血容量的补充尤其重要，否则在麻醉情况下可引起血压下降。绞窄性肠梗阻，除补充等渗液体外，血浆及全血的补充尤为重要，特别是在血压及脉率已发生改变时；补充液体时，保证输液通畅，并记录 24 h 出、入液体量，观察水、电解质失衡纠正情况等；合理应用抗生素，单纯性肠梗阻无须应用抗生素，但对于绞窄性肠梗阻则应使用抗生素，以减少细菌繁殖，预防感染，并减少毒素吸收，减轻中毒症状；经以上治疗若腹痛加重、呕吐未止、白细胞增高、体温也增高时，则必须要进行手术治疗。

（四）心理护理

做好患者及家属的沟通解释工作，稳定其情绪，减轻焦虑恐惧；鼓励帮助患者面对和接受疾病带来的变化，尽快适应患者角色，增强战胜疾病的信心和勇气。

（五）健康教育

养成良好的卫生习惯，预防和治疗肠蛔虫病，不食不洁净的食物，不暴饮暴食，多吃易消化的食物，进食后不做剧烈运动；保持大便通畅，老年及肠功能不全者有便秘现象应及时给予缓泻剂，必要时灌肠，促进排便；对患有腹壁疝的患者，应予以及时治疗，避免因嵌顿、绞窄造成肠梗阻；如果出现腹痛、腹胀、呕吐等及时就诊。

五、护理效果评估

（1）患者腹痛、腹胀是否减轻。

（2）患者肠功能是否逐渐恢复（肠鸣音逐渐恢复正常），开始出现肛门排气排便。

（3）患者有没有发生水、电解质失衡，如有，是否得到及时处理。

（4）手术切口恢复良好，没有出现粘连性肠梗阻。

第五节　腹外疝

一、疾病概述

（一）概念

体内某个脏器或组织离开其正常解剖部位，通过先天或后天形成的薄弱点、缺损或孔隙进入另一部位，成为疝。疝多发生于腹部，腹部疝分为腹内疝和腹外疝。腹内疝是由脏器或组织进入腹腔内的间隙囊内形成，如网膜孔疝。腹外疝是腹腔内的脏器或组织连同壁腹膜，经腹壁薄弱点或孔隙，向体表突出所形成。常见的有腹股沟疝、股疝、脐疝、切口疝等。临床上以腹外疝多见。

（二）相关病理生理

典型的腹外疝由疝环、疝囊、疝内容物和疝外被盖等组成。

1. 疝环

也称为疝门，是疝突出体表的门户，也是腹壁薄弱点或缺损所在。各类疝多以疝门而命名，如腹股沟疝、股疝、脐疝、切口疝等。

2. 疝囊

疝囊是壁腹膜经疝门向外突出形成的囊袋。一般分为疝囊颈、疝囊体、疝囊底 3 部分。疝囊颈是疝囊与腹腔的连接部，其位置相当于疝环，常是疝囊比较狭窄的部分，也是疝内容物脱出和回纳的必经之处，因疝内容物进出反复摩擦刺激易产生瘢痕而增厚，若疝囊颈狭小易使疝内容物在此处受到嵌闭和狭窄，如股疝和脐疝等。

3. 疝内容物

疝内容物是进入疝囊的腹内脏器和组织，以小肠多见，大网膜次之。比较少见的还可有盲肠、阑尾、乙状结肠、横结肠、膀胱等。卵巢及输卵管进入则罕见。

4. 疝外被盖

疝外被盖是指疝囊以外的腹壁各层组织，一般为筋膜、皮下组织及皮肤。

（三）病因与诱因

1. 基本病因

腹壁强度降低是腹外疝发病的基本病因。腹壁强度降低有先天性和后天性两种情况。

（1）先天性因素：最常见的是在胚胎发育过程中某些组织穿过腹壁的部位，如精索或子宫圆韧带穿过腹股沟管、腹内股动静脉穿过股管、脐血管穿过脐环等处；其他如腹白线发育不全等。

（2）后天性因素：见于手术切口愈合不良、外伤、感染造成的腹壁缺损，腹壁神经损伤、年老、久病、肥胖等所致肌萎缩等。

2. 诱发因素

腹内压力增高易诱发腹外疝的发生。引起腹内压力增高的常见原因有慢性咳嗽、慢性便秘、排尿困难（如前列腺增生症、膀胱结石）、腹水、妊娠、搬运重物、婴儿经常啼哭等。正常人因腹壁压力强度正常，虽时有腹内压增高的情况，但不致发生疝。

（四）临床表现

腹外疝有易复性、难复性、嵌顿性和绞窄性等临床类型，其临床表现各异。

1. 易复性疝

最常见，疝内容物很容易回纳入腹腔，称为易复性疝。在患者站立、行走、咳嗽等导致腹内压增高时肿块突出，平卧、休息或用手将疝内容物向腹腔推送时可回纳入腹腔。除疝块巨大者可有行走不便和下坠感，或伴腹部隐痛外，一般无不适。

2. 难复性疝

疝内容物不能或不能完全回纳入腹腔内，但并不引起严重症状者，称为难复性疝。此类疝内容物大多数为大网膜，滑动性疝也属难复性疝的一种。患者常有轻微不适、坠胀、便秘或腹痛等。

3. 嵌顿性疝

疝环较小而腹内压突然增高时，较多的疝内容物强行扩张疝环挤入疝囊，随后由于疝囊颈的弹性回缩，使疝内容物不能回纳，称为嵌顿性疝。此时疝内容物尚未发生血运障碍。多发生于股疝、腹股沟斜疝等。患者可有腹部或包块部疼痛，若嵌顿为肠管可有腹痛、恶心呕吐、肛门停止排便排气等。

4. 绞窄性疝

嵌顿若不能及时解除，嵌闭的疝内容物持续受压，出现血液回流受阻而充血、水肿、渗出，并逐渐影响动脉血供，成为绞窄性疝。发生绞窄后，包块局部出现红、肿、痛、热，甚至形成脓肿，全身有畏寒、发热、脱水、腹膜炎、休克等症状。

（五）辅助检查

1. 透光试验

用透光试验检查肿块，因疝块不透光，故腹股沟斜疝呈阴性，而鞘膜积液多为透光（阳性），可以此鉴别。但幼儿的疝块，因组织菲薄，常能透光，勿与鞘膜积液混淆。

2. 实验室检查

疝内容物继发感染时，血常规检查提示白细胞和中性粒细胞比例升高；粪便检查显示隐血试验阳性或见白细胞。

3. 影像学检查

疝嵌顿或绞窄时 X 线检查可见肠梗阻征象。

（六）治疗原则

除少数特殊情况外，腹股沟疝一般均应尽快施行手术治疗。腹股沟疝早期手术效果好、复发率低；若历时过久，疝块逐渐增大后，加重腹壁的损伤而影响劳动力，也使术后复发率增高；而斜疝又常可发生嵌顿或绞窄而威胁患者的生命。股疝因极易嵌顿、绞窄，确诊后应及时手术治疗。对于嵌顿性或绞窄性股疝，则应紧急手术。

1. 非手术治疗

（1）棉线束带法或绷带压深环法：适用于 1 岁以下婴幼儿。因为婴幼儿腹肌可随躯体生长逐渐强壮，疝有自行消失的可能。可采用棉线束带或绷带压住腹股沟深环，防止疝块突出。

（2）医用疝带的使用：此方法适用于年老体弱或伴有其他严重疾病而禁忌手术者，可用疝带压迫阻止疝内容物外突。但长期使用疝带可使疝囊颈增厚，增加疝嵌顿的发病率，易与疝内容物粘连，形成难复性疝和嵌顿性疝。

（3）嵌顿性疝的复位：复位方法是将患者取头低足高位，注射吗啡或哌替啶以止痛、镇静并放松腹肌，后用手持续缓慢地将疝块推向腹腔，同时用左手轻轻按摩浅环和深环以协助疝内容物回纳。复位方法应轻柔，切忌粗暴，以防损伤肠管，手法复位后必须严密观察腹部体征，若有腹膜炎或肠梗阻的表现，应尽早手术探查。

2. 手术治疗

手术是治疗腹外疝的有效方法，但术前必须处理慢性咳嗽、便秘、排尿困难、腹水、妊娠等腹内压增高因素，以免术后复发。常用的手术方式有有以下4种。

（1）疝囊高位结扎术：暴露疝囊颈，予以高位结扎或是贯穿缝合，然后切去疝囊。单纯性疝囊高位结扎适用于婴幼儿或儿童，以及绞窄性斜疝因肠坏死而局部严重感染者。

（2）无张力疝修补术：将疝囊内翻入腹腔，无需高位结扎，而用合成纤维网片填充疝环的缺损，再用一个合成纤维片缝合于后壁，替代传统的张力缝合。传统的疝修补术是将不同层次的组织强行缝合在一起，可引起较大张力，局部有牵拉感、疼痛，不利于愈合。现代疝手术强调在无张力情况下，利用人工高分子修补材料进行缝合修补，具有创伤小、术后疼痛轻、无需制动、复发率低等优点。

（3）经腹腔镜疝修补术：其基本原理是从腹腔内部用网片加强腹壁缺损或用钉（缝线）使内环缩小，可同时检查双侧腹股沟疝和股疝，有助于发现亚临床的对侧疝并同时予以修补。该术式具有创伤小、痛苦少、恢复快、美观等特点，但对技术设备要求高，需全身麻醉，手术费用高，目前临床应用较少。

（4）嵌顿疝和绞窄性疝的手术处理：手术处理嵌顿或绞窄性疝时，关键在于准确判断肠管活力。若肠管坏死，应行肠切除术，不做疝修补，以防感染使修补失败；若嵌顿的肠袢较多，应警惕有无逆行性嵌顿，术中必须把腹腔内有关肠管牵出检查，以防隐匿于腹腔内坏死的中间肠袢被遗漏。

二、护理评估

（一）一般评估

1. 生命体征（T、P、R、BP）

发生感染时可出现发热、脉搏细速、血压下降等征象。

2. 患者主诉

突出于腹腔的疝块是否可回纳，有无压痛和坠胀感，有无肠梗阻和腹膜刺激征等。

3. 相关记录

疝块的部位、大小、质地等；有无腹内压增高的因素等。

（二）身体评估

1. 视诊

腹壁有无肿块。

2. 触诊

疝块的部位、大小、质地、有无压痛，能否回纳，有无压痛、反跳痛、腹肌紧张等腹膜刺激征。

3. 叩诊

无特殊。

4. 听诊

无特殊。

（三）心理—社会评估

了解患者有无因疝块长期反复突出影响工作和生活并感到焦虑不安，对手术治疗有无思想顾虑。了解家庭经济承受能力，患者及家属对预防腹内压升高等相关知识的掌握程度。

（四）辅助检查阳性结果评估

了解阴囊透光试验是否阳性，血常规检查有无白细胞计数及中性粒细胞比例的升高，粪便潜血试验是否阳性等，腹部 X 线检查有无肠梗阻等。

（五）治疗效果的评估

1. 非手术治疗评估要点

（1）有无病情变化：观察患者疼痛性状及病情有无变化，若出现明显腹痛，伴疝块突然增大、发硬且触痛明显、不能回纳腹腔，应高度警惕嵌顿疝发生的可能。

（2）有无引起腹内压升高的因素：患者是否戒烟，是否注意保暖防感冒，有无慢性咳嗽、腹水、便秘、排尿困难、妊娠等引起腹内压增高的因素。

（3）棉线束带或绷带压深环的患者：注意观察局部皮肤的血运情况；棉束带是否过松或过紧，过松达不到治疗作用，过紧则使患儿感到不适而哭闹；束带有无被粪尿污染等应及时更换，防止发生皮炎。

（4）使用医用疝带的患者：患者是否正确佩戴疝带，以防因疝带压迫错位而起不到效果；长期戴疝带的患者是否因疝带压迫有不舒适感而产生厌烦情绪，应详细说明戴疝带的作用，使其能配合治疗。

（5）行手法复位的患者：手法复位后 24 h 内严密观察患者的生命体征，尤其脉搏、血压的变化，注意观察腹部情况，注意有无腹膜炎或肠梗阻的表现。

2. 手术治疗评估要点

（1）有无引起腹内压升高的因素：患者是否注意保暖防感冒，是否保持大小便通畅，有无慢性咳嗽、便秘、尿潴留等引起腹内压增高的因素。

（2）术中有无损伤肠管或膀胱：患者是否有急性腹膜炎或排尿困难、血尿、尿外渗等表现，应怀疑术中可能有肠管或膀胱损伤。

（3）局部切口的愈合情况：注意观察有无伤口渗血；有无发生切口感染，注意观察体温和脉搏的变化，切口有无红、肿、疼痛，阴囊部有无出血、血肿。术后 48 h 后，患者如仍有发热，并有切口处疼痛，则可能为切口感染。

（4）有无发生阴囊血肿：注意观察阴囊部有无水肿、出血、血肿。术后 24 h 内，阴囊肿胀，呈暗紫色，穿刺有陈旧血液，则可能为阴囊血肿。

三、护理诊断（问题）

（一）疼痛

与疝块嵌顿或绞窄、手术创伤有关。

（二）知识缺乏

与缺乏腹外疝成因、预防腹内压增高及促进术后康复的知识有关。

（三）有感染的危险

与手术、术中使用人工合成材料有关。

（四）潜在并发症

（1）切口感染：与术中无菌操作不严，止血不彻底，或全身抵抗力弱等有关。

（2）阴囊水肿：与阴囊比较松弛、位置低，容易引起渗血、渗液的积聚有关。

四、主要护理措施

（一）休息与活动

术后当日取平卧位，膝下垫一软枕，使髋关节微屈，以降低腹股沟区切口张力和减少腹腔内压力，利于切口愈合和减轻切口疼痛，次日可改为半卧位。术后卧床期间鼓励床上翻身及活动肢体。传统疝修补术后3～5 d患者可离床活动，采用无张力疝修补术的患者一般术后次日即可下床活动，年老体弱、复发性疝、绞窄性疝、巨大疝等患者可适当推迟下床活动的时间。

（二）饮食护理

术后6～12 h，若无恶心、呕吐，可进流食，次日可进软食或普食，应多食粗纤维食物，利于排便。行肠切除、肠吻合术者应待肠功能恢复后方可进食。

（三）避免腹内压增高

术后注意保暖，防止受凉、咳嗽，若有咳嗽，教患者用手掌按压伤口处后再咳嗽。保持大小便通畅，及时处理便秘，避免用力排便。术后有尿潴留者应及时处理。

（四）预防阴囊水肿

术后可用丁字带托起阴囊，防止渗血、渗液积聚阴囊。

（五）预防切口感染

术后切口一般不需加沙袋压迫，有切口血肿时应予适当加压。术后遵医嘱使用抗菌药物，并注意保持伤口敷料干燥、清洁，不被粪尿污染，发现敷料脱落或污染应及时更换。

（六）健康教育

1. 活动指导

患者出院后生活要规律，避免过度紧张和劳累，应逐渐增加活动量，3个月内应避免重体力劳动或提举重物等。

2. 饮食指导

调整饮食习惯，多饮水，多进食高纤维食物，养成定时大便习惯，保持排便通畅。

3. 防止复发

减少和消除引起腹外疝复发的因素，并注意避免增加腹内压的动作，如剧烈咳嗽、用力排便等。防止感冒，若有咳嗽应尽早治疗。

4. 定期随访

若疝复发，应及早诊治。

五、护理效果评估

（1）患者自述疼痛减轻，舒适感增强。

（2）患者能正确描述形成腹外疝的原因，预防腹内压升高及促进术后康复的有关知识。

（3）患者伤口愈合良好，使用人工合成材料无排斥、感染现象。

（4）患者未发生阴囊水肿、切口感染；若发生，得到及时发现和处理。

第六节 急性阑尾炎

一、疾病概述

（一）概念

急性阑尾炎是阑尾的急性化脓性感染，是外科急腹症中最常见的疾病，居各种急腹症的首位，可在各个年龄段发病，以 20～30 岁的青壮年发病率最高，且男性发病率高于女性。大多数患者能获得良好的治疗效果。但是，因阑尾的解剖位置变异较多，病情变化复杂，有时诊断相当困难。

（二）相关病理生理

根据急性阑尾炎发病过程的病理解剖学变化，可分为 4 种病理类型。

1. 急性单纯性阑尾炎

为阑尾病变的早期，病变以阑尾黏膜或黏膜下层较重。阑尾外观轻度肿胀，浆膜面充血并失去正常光泽，表面有少量纤维素性渗出物。

2. 急性化脓性阑尾炎

又称急性蜂窝织炎性阑尾炎，常由急性单纯阑尾炎发展而来。阑尾显著肿胀，浆膜高度充血，表面覆以脓性渗出物。阑尾周围的腹腔内有稀薄脓液，形成局限性腹膜炎。

3. 坏疽性及穿孔性阑尾炎

坏疽性及穿孔性阑尾炎是一种重型的阑尾炎。阑尾病变进一步加剧，阑尾管壁坏死或部分坏死，呈暗紫色或黑色。由于管腔梗阻或积脓，压力升高，加重管壁血运障碍，严重者发生穿孔。若穿孔后局部未能被大网膜包裹，感染扩散，可引起急性弥漫性腹膜炎。

4. 阑尾周围脓肿

急性阑尾炎化脓、坏疽或穿孔时，大网膜和邻近的肠管将阑尾包裹并形成粘连，即形成炎性肿块或阑尾周围脓肿。

急性阑尾炎的转归可有：①炎症消退。部分单纯性阑尾炎经及时药物治疗后，炎症消退，大部分将转为慢性阑尾炎。②炎症局限。部分化脓、坏疽或穿孔性阑尾炎被大网膜和邻近肠管包裹粘连后，炎症局限，形成阑尾周围脓肿。③炎症扩散。阑尾炎症较重，发展快，未及时手术切除，又未能被大网膜包裹局限，炎症扩散，发展为弥漫性腹膜炎、门静脉炎或感染性休克等。

（三）病因与诱因

1. 基本病因

阑尾管腔梗阻后并发感染是急性阑尾炎的基本病因。

（1）阑尾管腔阻塞：是急性阑尾炎的最常见病因。导致阑尾管腔阻塞的原因有：①淋巴滤泡明显增生，约占 60%，多见于年轻人。②肠石阻塞：约占 35%。③异物、炎性狭窄、食物残渣、蛔虫、肿瘤等，较少见。④阑尾的管腔细，开口狭小，系膜短，使阑尾卷曲呈弧形。

（2）细菌入侵：阑尾管腔阻塞后，细菌繁殖并分泌内毒素和外毒素，损伤黏膜上皮，形成溃疡，细菌经溃疡面进入阑尾肌层引起急性炎症。

2.诱因

饮食生冷和不洁食物、便秘、急速奔走、精神紧张，导致肠功能紊乱，妨碍阑尾的血液循环和排空，为细菌感染创造了条件。另外饮食习惯、生活方式也与阑尾炎发病有关。

（四）临床表现

1.症状

典型表现为转移性右下腹痛，疼痛多开始于中上腹或脐周，数小时（6～8 h）后腹痛转移并固定于右下腹，呈持续性。70%～80%的患者具有此典型的腹痛特点，部分患者也可在发病初即表现为右下腹痛。并伴有轻度厌食、恶心、呕吐、便秘、腹泻等胃肠道反应。早期有乏力、头痛，炎症加重时有发热、心率增快等中毒症状。

2.体征

右下腹压痛是急性阑尾炎的最常见的重要体征。压痛点通常位于麦氏点，可随阑尾位置变异而改变，但压痛点始终在一个固定位置上。伴有腹肌紧张、反跳痛、肠鸣音减弱或消失等腹膜刺激征象。阑尾周围脓肿时，右下腹可扪及压痛性包块。其他可协助诊断的体征有结肠充气试验、腰大肌试验、闭孔内肌试验和直肠指诊。

（五）辅助检查

1.实验室检查

多数急性阑尾炎患者血液中白细胞计数和中性粒细胞比例增高。

2.影像学检查

腹部X线平片可见盲肠扩张和液气平面。B超检查有时可发现肿大的阑尾或脓肿。CT扫描可获得与B超相似的结果，对阑尾周围脓肿更有帮助。

（六）治疗原则

一旦确诊，绝大多数急性阑尾炎应早期手术治疗。但对于早期单纯性阑尾炎、阑尾周围脓肿已局限、病程超过72 h、病情趋于好转、严重器质性疾病、手术禁忌者，可采用非手术治疗。

1.非手术治疗

包括用抗菌药物控制感染、严密观察病情变化、休息、禁食及输液等全身支持疗法。一般在24～48 h内，炎症可逐渐消退，如治疗效果不明显或病情加重，应及时改行手术治疗。

2.手术治疗

根据急性阑尾炎的临床类型，选择不同手术方法。

（1）急性单纯性阑尾炎：行阑尾切除术，切口一期缝合。有条件时也可采用腹腔镜进行阑尾切除术。

（2）急性化脓性或坏疽性阑尾炎：行阑尾切除术，若腹腔已有脓液，可清除脓液后关闭腹腔，留置引流管。

（3）阑尾周围脓肿：先行非手术治疗，如肿块缩小，体温正常者，3个月后再行手术切除阑尾。非手术治疗过程中，如无局限趋势，应行脓肿切开引流术，伤口愈合3个月后再行阑尾切除术。

二、护理评估

（一）一般评估

1. 生命体征（T、P、R、BP）

一般只有低热，无寒战；炎症重时出现中毒症状，可表现心率增快，体温升高可达38 ℃左右；阑尾穿孔形成腹膜炎者，出现寒战、体温明显升高（39 ℃或40 ℃）。

2. 患者主诉

是否有转移性右下腹痛；是否伴恶心、呕吐等。

3. 相关记录

饮食习惯，如有无不洁食物史；有无经常进食高脂肪、高糖、少纤维食物等；发作前有无剧烈活动史；腹痛的特点、部位、程度、性质、疼痛持续的时间以及腹痛的诱因、有无缓解和加重的因素等。

（二）身体评估

1. 视诊

无特殊。

2. 触诊

腹部压痛的部位；麦氏点有无固定压痛；有无腹肌紧张、压痛、反跳痛等腹膜刺激征；右下腹有无扪及压痛性包块。

3. 叩诊

无特殊。

4. 听诊

肠鸣音有无减弱或消失。

（三）心理—社会评估

急性阑尾炎常常突然发作，腹痛明显，且需急诊手术治疗，患者可因毫无心理准备而产生焦虑和恐惧。术前应了解患者的心理状况，对疾病及手术治疗有关知识的了解程度。同时，评估其家庭经济情况及手术治疗的经济承受能力。

（四）辅助检查阳性结果评估

评估血白细胞计数和中性粒细胞比例是否增高；了解腹部立位X线检查是否提示盲肠扩张，CT或B超是否提示阑尾肿大或脓肿形成等。

（五）治疗效果的评估

1. 非手术治疗评估要点

观察患者体温、脉搏、呼吸和血压有无变化；观察患者腹部症状和体征的变化，尤其注意腹痛的变化，如出现右下腹痛加剧、发热；血白细胞计数和中性粒细胞比例上升，应做好急诊手术的准备。

2. 手术治疗评估要点

观察患者体温、脉搏、呼吸和血压有无变化；注意倾听患者的主诉；观察患者腹部体征有无变化；引流管是否妥善固定，引流是否通畅；切口局部是否有胀痛或跳痛、红肿、压痛，甚至出现波动等。

三、护理诊断（问题）

（一）疼痛

与阑尾炎症刺激壁腹膜或手术创伤有关。

（二）潜在并发症

（1）切口感染：与手术污染、存留异物和血肿、引流不畅等有关。

（2）腹腔感染或脓肿：与阑尾残端结扎不牢、缝线脱落、全身抵抗力弱等有关。

（3）出血：与阑尾系膜的结扎线脱落有关。

（4）粘连性肠梗阻：与局部炎性渗出、手术损伤和术后长期卧床有关。

四、主要护理措施

（一）休息和活动

全麻术后清醒或硬膜外麻醉平卧 6 h 后，血压、脉搏平稳者，改为半卧位，以降低腹壁张力，减轻切口疼痛，有利于呼吸和引流，并可预防膈下脓肿形成。鼓励患者术后早期在床上翻身、活动肢体，待麻醉反应消失后即下床活动，以促进肠蠕动恢复，减少肠粘连发生。

（二）饮食

肠蠕动恢复前暂禁食，予静脉补液。肛门排气后，逐步恢复经口进食。开始勿进食过多甜食和牛奶，以免引起腹胀，逐渐恢复正常饮食。

（三）用药护理

遵医嘱及时应用有效抗生素，控制感染，防止并发症的发生。

（四）术后并发症的观察和护理

1. 切口感染

阑尾切除术后最常见的并发症，多见于化脓性或穿孔性阑尾炎。表现为术后 2～3 d 体温升高，切口局部胀痛或跳痛、红肿、压痛，甚至出现波动等。感染伤口先行试穿抽出脓液，或在波动处拆除缝线敞开引流，排出脓液，定期换药。

2. 腹腔感染或脓肿

常发生在化脓性或坏疽性阑尾炎术后，特别是阑尾穿孔并发阑尾炎的患者。常发生于术后 5～7 d，表现为体温升高或下降后又升高，并有腹痛、腹胀、腹肌紧张、腹部压痛、腹部包块及直肠膀胱刺激症状等，全身中毒症状加剧。其护理同急性腹膜炎患者的护理。

3. 出血

常发生在术后 24～48 h 内。表现为腹痛、腹胀、出血性休克。一旦发现出血征象，需立即输血补液，纠正休克，紧急再次手术止血。

4. 粘连性肠梗阻

也是阑尾切除术后较常见的并发症。不完全梗阻者行胃肠减压，完全性肠梗阻者则应手术治疗。

（五）健康教育

1. 经非手术治疗痊愈的患者

应合理饮食，增加食物中纤维素含量，避免饮食不洁和餐后剧烈运动，注意劳逸结合，适当锻炼身体，增强体质，提高机体抵抗力，遵医嘱继续服药，以免疾病复发。

2. 经手术治疗的患者

出院后注意适当休息，逐渐增加活动量，3个月内不宜参加重体力劳动或过量活动。

3. 出院后自我监测

如果出现腹痛、腹胀、高热、伤口红肿热痛等不适，应及时就诊。阑尾周围脓肿未切除阑尾者，出院时告知患者3个月后再行阑尾切除术。

五、护理效果评估

（1）患者自述疼痛减轻或缓解，舒适感增加。

（2）患者未发生并发症，或并发症得到及时发现和处理。

第七节 胰腺癌

一、疾病概述

（一）概念

胰腺癌是恶性程度很高的一种消化道肿瘤，发病率有明显增加趋势。本病多发于40～70岁中老年人，男女发病比例为1.5∶1，多发于胰头部，约占75％，其次为胰体尾部，全胰癌少见。本病早期确诊率不高，而中晚期胰腺癌的手术切除率低，预后很差。

（二）病理

以导管细胞腺癌最多见，约占90％；其次为腺泡细胞癌，黏液性囊腺癌和胰母细胞癌等较少见。导管细胞腺癌致密而坚硬，浸润性强，切面呈现或白色或灰黄色，常伴有纤维化增生及炎症反应，与周围胰腺组织无明确界限。胰腺癌转移和扩散途径主要为局部浸润和淋巴转移，也可经血行转移至肝、肺、骨等处。

（三）病因

尚未确定。胰腺癌好发于高蛋白、高脂肪摄入及嗜酒、吸烟者。长期接触某些金属、石棉、N-亚硝基甲烷、β-萘酚胺的人群及糖尿病、慢性胰腺炎患者，其胰腺癌的发病率明显高于一般人群。胰腺癌患者的亲属患胰腺癌的危险性增高。

（四）临床表现

胰腺癌出现临床症状往往已属晚期。早期无特异性症状，仅有上腹不适、饱胀、食欲减退等消化不良症状，极易与胃肠、肝胆等疾病相混淆。因此，常被患者及医生忽视而延误诊治。

1. 症状

（1）上腹痛：是最早出现的症状。因胰管梗阻引起胰管内压力增高，甚至小胰管破裂，胰管外溢至胰腺组织呈慢性炎症所致，疼痛可向肩背部或腰胁部放射。晚期因癌肿侵及腹膜后神经组织，出现持续性剧烈疼痛，向腰背部放射，日夜不止，屈膝卧位可稍有缓解。胰体尾部癌的腹痛部位发生在左上腹或脐周，出现疼痛时已属晚期。

（2）黄疸：是胰腺癌的主要症状，约80％的胰腺癌患者在发病过程中出现黄疸，尤其是胰头癌患者最常见，因其接近胆总管，使之浸润或压迫，造成梗阻性黄疸。黄疸一般呈进行性加重，可伴有茶色尿、陶土样大便，出现皮肤瘙痒等。约25％胰头癌的患者表现为无痛性黄疸，10％左右的胰体尾部癌患者也可发生黄疸，与肿瘤发生肝内转移或肝门部淋巴结转移时压迫肝外胆管有关。黄疸伴无痛性胆囊增大称库瓦西耶征，对胰头癌具有诊断意义。肝和胆囊因胆汁淤积而肿大，胆囊常可触及，并有出血倾向及肝功能异常。

（3）消化道症状：早期常有上腹饱胀、食欲减退、消化不良、腹泻等症状；腹泻后上腹饱胀不适并不消失。晚期癌肿浸润或压迫胃十二指肠，可出现上消化道梗阻或消化道出血，患者可出现恶心、呕吐或黑便。

（4）消瘦和乏力：是主要临床表现之一，与饮食减少、消化不良、睡眠不足和癌肿消耗能量密切相关。随着病情进展，患者消瘦乏力、体重下降越来越严重，同时伴有贫血、低蛋白血症等。

（5）其他：可出现发热、胰腺炎发作、糖尿病、脾大并功能亢进及血栓性静脉炎等。

2. 体征

肝大、胆囊肿大、胰腺肿块，可在左上腹或脐周闻及血管杂音。晚期可出现腹水或扪及左锁骨上淋巴结肿大。

（五）辅助检查

1. 实验室检查

（1）血清生化检查：继发胆道梗阻或出现肝转移时，常出现血清胆红素升高，以直接胆红素升高为主，碱性磷酸酶和转氨酶多有升高；空腹或餐后血糖升高及糖耐量异常；血、尿淀粉酶一过性升高。

（2）免疫学检查：诊断胰腺癌常用的肿瘤标志物有糖链抗原（CA19-9）、癌胚抗原（CEA）和胰胚抗原（POA）。对胰腺癌敏感性和特异性较好，其结果优于CEA和POA，还可用于疗效判定、术后随访、监测肿瘤复发及估计预后。

2. 影像学检查

（1）B超：是首选检查方法，可显示胆、胰管扩张，可检出直径≥2 cm的胰腺癌。

（2）内镜超声（EUS）检查：能发现直径≤1 cm的小胰癌。

（3）CT检查：是诊断胰腺癌的较为可靠的检查方法，能清楚显示胰腺形态、肿瘤部位、肿瘤与邻近血管的关系及后腹膜淋巴转移情况，以判断肿瘤切除的可能性。

（4）经内镜逆行胰胆管造影（ERCP）：可显示胆管或胰管狭窄或扩张，并能进行活检，同时还可经内镜放置鼻胆管或内支架引流，以减轻胆道压力和黄疸。

（5）经皮肝穿刺胆囊造影（PTC）和经皮肝穿刺胆囊引流术（PTCD）：适用于深度黄疸且肝内胆管扩张者，可清楚显示梗阻部位、梗阻以上胆管扩张程度及受累胆管改变等。

（6）MRI：显示胰腺肿块的效果较CT更好，诊断胰腺癌敏感性和特异性较高。

（7）磁共振胆胰造影（MRCP）：可显示胰、胆管扩张的程度及梗阻的部位，具有重要诊断意义。且具有无创伤、多维成像、定位准确的特点。故优于单纯 MRI。

（8）选择性动脉造影：对胰腺癌诊断价值不大，但能显示肿瘤与邻近血管的关系，术前对肿瘤切除可行性的判断有较大帮助。因其具有创伤及并发症，目前多采用 CTA 或 MRA。

（9）正电子发射断层扫描（PET）：是目前世界上发展的高科技现代化医疗技术和设备，其对胰腺良恶性肿瘤的鉴别有重要临床价值，但价格昂贵。

3. 细胞学检查

做 ERCP 时逆行胰管插管收集胰液查找癌细胞以及在 B 超或 CT 引导下经皮细针穿刺胰腺病变组织，行细胞学检查，是很有价值的诊断方法。

4. 胰管镜检查

胰管镜检查是近二十多年来国外开发的新技术，目前我国尚无有关报道。它对胰腺癌的诊断有较大价值。

（六）主要治疗原则

1. 手术治疗

手术切除肿瘤是治疗胰腺癌最有效的方法。尚无远处转移的胰头癌，均应采取手术切除。

（1）胰十二指肠切除术（Whipple 手术）：是腹外科最复杂的手术之一，胰头癌可施行胰十二指肠切除术。手术切除范围包括胰头（含钩突部）、胆囊和胆总管、远端胃、十二指肠及空肠上段，同时清除周围淋巴结，再做胰胆和胃肠吻合，重建消化道。

（2）保留幽门的胰头十二指肠切除术（PPPD）：即保修全胃、幽门和十二指肠球部，其他切除范围和经典胰十二指肠切除术相同。适用于无幽门上下淋巴结转移、十二指肠切缘无癌细胞残留的壶腹周围癌。PPPD 保留了胃的正常容量和生理功能，减少了手术创伤，避免了胃大部切除并发症，有利于改善术后营养状态。

（3）胰体尾切除术：适用于胰体尾部癌，因确诊时多属晚期，故切除率低。

2. 姑息性手术

对不能手术切除的胰腺癌，可行肝－肠内引流术或经内镜放置内支架，以解除黄疸；伴有十二指肠梗阻者可作胃－空肠吻合术，以保证消化道通畅；对于不能切除者还可作区域性介入治疗。

3. 辅助治疗

目前已被证实对胰腺癌有效的化疗药物中，氟尿嘧啶和吉西他滨最为常用；还可选择介入治疗、放射治疗、基因治疗及免疫治疗等。生物学治疗及基因治疗的基础是肿瘤免疫，特别是细胞免疫。目前肿瘤生物治疗的细胞因子、免疫活性细胞、单克隆抗体等领域均有很大进展，为胰腺癌的治疗提供了新的前景和希望。

二、护理评估

（一）术前评估

1. 健康史

（1）一般情况：评估患者饮食习惯、是否长期进食高蛋白、高脂肪饮食；是否长期接触污染环境和有毒物质；有无吸烟史或（和）长期大量饮酒。

（2）既往史及家族史：有无糖尿病、慢性胰腺炎等；有无胰腺肿瘤或其他肿瘤家族史。

2. 身体状况

（1）局部：腹痛部位和特点，影响疼痛的因素及药物镇痛效果；有无恶心、呕吐或腹胀；腹部是否触及肿大的肝和胆囊；有无移动性浊音。

（2）全身：有无消化道症状，如食欲减退、上腹饱胀等；大便次数、颜色和性状；有无黄疸及黄疸出现的时间、程度，是否伴有皮肤瘙痒。

（3）辅助检查：了解检查结果，评估疾病性质及手术的耐受力。

3. 心理－社会状况

评估患者有无焦虑、恐惧、悲观等心理反应；患者家庭承受能力，家属对患者的关心和支持程度。

（二）术后评估

1. 手术情况

了解麻醉方式和手术类型、范围，术中出血量、补液量及引流管安置情况。

2. 身体状况

评估患者生命体征及引流管情况；手术切口愈合情况；有无并发症发生，如出血、胰瘘等；术后疼痛程度及睡眠情况。

3. 心理－社会状况

评估患者对疾病和术后有无各种不适心理反应，患者及家属对术后康复过程及出院健康教育知识的掌握程度。

三、护理诊断（问题）

（一）焦虑

与诊断为癌症、对手术治疗缺乏信心及担心预后有关。

（二）急性疼痛

与胰管阻塞、癌肿浸润、侵犯腹膜后神经丛及手术创伤有关。

（三）营养失调

低于机体需要量与食欲下降、癌肿消耗有关。

（四）潜在并发症

感染、胰瘘、胆瘘、出血、血糖异常等。

四、主要护理措施

（一）术前护理

1. 心理护理

多数患者就诊时已处于中晚期，得知诊断后易出现否认、悲哀、畏惧和愤怒等不良情绪，对手术治疗产生焦虑情绪。护士应理解、同情患者，通过沟通了解真实感受。根据患者对疾病知识的掌握程度，有针对性地进行健康指导，使患者能配合治疗与护理，促进疾病的康复。

2. 疼痛护理

疼痛剧烈者，及时使用镇痛药，评估镇痛效果，保证良好睡眠及休息。

3. 营养支持

监测相关营养指标，如血清白蛋白水平、皮肤弹性、体重等。指导患者进食高热量、高蛋白、高维生素、低脂饮食。营养不良者，可经肠内和肠外营养途径改善患者营养状况。

4. 改善肝功能

遵医嘱予保肝药、复合维生素 B 等。静脉输注高渗葡萄糖加胰岛素和钾盐，增加肝糖原储备。有黄疸者，静脉输注维生素 K_1，改善凝血功能。

5. 肠道准备

术前 3 d 开始口服抗生素抑制肠道细菌，预防术后感染；术前 2 d 予流质饮食；术前晚清洁灌肠，减少术后腹胀及并发症的发生。

6. 其他措施

血糖异常者，通过饮食调节和注射胰岛素控制血糖。有胆道梗阻并继发感染者，遵医嘱予抗生素控制感染。

（二）术后护理

1. 病情观察

密切观察生命体征、腹部体征、伤口及引流情况，准确记录 24 h 出入液量，必要时监测 CVP 及每小时尿量。

2. 营养支持

术后早期禁食，禁食期间给予肠外营养支持，维持水电解质平衡，必要时输注入血清蛋白。拔除胃管后予以流质、半流质饮食，逐渐过渡至正常饮食。术后因胰外分泌功能减退，易发生消化不良、腹泻等，应根据胰腺功能予以消化酶制剂或止泻药。

3. 并发症的观察及护理

主要包括出血、胰瘘、胆瘘、肠瘘、感染、血糖异常。

（1）出血：术后出血原因包括手术创面的活动性出血、感染坏死组织侵犯引起的消化道大出血、消化液腐蚀引起的腹腔大血管出血或应激性溃疡等。护理措施：①密切观察生命体征，特别是血压、脉搏的变化。②观察伤口渗液及引流液，保持引流通畅，准确记录引流液的量、颜色和性状变化。术后 1～2 d 和 1～2 周时均可发生出血，表现为经引流管引流出血性液、呕血、黑便或血便等，患者同时有出汗、脉速、血压下降等现象。③遵医嘱使用止血和抑酸药物，出血量少者可予静脉补液，应用止血药、输血治疗等，出血量大者需要手术止血。④监测凝血功能，及时纠正凝血功能紊乱。有出血倾向者，按医嘱补充维生素 K 和 C，防止出血。⑤应激性溃疡出血应采用冰盐水加去甲肾上腺素胃内灌洗；胰腺及周围坏死、大出血时行急诊手术治疗。

（2）胰瘘：是胰十二指肠切除术后最常见的并发症和死亡的主要原因。应密切观察患者，术后 1 周左右，患者出现腹痛、持续腹胀、发热、腹腔引流管或伤口流出无色清亮液体时，引流液测得淀粉酶，警惕发生胰瘘。取半卧位，保持引流通畅；根据胰瘘的程度，采取禁食、胃肠减压、静脉泵入生长抑素等措施；严密观察引流液颜色、量、性状，准确记录；必要时做腹腔灌洗引流，防止胰液积聚侵蚀内脏、继发感染或腐蚀大血管；持续负压引流者，应保持引流装置有效；用凡士林纱布覆盖或氧化锌软膏涂抹保护腹壁瘘口周围皮肤。

（3）胆瘘：是肝胆外科中一种严重并发症，并不少见。多出现于术后 5～10 d。表现为发热、右上腹痛、腹肌紧张及腹膜刺激征。胆瘘发生后由于失液、继发感染、腹胀等因素，易导致呼吸和循环功能障碍。应做好生命体征的监测、血氧饱和度及尿量的监测，合理安排好输液顺序，注意输液滴速，及时送检血常规和电解质，预防并纠正水电解质、酸碱失衡。此外，注意观察并记录引流物的颜色、性质、量，记录出入水量，敷料色泽的变化。

（4）肠瘘：出现明显的腹膜刺激征，引流出粪便样液体或输入的肠内营养液时，应考虑肠瘘。护理措施：持续灌洗，低负压吸引，保持引流通畅；纠正水电解质酸碱平衡紊乱，加强营养支持；指导患者正确使用造口袋，保护瘘口周围皮肤。

（5）感染：以腹腔内局部细菌感染最常见，若患者免疫力低下，还可合并全身感染。术后严密观察患者有无高热、腹胀、腹痛、白细胞计数升高等。合理使用抗生素，加强全身支持治疗。预防肺部感染，严格执行无菌操作技术。形成腹腔脓肿者，可在 B 超引导下做脓肿穿刺置管引流术。

（6）血糖异常：动态监测血糖水平，对合并高血糖者，调节饮食并遵医嘱注射胰岛素，控制血糖在适当水平；出现低血糖者，适当补充葡萄糖。

（三）健康教育

1. 自我监测

年龄 40 岁以上者，短期内出现持续性上腹部疼痛、腹胀、黄疸、食欲减退、消瘦等症状时，需行胰腺疾病筛查。

2. 合理饮食

戒烟酒、少量多餐、均衡饮食。

3. 按计划化疗

化疗期间定期复查血常规，白细胞计数低于 $4 \times 10^9 /L$ 者，暂停化疗。

4. 定期复查

术后每 3～6 个月复查 1 次，若出现消瘦、贫血、发热、黄疸等症状，及时就诊。

五、护理效果评估

（1）焦虑减轻、情绪稳定。

（2）疼痛缓解或得到控制。

（3）营养状况改善，体重得以维持或增加。

（4）并发症得到预防或被及时发现和处理。

第八节　甲状腺疾病

一、甲状腺肿瘤

（一）疾病概述

1. 概念

甲状腺肿瘤主要包括甲状腺腺瘤和甲状腺癌。甲状腺腺瘤是最常见的甲状腺良性肿瘤，多见于 40 岁以下的女性。按形态学可分为滤泡状和乳头状囊性腺瘤两种。滤泡状甲状腺腺瘤较常见，腺瘤有完整的包膜。甲状腺癌是最常见的甲状腺恶性肿瘤，约占全身恶性肿瘤的 1%。

2. 相关病理生理

甲状腺是人体最大的内分泌腺体，位于甲状软骨下方、气管两旁，分左、右两叶，中央为峡部。甲状腺由两层被膜包裹：内层被膜叫甲状腺固有被膜，很薄，紧贴腺体并形成纤维束伸入到腺实质内；外层包绕并固定于气管和环状软骨上，可随吞咽动作上、下移动。两层被膜之间有疏松的结缔组织、甲状腺动、静脉及淋巴、神经和甲状旁腺。

甲状腺的血液供应十分丰富，主要来自两侧的甲状腺上、下动脉。甲状腺上、下动脉的分支之间，及其分支与咽喉部、气管和食管动脉的分支间，都有广泛的吻合、沟通，故手术结扎两侧甲状腺上、下动脉后，残留的腺体及甲状旁腺仍有足够的血液供应。甲状腺有 3 条主要的静脉，即甲状腺上、中、下静脉。甲状腺上、中静脉流入颈内静脉，甲状腺下静脉流入无名静脉。甲状腺的淋巴液汇入颈深部淋巴结。支配甲状腺的神经来自迷走神经，主要有喉返神经和喉上神经。喉返神经位于甲状腺背侧的气管食管沟内，支配声带运动；喉上神经的内支（感觉支）分布于喉黏膜上，外支（运动支）支配环甲肌，使声带紧张。

甲状腺的主要功能是合成、贮存和分泌甲状腺素。甲状腺素分为三碘甲状腺原氨酸（T3）和四碘甲状腺原氨酸（T4）两种。甲状腺素的主要作用是参与人体的物质和能量代谢，促进蛋白质、脂肪和碳水化合物的分解，促进人体生长发育和组织分化等。甲状腺功能的调节主要依靠丘脑－垂体－甲状腺轴控制系统和甲状腺自身进行调节。

甲状腺癌除髓样癌来源于滤泡旁降钙素分泌细胞外，其他均起源于滤泡上皮细胞。按肿瘤的病理类型可分为以下 4 种类型。

（1）乳头状癌：约占成人甲状腺癌的 70% 和儿童甲状腺癌的全部，30～45 岁女性多见，属低度恶性，可较早出现颈部淋巴结转移，但预后较好。

（2）滤泡状腺癌：约占甲状腺癌的 15%，50 岁左右中年人多见，属中度恶性，可经血运转移至肺和骨，预后不如乳头状腺癌。

（3）未分化癌：约占甲状腺癌的 5%～10%，多见于 70 岁左右老年人，属高度恶性，可早期发生颈部淋巴结转移，或侵犯喉返神经、气管、食管，并常经血液转移至肺、骨等处，预后很差。

（4）髓样癌：仅占甲状腺癌的 7%，常有家族史，中度恶性，较早出现淋巴结转移，也可经血行转移至肺和骨，预后不如乳头状腺癌，但较未分化癌好。

3. 病因与诱因

甲状腺肿瘤的病因与诱因尚不完全清楚，有研究表明与甲状腺的功能失调以及患者的情绪有关。

4. 临床表现

甲状腺腺瘤：大多数患者常在无意中或体检时发现颈部有圆形或椭圆形结节，多为单发。质稍硬，表面光滑，边界清楚，随吞咽可上下移动。腺瘤生长缓慢，当乳头状囊性腺瘤发生囊内出血时肿瘤可迅速增大，并伴有局部胀痛。

甲状腺癌：腺体内出现单个、固定、表面凹凸不平、质硬的肿块是各型甲状腺癌的共同表现。随着肿物逐渐增大，肿块随吞咽上下移动度减少。晚期常压迫气管、食管或喉返神经而出现呼吸困难、吞咽困难和声音嘶哑；压迫颈交感神经节引起 Horner 综合征（表现为患侧上眼睑下垂、眼球内陷、瞳孔缩小、同侧头面部潮红无汗）；颈丛浅支受侵时可有耳、枕、肩等部位的疼痛。髓样癌组织可产生激素样活性物质，如 5-羟色胺和降钙素，患者可出现腹泻、心悸、颜面潮红和血钙降低等症状。局部转移常在颈部出现硬而固定的淋巴结，远处转移多见于扁骨（颅骨、胸骨、椎骨、骨盆）和肺。

5. 辅助检查

（1）实验室检查：除常规生化和 3 大常规外，测定甲状腺功能和血清降钙素有助于髓样癌的诊断。

（2）放射性^{131}I或^{99m}Tc扫描：甲状腺腺瘤多为温结节，若伴有囊内出血时可为冷结节或凉结节，边缘一般较清晰。甲状腺癌为冷结节，边缘一般较模糊。

（3）细胞学检查：细针穿刺结节并抽吸、涂片行病理学检查，确诊率可高达80％。

（4）B超检查：可显示结节位置、大小、数量及与邻近组织的关系。

（5）X线检查：颈部正侧位片，可了解有无气管移位或狭窄、肿块钙化及上纵隔增宽等。胸部及骨骼摄片可了解有无肺及骨转移。

6. 治疗原则

1）非手术治疗：未分化癌一般采用放射治疗。

2）手术治疗。

（1）因甲状腺腺瘤有 20％引起甲亢和 10％发生恶变的可能，故原则上应早期手术治疗，即包括腺瘤的患侧甲状腺大部或部分切除术，术中行快速冰冻切片病理检查。

（2）除未分化癌外，其他类型甲状腺癌均应行甲状腺癌根治术，手术范围包括患侧甲状腺及峡部全切除、对侧大部切除，有淋巴结转移时应行同侧颈淋巴结清扫，并辅以核素、甲状腺素和外放射等治疗。

（二）护理评估

1. 一般评估

（1）健康史：患者一般资料，如年龄、性别；询问患者是否曾患有结节性甲状腺肿或伴有其他免疫系统疾病；了解有无家族史及既往史等。

（2）生命体征（T、P、R、BP）：一般体温、脉搏、血压正常。少数患者有呼吸困难。

（3）患者主诉：包块有无疼痛；睡眠状况；有无疲倦、乏力、咳嗽与心慌气短等症状。

（4）相关记录：甲状腺肿块的大小、形状、质地、活动度；颈部淋巴结的情况；体重；饮食、皮肤等记录结果。

2. 身体评估

（1）术前评估：了解甲状腺肿块的大小、形状、质地、活动度；肿块生长速度；颈部有无肿大淋巴结；患者有无呼吸困难、声音嘶哑、吞咽困难、Horner 综合征等；有无远处转移，如骨和肺的转移征象；腹泻、心悸、颜面潮红和血钙降低等症状。

（2）术后评估：了解麻醉和手术方法、手术经过是否顺利、术中出血情况；了解术后生命体征、切口及引流情况等；观察是否出现呼吸困难和窒息、喉返神经损伤、喉上神经损伤和手足抽搐等并发症。

3. 心理－社会评估

（1）术前患者情绪是否稳定。

（2）是否了解甲状腺疾病的相关知识。

（3）能否掌握康复知识。

（4）了解家庭经济承受能力等。

4. 辅助检查阳性结果评估

（1）了解放射性^{131}I或^{99m}Tc扫描结果，以判断温结节和冷结节。

（2）了解生化和 3 大常规、甲状腺功能和血清降钙素、B 超、X 线、心电图、细胞学等结果，判断是否有影响手术效果的因素存在。

5. 治疗效果的评估

1）非手术治疗评估要点：放射治疗后是否出现并发症，如放射性皮炎、骨髓抑制引起的白细胞下降等。

2）手术治疗评估要点。

（1）术后患者的生命体征是否平稳；切口及引流情况；有无急性呼吸困难以及喉上神经或喉返神经损伤；有无甲状旁腺损伤等。

（2）根据病情、手术情况及术后病理检查结果，评估预后状况。

（三）护理诊断（问题）

1. 焦虑

与担心肿瘤的性质、手术及预后有关。

2. 疼痛

与手术创伤、肿块压迫或肿块囊内出血有关。

3. 清理呼吸道无效

与全麻未醒、手术刺激分泌物增多及切口疼痛有关。

4. 潜在并发症

（1）窒息：与全麻未醒、手术刺激分泌物增多误入气管有关。

（2）呼吸困难：与术后出血压迫气管有关。

（3）手足抽搐：与术中误切甲状旁腺，术后出现低血钙有关。

（4）神经损伤：与手术操作误伤神经有关。

（四）主要护理措施

1. 术前护理

（1）术前准备：指导、督促患者练习手术时的体位；将软枕垫于肩部，保持头低位（过仰后伸位）。术前晚给予镇静类药物，保证患者充分休息和睡眠。若患者行颈部淋巴结清扫术，术前 1 d 剃去其耳后毛发。

（2）心理护理：让患者及家属了解所患肿瘤的性质，讲解有关知识，帮助患者以平和的心态接受手术。

（3）床旁准备气管切开包：甲状腺手术，尤其行颈淋巴结清扫术者，床旁必须备气管切开包。肿块较大、长期压迫气管的患者，术后可能出现气管软化塌陷而引起窒息，或因术后出血引流不畅而淤积颈部，局部迅速肿胀，患者呼吸困难等都需立即配合医生行气管切开及床旁抢救或拆除切口缝线，清除血肿。

2. 术后护理

（1）体位：取平卧位，血压平稳后给予半卧位。

（2）饮食：麻醉清醒病情平稳后，协助患者主动饮少量温水，若无不适，鼓励其进食流质，但不可过热，逐步过渡为半流质及软食。

（3）病情观察：术后密切监测患者的生命体征，尤其是呼吸、脉搏变化；观察患者有无声音嘶哑、误吸、呛咳等症状；妥善固定颈部引流管，保持引流通畅，观察并记录引流液的量、颜色及性状；保持创面敷料清洁干燥，注意渗液流向肩背部，及时通知医生并配合处理。

3. 术后并发症的观察及护理

（1）呼吸困难和窒息：多发生于术后 48 h 内，是术后最危急的并发症。表现为进行性呼吸困难、烦躁、发绀，甚至窒息；可有颈周肿胀、切口渗出鲜血等。常见原因和处理：①切口内血肿压迫气管。立即拆线，敞开切口，清除血肿，如呼吸仍无改善则吸氧、气管切开，再急送手术室止血。②喉头水肿。由于手术创伤、气管插管引起。先用激素静脉滴注，无效者行气管切开。③痰液阻塞气道。有效吸痰。④气管塌陷。气管壁长期受肿大的甲状腺压迫，气管软化所致。行气管切开术。⑤双侧喉返神经损伤。气管切开。

（2）喉返神经损伤：大多数是由于术中不慎将喉返神经切断、缝扎、钳夹或牵拉过度而致永久性或暂时性损伤；少数由于血肿或瘢痕组织压迫或牵拉而致。前者在术中立即出现症状，后者在术后数小时或数天才出现症状。切断、缝扎会引起永久性损伤，钳夹、牵拉过度、血肿压迫所引起的多数为暂时性，一般经 3～6 个月理疗可恢复或好转。单侧喉返神经损伤引起声音嘶哑，可由健侧声带过度地向患侧内收而代偿。双侧喉返神经损伤导致双侧声带麻痹，可引起失声、呼吸困难，甚至窒息，应立即行气管切开。

（3）喉上神经损伤：喉上神经外支损伤可使环甲肌瘫痪，引起声带松弛、声调降低；内支损伤可使喉部黏膜感觉丧失，患者进食、特别是饮水时容易发生误咽、呛咳。应协助患者取坐位进半流质饮食，一般于术后数日可恢复正常。

（4）手足抽搐：术中甲状旁腺被误切、挫伤或其血液供应受累可引起甲状旁腺功能低下，血钙降低，神经肌肉的应激性提高。症状一般出现在术后 1～2 d 内，轻者面部、口唇或手足部针刺感、麻木感或强直感，2～3 周后症状消失。严重者面肌和手足持续性痉挛、疼痛，频繁发作，每次持续 10～20 min 或更长，甚至可发生喉和膈肌痉挛，引起窒息死亡。护理措施：①抽搐发作时，立即静脉注射 10%葡萄糖酸钙或 5%氯化钙 10～20 mL。②症状轻者，可口服葡萄糖酸钙或乳酸钙；症状重或长期不恢复者，加服维生素 D3，以促进钙在肠道内的吸收。③每周测血钙和尿钙 1 次。④限制肉类、乳类和蛋类等高磷食品，多吃绿叶蔬菜、豆制品和海味等高钙低磷食物。

4. 健康教育

（1）指导患者头颈部活动练习，如头后仰及左右旋转运动，以促进颈部的功能恢复，防止切口瘢痕挛缩。颈淋巴结清扫术者，斜方肌可有不同程度损伤，切口愈合后还需进行肩关节的功能锻炼，持续至出院后 3 个月。

（2）指导患者遵医嘱服用甲状腺素片等药物替代治疗，以满足机体对甲状腺素的需要，抑制促甲状腺激素的分泌，预防肿瘤复发。

（3）出院后定期复诊，学会自行检查颈部。若出现颈部肿块或淋巴结肿大等应及时就诊。

（五）护理效果评估

（1）患者焦虑程度是否减轻，情绪是否稳定。

（2）患者疼痛是否得到有效控制。

（3）患者生命体征平稳，有无发生并发症；或已发生的并发症是否得到及时诊治。

（4）患者能否保持呼吸道通畅。

二、甲状腺功能亢进

（一）疾病概述

1. 概念

甲状腺功能亢进简称甲亢，是由于各种原因导致甲状腺素分泌过多而引起的以全身代谢亢进为主要特征的内分泌疾病。根据发病原因可分为：①原发性甲亢。最常见，腺体呈弥漫性肿大，两侧对称，常伴有突眼，又称为"突眼性甲状腺肿"。患者年龄多在 20～40 岁之间，男女之比约 1：4。②继发性甲亢。较少见，患者先有结节性甲状腺肿多年，以后才出现甲状腺功能亢进症状。腺体肿大呈结节状，两侧多不对称，无突眼，容易发生心肌损害，患者年龄多在 40 岁以上。③高功能腺瘤。少见，腺体内有单个自主性高功能结节，其周围的甲状腺组织萎缩。

2. 相关病理生理

甲亢的病理学改变为甲状腺腺体内血管增多、扩张、淋巴细胞浸润。滤泡壁细胞多呈高柱状并发生增生，形成突入滤泡腔内的乳头状体，滤泡腔内的胶体含量减少。

3. 病因与诱因

原发性甲亢的病因迄今尚未完全阐明。目前多数认为原发性甲亢是一种自身免疫性疾病，患者血中有两类刺激甲状腺的自身抗体：一类抗体的作用与促甲状腺素（TSH）相似，能刺激甲状腺功能活动，但作用时间较 TSH 持久，称为"长效甲状腺激素"；另一类为"甲状腺刺激免疫球蛋白"。两类物质均属 G 类免疫球蛋白，都能抑制 TSH，且与 TSH 受体结合，从而增强甲状腺细胞的功能，分泌大量甲状腺激素，即 T_3 和 T_4。

4. 临床表现

典型的表现有高代谢群、甲状腺肿及眼征 3 大主要症状。

（1）甲状腺激素分泌过多症候群：①患者性情急躁、容易激动、失眠、双手颤动、怕热、多汗。②食欲亢进但消瘦、体重减轻。③心悸、脉快有力，脉率常在 100 次/分钟以上，休息及睡眠时仍快，脉压增大。④可出现内分泌功能紊乱，如月经失调、停经、易疲劳等。其中脉率增快及脉压增大尤为重要，常可作为判断病情严重程度和治疗效果的重要标志。

（2）甲状腺肿：甲状腺多呈对称性、弥漫性肿大；由于腺体内血管扩张、血流加速，触诊可扪及震颤，听诊可闻及杂音。

（3）眼征：突眼是眼征中重要且较特异的体征之一，可见双侧眼裂增宽、眼球突出、内聚困难、瞬目减少等突眼征。

5. 辅助检查

（1）基础代谢率测定：用基础代谢率测定器测定，较可靠。也可根据脉压和脉率计算。计算公式为：基础代谢率（％）＝（脉率＋脉压）－111。基础代谢率正常值为±10％，增高至＋20％～30％为轻度甲亢，＋30％～60％为中度甲亢，＋60％以上为重度甲亢。注意此计算方法不适用于心律不齐者。

（2）甲状腺摄[131]I率测定：正常甲状腺 24 h 内摄取[131]I的量为进入人体总量的 30％～40％，吸[131]I高峰在 24 h 后。如果 2 h 内甲状腺摄[131]I量超过进入人体总量的 25％，或在 24 h 内超过进入人体总量的 50％，且摄[131]I高峰提前出现，都提示有甲亢。

（3）血清中 T_3 和 T_4 含量测定：甲亢时血清 T_3 可高于正常值 4 倍，而血清 T_4 仅为正常值的 2.5 倍，所以 T_3 的增高对甲亢的诊断较 T_4 更为敏感。

6. 治疗原则

（1）非手术治疗：严格按医嘱服药治疗。

（2）手术治疗：甲状腺大部切除术仍是目前治疗中度以上甲亢最常用而有效的方法。手术适应证：①继发性甲亢或高功能腺瘤。②中度以上的原发性甲亢，经内科治疗无明显疗效。③腺体较大伴有压迫症状，或胸骨后甲状腺肿伴甲亢。④抗甲状腺药物或[131]I治疗后复发者。⑤坚持长期用药有困难者。另外，甲亢可引起妊娠患者流产、早产，而妊娠又可加重甲亢；因此，凡妊娠早、中期的甲亢患者具有上述指征者，仍应考虑手术治疗。手术禁忌证：①青少年患者。②症状较轻者。③老年患者或有严重器质性疾病不能耐受手术者。

（二）护理评估

1. 一般评估

（1）健康史：患者一般资料，如年龄、性别；询问患者是否曾患有结节性甲状腺肿或其他免疫系统的疾病；有无甲状腺疾病的用药或手术史并了解患者发病的过程及治疗经过；有无甲亢疾病的家族史。

（2）生命体征（T、P、R、BP）：患者心悸、脉快有力，脉率常在 100 次/分钟以上，休息及睡眠时仍快，脉压增大。

（3）患者主诉：睡眠状况；有无疲倦、乏力、咳嗽与心慌气短等症状。

（4）相关记录：甲状腺肿大的情况；体重；饮食、皮肤、情绪等记录结果。

2. 身体评估

（1）术前评估：①患者有无自觉乏力、多食、消瘦、怕热、多汗、急躁易怒及排便次数增多等异常改变。②甲状腺多呈弥漫性肿大，可有震颤或血管杂音。③伴有眼征者眼球可向前突出。④病情严重变化时可出现甲亢危象。

（2）术后评估：了解麻醉和手术方法、手术经过是否顺利、术中出血情况；了解术后生命体征、切口及引流情况等；观察是否出现甲状腺危象、呼吸困难和窒息、喉返神经损伤、喉上神经损伤和手足抽搐等并发症。

3. 心理－社会评估

患者主要表现为敏感、急躁易怒、焦虑，处理日常生活事件能力下降，家庭人际关系紧张。患者也可因甲亢所致突眼、甲状腺肿大等外形改变，产生自卑心理。部分老年患者可表现为抑郁、淡漠，重者可有自杀行为。

4. 辅助检查阳性结果评估

包括基础代谢率测定、甲状腺摄 ^{131}I 率测定及血清中 T_3 和 T_4 含量测定的结果，以助判断病情。

5. 治疗效果的评估

（1）非手术治疗评估要点：评估患者服药治疗后的效果，如心率、基础代谢率的变化等。

（2）手术治疗评估要点：监测患者生命体征、切口、引流等，观察是否出现甲状腺危象、呼吸困难和窒息、喉返神经损伤、喉上神经损伤和手足抽搐等并发症。根据病情、手术情况及术后病理检查结果，评估预后状况。

（三）护理诊断（问题）

（1）营养失调：低于机体需要量，与基础代谢率增高有关。

（2）有受伤危险：与突眼造成睑角不能闭合、有潜在的角膜溃疡、感染而致失明的可能有关。

（3）潜在并发症。①窒息与呼吸困难：与全麻未醒、手术刺激分泌物增多误入气管，术后出血压迫气管有关。②甲状腺危象：与术前准备不充分、甲亢症状未能很好控制及手术应激有关。③手足抽搐：与术中误切甲状旁腺，术后出现低血钙有关。④神经损伤：与手术操作误伤神经有关。

（四）主要护理措施

1. 术前护理

（1）完善各项术前检查：对甲亢或甲状腺巨大肿块患者应行颈部透视或摄片、心脏检查、喉镜检查和基础代谢率测定等，了解气管受压或移位情况及心血管、声带功能和甲亢的程度。

（2）提供安静舒适的环境：保持环境安静、舒适，减少活动，避免体力消耗，尽可能限制会客，避免过多外来刺激，对精神紧张或失眠者遵医嘱给予镇静剂，保证患者充足的睡眠。

（3）加强营养，满足机体代谢需要：给予高热量、高蛋白、富含维生素的食物；鼓励多饮水以补充出汗等丢失的水分。忌用对中枢神经有兴奋作用的咖啡、浓茶等刺激性饮料。每周测体重一次。

（4）术前药物准备的护理：通过药物降低基础代谢率，以满足手术的必备条件，是甲亢患者术前准备的重要环节。常用的方法有：①碘剂。术前准备开始即可服用，碘剂能抑制甲状腺素的释放，使腺体充血减少而缩小变硬，有利于手术。常用复方碘化钾溶液，每天 3 次，口服，第 1 天每次 3 滴，第 2 天每次 4 滴，以后每天逐次增加 1 滴至每次 16 滴，然后维持此剂量至手术。②抗甲状腺药物。先用硫脲类药物，通过抑制甲状腺素的合成，以控制甲亢症状；待甲亢症状基本控制后，再改服碘剂 1～2 周，然后行手术治疗。少数患者服用碘剂 2 周后症状改善不明显，可同时服用硫脲类药物，待甲亢症状基本控制后，再继续单独服用碘剂 1～2 周后手术。③普萘洛尔（心得安）。为缩短术前准备时间，可单独使用或与碘剂合用，每

6 h口服1次，每次20～60 mg，连服4～7 d脉率降至正常水平时，即可施行手术。最后1次服用应在术前1～2 h，术后继续口服4～7 d。此外，术前禁用阿托品，以免引起心动过速。

术前准备成功的标准是：患者情绪稳定，睡眠好转，体重增加，脉率稳定在每分钟90次以下，脉压恢复正常，BMR在＋20％以下，腺体缩小变硬。

（5）突眼护理：对于原发性甲亢突眼患者要注意保护眼睛，卧床时头部垫高，减轻眼部肿胀；眼睑闭合不全者，可戴眼罩，睡眠前用抗生素眼膏涂眼，防止角膜干燥、溃疡。

（6）颈部术前常规准备：术前戒烟，教会患者深呼吸、有效咳嗽及咳痰方法；对患者进行颈过伸体位训练，以适应手术时体位改变；术前12 h禁食，4 h禁水。床旁备引流装置、无菌手套、拆线包及气管切开包等急救物品。

2. 术后护理

（1）体位：取平卧位，血压平稳后给予半卧位。

（2）饮食：麻醉清醒病情平稳后，协助患者主动饮少量温水，若无不适，鼓励其进食流质，但不可过热，逐步过渡为半流质及软食。

（3）病情观察：①术后密切监测患者的生命体征，尤其是呼吸、脉搏变化。②观察患者有无声音嘶哑、误吸、呛咳等症状。③妥善固定颈部引流管，保持引流通畅，观察并记录引流液的量、颜色及性状。④保持创面敷料清洁干燥，注意渗液流向肩背部，及时通知医生并配合处理。

（4）用药护理：继续服用碘剂，每天3次，每次10滴，共1周左右；或由每天3次，每次16滴开始，逐日每次减少1滴，至每次3～5滴为止。年轻患者术后常规口服甲状腺素，每天30～60 mg，连服6～12个月，预防复发。

（5）颈部活动指导：术后床上变换体位时注意保护颈部；术后第2天床上坐起，或弯曲颈部时，将手放于颈后支撑头部重量，并保持头颈部于舒适位置，减少因震动而引起的疼痛；手术2～4 d后，进行点头、仰头、伸展和左右旋转等颈部活动，防止切口挛缩。逐渐增加活动范围和活动量。

3. 术后并发症的观察及护理

（1）呼吸困难和窒息：多发生于术后48 h内，是术后最危急的并发症。表现为进行性呼吸困难、烦躁、发绀，甚至窒息；可有颈周肿胀、切口渗出鲜血等。常见原因和处理：①切口内血肿压迫气管。立即拆线，敞开切口，清除血肿，如呼吸仍无改善则吸氧、气管切开，再急送手术室止血。②喉头水肿。由于手术创伤、气管插管引起。先用激素静脉滴注，无效者行气管切开。③痰液阻塞气道。有效吸痰。④气管塌陷。气管壁长期受肿大的甲状腺压迫，气管软化所致。行气管切开术。⑤双侧喉返神经损伤。气管切开。

（2）喉返神经损伤：大多数是由于术中不慎将喉返神经切断、缝扎、钳夹或牵拉过度而致永久性或暂时性损伤；少数由于血肿或瘢痕组织压迫或牵拉而致。前者在术中立即出现症状，后者在术后数小时或数天才出现症状。切断、缝扎会引起永久性损伤，钳夹、牵拉过度、血肿压迫所引起的多数为暂时性，一般经3～6个月理疗可恢复或好转。单侧喉返神经损伤引起声音嘶哑，可由健侧声带过度地向患侧内收而代偿。双侧喉返神经损伤导致双侧声带麻痹，可引起失声、呼吸困难，甚至窒息，应立即行气管切开。

（3）喉上神经损伤：喉上神经外支损伤可使环甲肌瘫痪，引起声带松弛、声调降低；内支损伤可使喉部黏膜感觉丧失，患者进食、特别是饮水时容易发生误咽、呛咳。应协助患者取坐位进半流质饮食，一般于术后数日可恢复正常。

（4）手足抽搐：术中甲状旁腺被误切、挫伤或其血液供应受累可引起甲状旁腺功能低下，血钙降低，神经肌肉的应激性提高。症状一般出现在术后 1～2 d 内，轻者面部、口唇或手足部针刺感、麻木感或强直感，2～3 周后症状消失。严重者面肌和手足持续性痉挛、疼痛，频繁发作，每次持续 10～20 min 或更长，甚至可发生喉和膈肌痉挛，引起窒息死亡。护理措施：①抽搐发作时，立即静脉注射 10％葡萄糖酸钙或 5％氯化钙 10～20 mL。②症状轻者，可口服葡萄糖酸钙或乳酸钙；症状重或长期不恢复者，加服维生素 D3，以促进钙在肠道内的吸收。③每周测血钙和尿钙 1 次。④限制肉类、乳类和蛋类等高磷食品，多吃绿叶蔬菜、豆制品和海味等高钙低磷食物。

（5）甲状腺危象：是甲亢的严重并发症，死亡率为 20％～30％。其发生可能与术前准备不充分、甲亢症状未能很好控制及手术应激有关。主要表现为术后 12～36 h 内高热（＞39 ℃）、脉搏细速（＞120 次/分钟）、大汗、烦躁不安、谵妄甚至昏迷，常伴有呕吐、腹泻。若处理不及时或不当可迅速发展为昏迷、虚脱、休克甚至死亡。甲亢患者基础代谢率降至正常范围再实施手术，是预防甲状腺危象的关键。

护理措施。①碘剂：口服复方碘化钾溶液 3～5 mL，紧急时将 10％碘化钠 5～10 mL 加入 10％葡萄糖溶液 500 mL 中静脉滴注，以降低血液中甲状腺素水平。②激素治疗：给予氢可的松 200～400 mg/d，分次静脉滴注，以拮抗过量甲状腺素的反应。③镇静剂：常用苯巴比妥钠 100 mg 或冬眠Ⅱ号半量，6～8 h 肌内注射 1 次。④肾上腺素能阻滞剂：可用利血平 1～2 mg 肌内注射或胍乙啶 10～20 mg 口服，还可用普萘洛尔 5 mg 加入 5％～10％葡萄糖溶液 100 mL 中静脉滴注，以降低周围组织对肾上腺素的反应。⑤降温：物理或药物降温，使患者体温维持在 37 ℃左右。⑥静脉滴注大量葡萄糖溶液补充能量。⑦吸氧：以减轻组织缺氧。⑧心力衰竭者，遵医嘱应用洋地黄类制剂。⑨保持病室安静，避免刺激。

4. 心理护理

有针对性与患者沟通，了解其心理状态，满足患者需要，消除其顾虑和恐惧心理，避免情绪激动。

5. 健康教育

（1）鼓励患者早期下床活动，但注意保护头颈部。拆线后教会患者做颈部活动，促进功能恢复，防止瘢痕挛缩；声音嘶哑者，指导患者做发音训练。讲解有关甲状腺术后并发症的临床表现和预防措施。

（2）用药指导：讲解甲亢术后继续服药的重要性并督促执行。如将碘剂滴在饼干、面包等固体食物上同服，既能保证剂量准确，又能避免口腔黏膜损伤。

（3）出院康复指导：注意休息，保持心情愉快；加强颈部活动，防止瘢痕粘连；定期门诊复查，术后第 3、6、12 个月复诊，以后每年 1 次，共 3 年；若出现心悸、手足震颤、抽搐等情况及时就诊。

（五）护理效果评估

（1）患者是否出现甲状腺危象，或已发生的危象能得到及时发现和处理。

（2）患者营养需要是否得到满足。

（3）患者术后能否有效咳嗽，保持呼吸道通畅。

（4）患者术后生命体征是否平稳，是否出现各种并发症；一旦发生，能否及时发现和处理。

第 七 章

神经外科常见病护理

第一节 颅脑损伤

一、疾病概述

(一) 概念

颅脑损伤是指暴力作用于头部造成的颅骨和脑组织器质性损伤。根据致伤源、受力程度等因素不同，将伤后脑组织与外界相通与否而分为开放性及闭合性颅脑损伤。前者多由锐器或火器直接造成，均伴有头皮裂伤、颅骨骨折、硬脑膜破裂和脑脊液漏；后者为头部受到钝性物体或间接暴力所致，往往头皮颅骨完整，或即便头皮、颅骨损伤，但硬脑膜完整，无脑脊液漏。根据暴力作用于头部时是否立即发生颅脑损伤，又分为原发性和继发性。后者指受伤一定时间后出现的脑损伤，如颅内血肿和脑水肿。

脑损伤的分型：脑损伤的分级便于评价疗效和预后，有利于对伤情进行鉴定。国际上通用的 Glasgow（GCS）昏迷评分法，适用于对颅脑损伤伤情的临床评定，见表 7-1。

表 7-1　GCS 昏迷评分法

睁眼反应	语言反应	运动反应
能自行睁眼 4	能对答，定向正确 5	能按吩咐完成动作 6
呼之能睁眼 3	能对答，定向有误 4	刺痛时能定位 5
刺激能睁眼 2	胡言乱语，不能对答 3	刺痛逃避 4
不能睁眼 1	仅能发音，无语言 2	刺痛时双上肢呈过度屈曲 3
	不能发音 1	刺痛时四肢呈过度伸展 2
		刺痛时肢体松弛，无动作 1

注：评分 13～15 分者定为轻度；8～12 分者定为中度；3～7 分者定为重度

1. 轻型颅脑损伤

主要指单纯脑震荡，没有颅骨骨折，意识丧失不超过 30 min 者，有轻度头痛、头晕等自觉症状，神经系统、神经影像和脑脊液检查无明显改变，GCS 13～15 分者。

2. 中型颅脑损伤

主要指轻度脑挫裂伤或颅内小血肿，有或无颅骨骨折、颅底骨折及蛛网膜下腔出血，无脑受压，昏迷在 6 h 以内，有轻度神经系统阳性体征，有轻度生命体征改变，GCS 8～12 分者。

3. 重型颅脑损伤

主要指广泛颅骨骨折，广泛脑挫裂伤、脑干损伤或颅内血肿，昏迷在 6 h 以上，意识障碍逐渐加重或出现再昏迷，有明显的神经系统阳性体征和（或）生命体征改变，GCS 在 3～7 分者。

4. 特重型颅脑损伤

深昏迷，GCS 3 分者。

（二）相关病理生理

广泛性的和局限性的颅脑损伤都会引起轻重不一的脑水肿反应，颅脑损伤后脑血管扭曲破裂，脑组织细胞迅速凋亡，炎性介质释放，过多的水分积聚在脑细胞内或细胞外间隙，引起脑体积增大、肿胀，直接导致颅内压增高，脑灌注不足因而脑组织缺血缺氧。

（三）病因与诱因

1. 直接暴力

有直接的头部着力点。根据头皮、颅骨损伤时暴力作用的方式，分为加速性损伤、挤压性损伤和旋转运动性损伤。

2. 间接暴力

间接暴力的着力点不在头部。如：躯干遭受加速性暴力，患者头部首先过度伸展再过度屈曲，再加上旋转使得头部类似挥鞭样运动，造成脑干损伤。高处坠落使得头颈交界部损伤，颈椎颈髓及脑干延髓损伤。

（四）临床表现

1. 颅骨损伤

病史有明确的头部受伤史，着力部位可见头皮挫伤及头皮血肿。根据骨折部位可将颅骨骨折分为颅盖及颅底骨折；又可根据骨折端形态分为线形和凹陷骨折，如因暴力范围较大与头部接触面积广，形成多条骨折线，分隔成多块骨折碎片者则称粉碎性骨折。颅前窝骨折累及眶顶和筛骨，可伴有鼻出血、眶周广泛淤血（"熊猫眼"征）。颅中窝骨折可有鼻出血或合并脑脊液鼻漏，或者合并脑脊液耳漏。

2. 脑挫裂伤

因损伤部位和程度不同，临床表现差异很大。受伤当时立即出现意识障碍。短者半小时、数小时或数日，长者数周、数月，有的持续昏迷。受伤当时立即出现与伤灶相应的神经功能障碍或体征，如运动区损伤的锥体束征、肢体抽搐或瘫痪。患者清醒后有头痛、头晕、恶心、呕吐、记忆力减退和定向力障碍，血压正常或偏高。可有脑膜刺激征。严重者发展为脑疝。

3. 脑干损伤

受伤当时立即出现昏迷，且昏迷程度较深，持续时间较长。双侧瞳孔不等大、极度缩小或大小多变甚至不规则，对光反射消失。眼球向外下或向内凝视。病理反射阳性肌张力增高，交叉性瘫痪或四肢瘫。如果网状结构受损严重，患者可长期处于植物生存状态。

4. 颅内血肿

颅内血肿是颅脑损伤中最多见、最危险，却又是可逆的继发性损伤。根据血肿的来源与部位，将血肿分为：①硬膜外血肿。②硬膜下血肿。③脑内血肿。进行性意识障碍是颅内血肿的主要症状。患侧瞳孔一过性缩小，继之扩大，对光反射迟钝或消失；对侧肢体力弱，逐渐进行性加重。

（五）辅助检查

头颅 CT 扫描可明确血肿分类、血肿定位、计算出血量、中线结构有无移位及有无脑挫裂伤等情况。硬膜外血肿典型表现为颅骨内板与脑表面有一双凸镜形高密度影。硬膜下血肿表现为在脑表面呈现新月形或半月形混杂密度或低密度影。脑内血肿表现为在脑挫裂伤灶附近或脑深部白质内，见到圆形或不规则高密度或混杂密度影。

（六）治疗原则

1. 手术治疗

有明显颅内压增高症状和体征的颅内血肿原则上手术治疗，开颅去骨瓣血肿清除术。对并发脑疝、病情严重者，在清除血肿的同时可行广泛减压脑叶切除术。如血肿发生在颅后窝并且发生急性脑积水、急性颅内压增高者，应行脑室穿刺引流术，随即行血肿清除术。慢性硬膜下血肿采取颅骨钻孔引流术。

2. 非手术治疗

小血肿无手术指征，可采用保守治疗，脱水、抗生素、抑酸、营养、神经代谢药物等支持治疗；但必须严密动态观察患者的意识、瞳孔和生命体征变化，必要时行头颅 CT 监测复查。若发现病情变化或血肿增大，应立即行手术治疗。

二、护理评估

（一）一般评估

1. 生命体征

颅脑损伤同时有肋骨骨折、血气胸或肺部挫伤者呼吸困难，颅内血肿发生脑疝者，受伤后发生呕吐导致窒息。血压下降，颅脑损伤同时有肝脾破裂内脏大出血者，脉搏微弱，严重挤压伤导致骨盆骨折或股骨干骨折、创伤性休克。

2. 患者主诉

重型颅脑损伤意识障碍者无法主诉。

3. 受伤史及现场情况

详细了解受伤过程，如暴力大小、方向、性质、速度，患者当时有无意识障碍，其程度及持续时间，有无逆行性遗忘，受伤当时有无口鼻、外耳道出血，脑脊液漏发生，是否出现头痛、恶心、呕吐等情况；初步判断是颅伤、脑伤或是多发伤；了解现场急救情况。

4. 相关记录

记录受伤原因、经过、院前急救措施。入院急诊 CT 报告，急诊检验结果等。

（二）身体评估

1. 视诊

头部有无开放性伤口，面部、口唇有无发绀，有无呕吐物或者颌面部挫伤出血，四肢骨有无骨折变形，皮肤尤其是骨突部位皮肤挫裂伤记录清楚。

2.听诊

肺部挫伤血气胸听诊双肺呼吸音不对称。昏迷者舌后坠有鼾声呼吸。

3.意识状态评估

（1）嗜睡：嗜睡是最轻的意识障碍，患者陷入持续的睡眠状态，可被唤醒，并能正确回答和作出各种反应，但当刺激去除后很快又再入睡。

（2）意识模糊：意识模糊是意识水平轻度下降。患者能保持简单的精神活动，但对时间、地点、人物的定向能力发生障碍。还有一种以兴奋性增高为主的高级神经中枢急性活动失调状态，称为谵妄。表现为意识模糊、定向力丧失、感觉错乱（幻觉、错觉）、躁动不安、言语混乱。

（3）昏迷：昏迷是严重的意识障碍，表现为意识持续的中断或完全丧失。按其程度可分为3个阶段。①浅昏迷：意识大部分丧失，无自主运动，对声、光刺激无反应，对疼痛刺激尚可出现痛苦的表情或肢体退缩等防御反应。角膜反射、瞳孔对光反射、眼球运动、吞咽反射等可存在。②中度昏迷：对周围事物及各种刺激均无反应，对于剧烈刺激可出现防御反射。角膜反射减弱，瞳孔对光反射迟钝，眼球无转动。③深度昏迷：全身肌肉松弛，对各种刺激全无反应，深、浅反射均消失。

4.随意运动功能评估

（1）单瘫：单一肢体瘫痪，见于对侧运动区皮质损伤。

（2）偏瘫：同侧上、下肢瘫。为对侧内囊基底节区损伤。

（3）四肢瘫痪：见于高位颈椎颈髓损伤。

（4）截瘫：胸椎腰椎伴脊髓损伤。

5.肌张力评估

肌张力指肌肉的紧张度。除触摸肌肉测试其硬度外，并测试完全放松的肢体被动活动时的阻力大小。肌张力增高和减低的特征和临床意义见表7-2。

表 7-2　肌张力增高和减低的特征和临床意义

临床特点	上运动神经元性瘫痪 （痉挛性瘫痪，中枢性瘫痪，硬瘫）	下运动神经元性瘫痪 （迟缓性瘫痪，周围性瘫痪，软瘫）
肌张力增高	痉挛性肌张力增高：上肢屈肌张力增高，呈折刀状，下肢伸肌张力增高	锥体束病变 锥体外系病变
肌张力减低	强直性肌张力增高：伸、屈肌张力均增高，呈铅管样或齿轮状 肌肉松弛，伸、屈肢体时阻力降低，关节运动范围大	上运动神经元性瘫痪的休克期，下运动神经元性瘫痪的后跟、后索病变，小脑病变，某些椎体外系病变

（三）心理—社会评估

颅脑损伤时突发事故，患者和家属没有任何心理准备，承受能力差。确定开颅手术，告知过程中注意语气和沟通对象，必要时与患者单位代表沟通。遇到现场目击者送来的无名伤者，报告医疗值班同事紧急救治。遇到交通事故责任不明确的由交警处理。了解家属对患者的支持能力和程度。

（四）辅助检查阳性结果评估

（1）CT：立即判断有无颅骨骨折，颅内血肿。判断脑损伤的严重程度及类型。

（2）X线：胸部X线判断肺部情况，多发伤者根据伤者选择摄片部位。

（3）血常规、出凝血时间异常影响手术。

（五）治疗效果评估

1. 手术效果评估

单纯颅脑损伤颅内血肿，根据GCS评分，动态观察病情变化，分值升高为好转迹象。多发伤的治疗效果难以确定。

2. 非手术效果评估

脑挫裂伤、颅内没有血肿，或者慢性硬膜下少量血肿伤者保守治疗，需要严密观察及时发现脑疝先兆，报告医生必要时紧急手术。

三、护理诊断（问题）

（一）急性意识障碍

与脑挫裂伤、颅内血肿有关。

（二）清理呼吸道无效

与脑损伤后意识障碍所致咳嗽、吞咽减弱或消失有关。

（三）有受伤的危险

与意识障碍所致躁动不安有关。

（四）营养失调

低于机体需要量与脑损伤后高代谢、呕吐、高热等有关。

（五）有废用综合征的危险

与脑损伤后肢体功能障碍及长期卧床有关。

（六）完全性尿失禁

与意识丧失所致排尿失控有关。

（七）有皮肤完整性受损的危险

与意识障碍所致自主运动消失、长期卧床、排便失禁有关。

（八）潜在并发症

1. 肺部感染
与昏迷致吞咽、咳嗽反射减弱或消失有关。

2. 癫痫发作
与脑缺血缺氧有关。

3. 颅内压增高、脑疝
与脑挫裂伤、颅内血肿有关。

4. 消化道出血
与应激性溃疡有关。

四、主要护理措施

（一）保持呼吸道通畅

1. 体位

深昏迷患者取侧卧位或侧俯卧位，以利口腔内分泌物排出。及时清除呼吸道分泌物及其他血污，昏迷患者丧失正常的咳嗽反射和吞咽功能，不能有效排除呼吸道分泌物，颌面损伤流出的血液、颅底骨折经鼻蝶流出的脑脊液、呕吐物等可能引起误吸。

2. 开放气道

深昏迷患者应抬起下颌或放置口咽通气道，以免舌根后坠阻塞呼吸道。短期内不能清醒者，应行气管插管或气管切开，必要时使用呼吸机辅助呼吸。

（二）饮食营养

1. 肠内、肠外营养

早期可采用肠外营养，待肠蠕动恢复后，逐步过渡至肠内营养支持。无消化道出血的患者尽早恢复肠内营养更有利于患者的康复。

2. 定期评估患者营养状况

如体重、氮平衡、血浆蛋白、血糖、血电解质等，以便及时调整营养素的供给量和配方。

（三）预防并发症

1. 预防压疮

保持皮肤清洁干燥，定时翻身，尤应注意骶尾部、足跟、耳廓等骨隆突部位，不可忽视敷料覆盖部位。受伤当时的骨突部位皮肤挫裂伤要记录清楚，及时处理，动态跟进观察效果。

2. 预防泌尿系感染

昏迷患者常有排尿功能紊乱，短暂尿潴留后继发尿失禁。长期留置导尿管是引起泌尿系感染的主要原因。病情稳定者在 1 周内拔除尿管。

3. 肺部感染

加强呼吸道护理，定期翻身拍背，保持呼吸道通畅，防止呕吐物误吸引起窒息和呼吸道感染。使用呼吸机辅助呼吸者严格执行规范预防呼吸机相关肺炎。

4. 废用综合征

患者昏迷或肢体功能障碍，可发生关节挛缩和肌肉萎缩。应保持患者肢体于功能位，防止足下垂。每天作四肢关节被动活动及按摩 2～3 次，防止肢体挛缩和畸形。病情稳定、手术后1～2 周即由康复理疗师参与治疗。

（四）消除脑水肿，预防颅内压增高和脑疝

1. 体位

抬高床头 15°～30°，以利颅内静脉回流，减轻脑水肿。保持头与脊柱在同一轴线上，头部过伸或过屈均阻碍颈静脉回流，不利于降低颅内压。

2. 病情观察和记录

在患者受伤后 72 h 内，护理重点是密切观察病情，及时发现继发性脑损伤。动态的病情观察是鉴别原发性与继发性脑损伤的主要手段。无论伤情轻重，急救时就应建立观察记录单，密切观察及记录患者的意识状况、瞳孔、呼吸、血压、脉搏、体温、神经系统体征等情况。如

果患者意识障碍进行性加重，伴随瞳孔不等大、光反应迟钝，提示小脑幕切迹疝发生；伤后血压上升，脉搏缓慢有力，呼吸深慢，提示颅内压升高，有枕骨大孔疝发生的可能。

（五）健康教育

1. 心理指导

轻型脑挫裂伤患者应尽早自理生活。对恢复过程中出现的头痛、耳鸣、记忆力减退的患者应给予适当解释和宽慰，使其树立信心。

2. 控制外伤性癫痫

患者定期服用抗癫痫药物，逐步减量后才能停药；不可突然中断服药。不能单独外出、登高、游泳等，以防意外。

3. 康复训练

脑损伤后遗留的语言、运动或智力障碍在伤后一年内恢复，协助患者制订康复计划，进行废损功能训练，如语言、记忆力、肢体运动功能等方面的训练，以提高生活自理能力以及社会适应能力。

五、护理效果评估

（1）患者呼吸是否平稳，无误吸发生。
（2）患者的营养状态良好，营养素供给充分。
（3）患者未出现长期卧床造成的并发症。
（4）患者出现脑疝，得到密切观察与及时处理，患者转危为安。

第二节　颅内肿瘤

一、疾病概述

（一）概念

1. 垂体腺瘤

垂体位于颅内蝶鞍窝内，周围有硬脑膜包围，上面以鞍膈与颅腔隔开。垂体又分前后两叶，前叶为腺垂体，后叶为神经垂体；垂体前叶分泌多种激素，如促肾上腺皮质激素（ACTH）、生长激素（GH）、泌（催）乳激素（PRL）、黄体生成激素（LH）、卵泡刺激素（FSH）和促甲状腺激素。垂体后叶主要储存下丘脑分泌的血管升压素（ADH）和缩宫素。垂体腺瘤是颅内最常见的肿瘤之一，大多为良性肿瘤，生长缓慢，好发于青壮年，约占85%。人口发病率一般为1/10万。垂体激素分泌异常，对患者的生长、发育、劳动能力、生育功能有严重的损害，并造成一系列社会心理影响。

2. 颅咽管瘤

颅咽管瘤起源于原始口腔外胚层形成的颅咽管残余上皮细胞，占颅内肿瘤的5%，是常见的颅内先天性肿瘤。各年龄均可发病，但以青少年多见，约半数为儿童，是儿童最常见的鞍区肿瘤。肿瘤多发于鞍上，可向下丘脑、鞍旁、鞍内、第三脑室、额底、脚间前池发展。压迫视交叉、垂体，影响脑脊液循环。肿瘤多数为囊性或部分囊性，完全实质性者较少见。肿瘤囊壁由肿瘤结缔组织基质衍化而来，表面光滑，囊壁内面可见小点状钙化灶。

3. 听神经瘤

听神经瘤起源于第Ⅷ脑神经的鞘膜，而且绝大多数起源于前庭神经的鞘膜，起于耳蜗神经者极少。大多发生于一侧，少数双侧发病，多为神经纤维瘤病的一个局部表现。听神经瘤是颅内常见的良性肿瘤之一，约占8%～10%，年发病率1/10万。位于脑桥小脑角区。

4. 松果体区肿瘤

松果体位于颅腔正中，前部为第三脑室后壁，后部为小脑幕切迹游离缘、大脑镰和小脑幕结合处，上部达胼胝体压部，下部为中脑四叠体和中脑导水管。松果体区肿瘤主要指来源于第三脑室后部和松果体的恶性肿瘤，文献报道约占颅内肿瘤的2%，多见于男性青少年，且松果体生殖细胞瘤最为常见，其次为胶质瘤和畸胎瘤。

5. 神经胶质瘤

神经胶质瘤是由神经外胚叶衍化而来的胶质细胞发生的一大类原发肿瘤的总称，是最常见的恶性颅内肿瘤。从神经外胚叶中衍化而来的胶质细胞有星形胶质细胞、少枝胶质细胞和室管膜细胞等。WHO中枢神经系统肿瘤分类中依照其病理组织学类型分为Ⅰ～Ⅳ级为低级别，Ⅲ级和Ⅳ级称为高级别胶质瘤，占所有胶质瘤的77.5%，发病部位以大脑半球最多，其次为蝶鞍区、小脑、脑室及脑干。一般不向颅外转移，在颅内直接向邻近正常脑组织浸润扩散。

6. 脑膜瘤

脑膜瘤是成人常见的颅内良性肿瘤，占颅内原发肿瘤的14.3%～19%，发病率仅次于胶质瘤。发病的年龄高峰为45岁左右，脑膜瘤有完整的包膜。常见发生部位包括：矢状窦旁、半球凸面、鞍结节、蝶骨嵴、嗅沟、大脑镰、侧脑室、小脑幕、颅中窝、眼眶、小脑脑桥角、斜坡和枕骨大孔。大约60%～70%沿大脑镰（包括矢状窦旁）、蝶骨嵴（包括鞍结节）生长。脑膜瘤周围脑血管呈包绕状移位，血运非常丰富，肿瘤同时接受来自颈外、颈内动脉或椎动脉系统的双重供血。

（二）相关病理生理

1. 垂体腺瘤

垂体腺瘤分为嗜酸性、嗜碱性、嫌色性及混合性细胞腺瘤。根据超微结构又可分为：①泌乳素细胞腺瘤。②生长激素细胞腺瘤。③促肾上腺皮质激素细胞腺瘤。④促甲状腺素细胞腺瘤。⑤促性腺激素腺瘤。⑥内分泌功能细胞腺瘤。⑦无内分泌功能细胞腺瘤。⑧恶性垂体腺瘤。

2. 颅咽管瘤

颅咽管瘤大多数是囊性的，囊壁光滑并有钙化，囊液机油样。

3. 听神经瘤

听神经干或分支被肿瘤推移到瘤包膜下，肿瘤呈实质、囊变、脂肪变或者出血。

4. 松果体区肿瘤

50%以上的松果体区肿瘤是生殖细胞瘤，呈浸润性生长，可有出血、坏死、囊性变以及钙化。

5. 神经胶质瘤

肿瘤呈浸润方式生长，边界模糊，可见结节、局部钙化，周边脑组织坏死、水肿。

6. 脑膜瘤

有一层由结缔组织形成的包膜，瘤表面血管盘曲，瘤质地坚韧。

（三）病因与诱因

神经系统肿瘤发病原因并不明确。有关病因学调查归纳为环境因素和宿主因素两类。某些颅内肿瘤的发生具有家族背景或遗传因素。

（四）临床表现

1. 颅内压增高症状

头痛：约有 2/3 患者有头痛症状，主要位于眶后、前额和双颞部，程度较轻，呈间歇性发作。呕吐：严重的颅内压增高引起呕吐，尤其是中线结构受压，脑脊液循环通路受阻患者，呕吐出现早而且严重。

2. 视力视野障碍

因压迫视交叉而致不同视觉功能障碍，患者表现为视物模糊、视野缺损。多见于蝶鞍区肿瘤如垂体瘤、颅咽管瘤、视交叉肿瘤等。

3. 内分泌功能紊乱

泌乳素腺瘤表现为闭经、溢乳、不育；生长激素腺瘤表现为巨人症、肢端肥大、多饮多尿；甲状腺刺激素细胞腺瘤患者有甲亢的症状和特征；促性腺激素细胞腺瘤早期无症状，晚期患者有性功能减低、闭经、不育、阳痿、睾丸萎缩；无功能性垂体腺瘤症状出现较晚，主要表现为视神经压迫症状，可有视力下降、视野缺损、尿崩症、性欲降低等。颅咽管瘤患者垂体功能低下，发育迟缓。松果体区生殖细胞肿瘤破坏了松果体腺的正常分泌，儿童多表现为性早熟，而起源于松果体实质细胞的肿瘤患者主要表现为性征发育迟缓或停滞。

4. 其他神经和脑损害

听神经瘤患者表现为耳鸣、耳聋和平衡障碍"三联征"。肿瘤较大时出现面神经功能障碍，表现为患侧周围性面瘫和味觉改变，后组脑神经（第Ⅸ、Ⅹ、Ⅺ脑神经）功能障碍，表现为声音嘶哑、饮水呛咳和吞咽困难等。海绵窦区肿瘤压迫神经可发生Ⅲ、Ⅳ、Ⅴ、Ⅵ脑神经麻痹，患者眼球运动障碍，眼睑下垂等。

（五）辅助检查

1. 影像学检查

CT 或 MRI 是首选，能够确定肿瘤的位置、大小及瘤周组织的情况。是否因肿瘤压迫产生梗阻性脑积水。

2. 激素测定

对于垂体瘤、颅咽管瘤、松果体区肿瘤患者，内分泌激素测定可以帮助诊断并分类。

（六）治疗原则

1. 手术治疗

手术切除是绝大部分颅内肿瘤治疗首选。

2. 非手术治疗

（1）药物治疗：有溴隐亭、生长抑制素等，是垂体微腺瘤首选。

（2）放射疗法：生殖细胞肿瘤、转移瘤多选用放射治疗。

（3）化学治疗：胶质瘤手术后口服替莫唑胺，静脉滴注贝伐单抗等综合治疗方案，延长生命。

二、护理评估

（一）一般评估

1. 生命体征

颅内压增高症状严重者血压升高，脑干肿瘤、松果体区肿瘤以及颅后窝巨大占位导致慢性脑疝，呼吸不规则、浅慢，需要紧急抢救。颅咽管瘤、下丘脑肿瘤患者可能有中枢性高热，巨大垂体腺瘤导致垂体功能低下，患者四肢厥冷需要保暖。

2. 患者主诉

头痛、疲倦、乏力、视力视野障碍等症状的严重程度。头痛的部位、性质、持续时间、与体位是否相关。下肢肌力弱行走困难、平衡感失调，有无跌倒。

3. 相关记录

体重、骨骼发育特征、激素测定结果、尿量、既往服药等。老年患者有无糖尿病、高血压等其他器质性疾病。女性患者生理期不能进行手术。

（二）身体评估

身体方面的系统回顾项目及内容见表 7-3。

表 7-3　身体方面的系统回顾项目及内容

项目	内容
一般健康状况	有无疲乏无力、发热、出汗、睡眠障碍及体重改变等
头颅及其器官	有无视力障碍、耳聋、耳鸣、眩晕、鼻出血、压痛、牙龈出血、咽喉痛、声音嘶哑
呼吸系统	有无咳嗽、咳痰、咯血、胸痛、呼吸困难
心血管系统	有无心悸、活动后气短、心前区疼痛、端坐呼吸、血压增高、晕厥、下肢水肿
消化系统	有无食欲减退、吞咽困难、腹痛、腹泻、恶心、呕吐、呕血、便血、便秘、黄疸
泌尿生殖系统	有无尿频、尿急、尿痛、血尿、排尿困难、颜面水肿、尿道或阴道异常分泌物
内分泌系统与代谢造血系统	有无多饮、多尿、怕热、多汗、怕冷、乏力、显著肥胖或消瘦、色素沉着、闭经
肌肉与各关节系统	有无疼痛、关节肿胀、关节畸形、运动障碍、肌肉萎缩、肢体无力
神经系统与精神状态	有无头痛、头晕、眩晕、记忆力减退、意识障碍、抽搐、瘫痪、以及幻觉、妄想、定向力障碍、情绪异常等

（三）心理—社会评估

（1）感知能力：视、听、触、嗅等感觉功能有无异常，有无错觉、幻觉等。

（2）认知能力：有无定向力、记忆力、注意力、语言能力等障碍。

（3）情绪状态：有无焦虑、抑郁、失望、沮丧、恐惧、愤怒等情绪。

（4）自我概念：对自己充满信心、或者是觉得自己无能为力、毫无希望并成为别人的累赘等。

（5）受教育的情况、职业及工作环境，经济负担给患者带来心理压力。

（6）生活与居住环境：包括卫生状况、家庭人口构成、家庭关系是否融洽、患者在家庭中的地位、病后对家庭的影响。

（四）症状与体征评估

1. 头痛

头痛是指头、颈项、面部及枕部的疼痛。反复发作或持续的头痛，可能是脑肿瘤、脑血管病、蛛网膜下腔出血等。根据病因的不同而具有以下特点。

（1）发病情况：急性起病并有发热者常为感染性疾病所致；急剧的头痛持续不减，并有不同程度的意识障碍而无发热者，提示颅内血管性疾病；长期的反复发作的头痛可呈搏动性头痛，多为血管灶性头痛，女性偏头痛常与月经有关。慢性进行性头痛并有颅内高压症状应考虑颅内占位性病变，头痛往往清晨加剧。

（2）头痛部位：了解头痛部位是单侧、双侧或枕部、局部或弥散、颅内或颅外对病因的诊断有重要价值。如血管性偏头痛多位于一侧；颅内占位病变的头痛常为深在性且较弥散，多向病灶同侧放射。

（3）头痛的程度与性质：三叉神经痛、偏头痛、出血后脑膜刺激的疼痛最为剧烈；脑肿瘤的头痛多为中度或轻度；表浅的针刺样锐痛多为颅表神经痛；高血压性、血管性及发热性疾病的头痛，往往带有搏动性。

（4）诱发和缓解因素：剧烈咳嗽、打喷嚏、晃头、突然俯身可使颅内压增高，头痛加剧。

2. 抽搐

抽搐是指全身或局部成群骨骼肌非自主性的抽动或强烈收缩，常可引起关节运动和强直。抽搐类型分为以下两种。

（1）全身性抽搐：全身性抽搐以全身骨骼肌痉挛为主要表现，典型者为癫痫大发作，表现为患者突然意识模糊或意识丧失，可出现尖叫声、全身强直、呼吸急促或暂停、面色青紫发绀，继而四肢发生阵挛性抽搐，呼吸不规则，可有大小便失禁，发作约半分钟自行停止，停止后不久意识恢复，醒后有头痛、全身乏力、肌肉酸痛等症状。

（2）局限性抽搐：局限性抽搐以身体某一局部连续性肌肉收缩，大多见于口角、眼睑、手足等。而手足搐搦症则表现为间歇性双侧强直性肌痉挛，以双侧上肢手部同时痉挛为鉴别。

3. 肌力

肌力是指肌肉运动时的最大收缩力。

（1）评估方法：先观察自主活动时肢体动作，再用作对抗动作的方式测试上、下肢伸肌和屈肌的肌力、双手的握力和分指力等。

（2）评估内容评：

估肌力的记录方法见表7-4。

（五）辅助检查阳性结果评估

应用内分泌放射免疫超微量法直接测定脑垂体的多种激素，对应患者主诉，确定哪一类型的垂体瘤。由垂体瘤生长方向和大小确定手术方式。颅后窝巨大占位病变首选 MR 检查，发现慢性枕骨大孔疝患者，安排在密切观察的范围内。

表 7-4　评估肌力的记录方法

肌力分级	临床意义
0 级	完全瘫痪
1 级	有肌肉收缩而无肢体运动
2 级	肢体能在床面移动而不能抬起
3 级	肢体可离开床面，但不能抵抗外界阻力
4 级	能抵抗部分阻力
5 级	正常肌力

（六）治疗效果评估

1. 非手术治疗效果评估

溴隐亭适用于泌乳素腺瘤，降低血清泌乳素；奥曲肽适用于生长激素腺瘤，可使瘤体缩小；如果肿瘤继续生长导致神经功能障碍必须手术治疗。

2. 手术治疗效果评估

肿瘤切除后最大限度保存神经功能或恢复功能，没有严重并发症或并发症得到及时处理，患者安全。

三、护理诊断（问题）

（一）舒适的改变

头痛与颅内压增高或肿瘤压迫垂体周围组织有关。

（二）焦虑

与担心疾病预后有关。

（三）有体液不足的危险

与呕吐、尿崩症和禁食有关。

（四）疼痛

与开颅手术有关。

（五）有受伤的危险

与意识程度的改变、视野障碍、共济失调等有关。

（六）体温过高

与术后吸收热或颅内感染有关。

（七）自理缺陷

与肿瘤压迫导致肢体瘫痪、开颅手术后长时间卧床有关。

（八）潜在并发症

（1）颅内压增高、脑疝：与颅内出血有关。

（2）脑脊液鼻漏：与颅底手术操作有关。

（3）尿崩：与下丘脑反应有关。

（4）面瘫：与颅神经功能障碍有关。

（5）颅内感染：与开颅手术有关。

四、主要护理措施

（一）术前护理

（1）心理支持：责任护士掌握术前诊断、手术必要性及手术方式，向患者及其家属告知围术期注意事项，根据患者不同的心理要求，针对性地进行安慰、解释和鼓励，认真解答其想知道的问题。

（2）术前宣教：①指导患者术前停止吸烟。②锻炼张口呼吸（对经鼻蝶入路内镜下切除垂体瘤）。③正确的咳嗽和咳痰方法。④在床上大小便。

（3）提供充分的热量：对于呕吐频繁或限期手术的患者，通过口服或静脉途径，补充蛋白质和维生素，提高患者对手术的耐受力。有水电解质失调的患者术前得以纠正。

（4）补充激素：应用口服的氢化可的松等激素，调节内分泌功能，预防垂体功能低下。使患者症状得到基本控制。

（5）备血和血交叉试验：遵医嘱做好血型和交叉配合试验，备好成分血；对血运丰富的脑膜瘤患者更要备足一定数量。

（6）禁食禁水：术前8～12 h开始禁食，术前4 h开始禁止饮水，以防因麻醉或手术过程中的呕吐而引起窒息或吸入性肺炎。

（7）术前1 d协助患者沐浴、洗头、修剪指甲，更换清洁衣服。男性患者需剔除胡须。会阴部备皮。经鼻蝶入路内镜下手术患者剪除鼻腔鼻毛。术晨剃头。

（8）术晨责任护士全面检查术前准备情况，测量生命体征，若发现患者有体温、血压升高或女性患者月经来潮，及时通知医生，必要时延期手术。

（二）术后护理

1. 重症监护

开颅手术患者尽可能住专科ICU或综合ICU监护。根据病情遵医嘱镇痛镇静，密切观察患者意识、瞳孔、呼吸、心率、血压、体温、肌力和肌张力情况。瞳孔变化，可因动眼神经、视神经以及脑干受损引起。注意对比两侧瞳孔的形状、大小及对光反应。一侧瞳孔进行性散大，对侧肢体瘫痪、意识障碍，提示小脑幕切迹疝。观察瞳孔时应注意某些药物的影响，如阿片类镇痛药芬太尼可使瞳孔缩小，阿托品可使瞳孔散大。停用镇痛镇静药物之后苏醒延迟，或出现预料之外的神经功能障碍，应及时行头颅CT检查。

2. 体位护理

幕上开颅术后患者应卧向健侧，避免切口受压。幕下开颅术后早期宜无枕侧卧或侧俯卧位；经口鼻蝶窦入路术后患者取半卧位，以利于伤口引流。后组脑神经受损、吞咽功能障碍者只能取侧卧位，以免口咽部分泌物误吸入气管。体积较大的肿瘤切除术后，因颅腔留有较大空隙，24 h内手术区应保持高位，以免突然翻身时发生脑和脑干移位，引起大脑上静脉撕裂、硬脑膜下出血。搬动患者或为患者翻身时，应有人扶持头部，使头颈部成一直线，防止头颈部过度扭曲。

3. 饮食护理

手术后患者完全清醒后可进食流质或半流质饮食。颅后窝手术或听神经瘤手术后因舌咽、迷走神经功能障碍而发生吞咽困难、饮水呛咳者，应严格禁食禁饮，采用鼻饲管供给营养。

4. 伤口及引流护理

颅内肿瘤切除术后 48 h 内留置引流管，目的是引流手术残腔内的血性液体，避免局部积血。密切注意引流的速度及量，引流液的颜色，引流管高度由医生确定，不可随意放低引流瓶（袋）。

5. 并发症护理

（1）颅内出血：出血是颅脑手术后最危险的并发症。多发生在术后 24～48 h 内。患者往往有意识改变，表现为意识清楚后又逐渐嗜睡、反应迟钝甚至昏迷，或者苏醒延迟。颅前窝、颅中窝手术后出血常有幕上血肿表现，或出现颞叶钩回疝征象；颅后窝手术后出血具有幕下血肿特点，常有呼吸抑制甚至枕骨大孔疝表现；脑室内术后出血可有高热、抽搐、昏迷及生命体征紊乱。患者呼吸道不畅、二氧化碳蓄积、躁动不安等引起颅内压骤然增高也可造成再次出血。因此术后应严密观察，根据病情酌情采用镇痛镇静治疗；一旦发现患者有颅内出血征象，立即及时报告医生，并做好再次手术止血的准备。

（2）癫痫发作：皮层运动区及其附近区域手术的患者，术前常规给予抗癫痫药物。术后癫痫多发生在 2～4 d 脑水肿高峰期，手术中和手术当天需静脉输注抗癫痫药物，手术后第 3 天患者可进食后口服抗癫痫药。癫痫发作时吸氧，注意保护患者避免意外受伤；观察发作时表现，并详细记录。手术前有癫痫病史的患者，手术后抗癫痫治疗至少 3 个月，无癫痫发作者可逐渐减少药量，直到停止用药。

（3）脑脊液鼻漏：脑脊液漏可通过皮肤切口、鼓膜裂口（耳漏）、咽鼓管（鼻漏）发生。对经鼻蝶入路手术、颅底手术患者，术后有脑脊液鼻漏的可能。术后患者取头高位，出现脑脊液漏卧床 2～3 周，一般可自愈。密切观察漏液或引流液量、颜色，漏液不止患者取平卧位，防止气颅和低颅压综合征发生。

（4）尿崩：主要发生于鞍上手术后，如垂体腺瘤、颅咽管瘤等手术涉及下丘脑影响血管升压素分泌所致。患者出现多尿、多饮、口渴，每天尿量大于 4000 mL，或每小时超过 250 mL，持续 1～2 h，尿比重低于 1.005，可诊断尿崩症。在给予血管加压素（如垂体后叶素、去氨加压素）治疗时，应准确记录出入液量，根据尿量的增减和血清电解质含量调节用药剂量和补液种类。尿量增多期间，须注意补钾。

（5）面瘫：脑桥小脑角区肿瘤手术患者，患侧第 V、Ⅶ 脑神经不同程度受到干扰，患者出现同侧面部麻木、鼻唇沟变浅、眼睑闭合不全，注意观察第 V、Ⅶ 脑神经，甚至第Ⅸ、X、Ⅺ（后组）脑神经症状。滴眼药水或涂眼膏保护角膜。

（6）颅内感染：颅脑复杂手术难度大，术野暴露时间长，有发生颅内感染的可能。注意观察患者体温，患者发冷、寒战、体温持续超过 39 ℃，腰椎穿刺测脑脊液白细胞总数超出正常值，即可诊断。遵医嘱调整抗生素，配合腰大池引流和鞘内注射。同时记录引流液量、颜色和性状，保持引流管通畅。

（三）用药护理

甘露醇是快速脱水剂，遵医嘱定时输注。手术后使用抗生素必须定时定量。胶质瘤手术后同步放疗化疗，口服替莫唑胺安排在睡前，减少恶心、呕吐等药物不良反应。

（四）心理护理

大多是良性肿瘤患者恢复快，手术 6～12 个月后复查 CT，恶性肿瘤（胶质瘤）按照同步放化疗方案执行，接受恶性病理结果患者和家属需要时间。在整个治疗过程中要关注患者的心理变化。

（五）健康教育

围术期健康教育按流程分几个阶段：入院、特殊检查前、手术前、住重症病房告知、保护性约束告知、手术后并发症预见与处理、腰椎穿刺注意事项、出院带药等指导。每一个阶段有具体详尽的教育内容，患者和家属配合医疗，更有利于患者的康复。

五、护理效果评估

（1）术前准备充分，健康教育落实到位。
（2）手术前预知主要的并发症，有完善的计划和措施。
（3）严密观察病情变化，及时发现及时处理赢得时机。
（4）围术期为发生与护理相关的并发症。
（5）患者获得精神支持，情绪稳定，自愿配合治疗。

第三节　脊髓肿瘤

一、疾病概述

（一）概念

脊髓肿瘤又称椎管内肿瘤，是指发生于脊髓本身和椎管内与脊髓邻近组织的原发性或转移性肿瘤，发生率仅为颅内肿瘤的 1/10。肿瘤可发生于自颈髓至马尾的任何节段，发生于胸段者最多，其次在颈段、腰段。根据肿瘤与脊髓、脊膜的关系，分为髓外硬脊膜下、硬脊膜外和髓内肿瘤 3 大类。发病高峰年龄以 20～40 岁多见，男性多于女性。

（二）相关病理生理

在组织发生学上，椎管内肿瘤起源于脊髓外胚层的室管膜瘤和胶质细胞，如神经胶质瘤、神经鞘瘤；起源于脊髓的中胚叶间质，如脊膜瘤；亦可由椎管周围组织直接侵入椎管内。

（三）病因与诱因

中枢神经系统肿瘤发病原因并不明确。有关病因学调查归纳为环境因素和宿主因素两类。某些中枢神经系统肿瘤的发生具有家族背景或遗传因素。

（四）临床表现

随肿瘤增大，肿瘤进行性压迫脊髓和神经根，其临床表现分为 3 期。

1. 刺激期

属早期，肿瘤较小。主要表现为神经根痛，疼痛部位固定且沿神经根分布区域扩散，咳嗽、打喷嚏和用力大便时加重，部分患者可出现夜间痛和平卧痛。神经根痛是椎管内脊髓外占位病变的首发定位症状。

2. 脊髓部分受压期

肿瘤增大直接压迫脊髓，出现脊髓传导束受压症状，上行及下行脊髓传导束功能受损引起肿瘤平面以下肢体的运动和感觉障碍。

3. 脊髓完全受压期

由于肿瘤继续生长压迫加重，最终造成脊髓横贯性损害。肿瘤平面以下肢体的运动、感觉、括约肌功能完全丧失，而且为不可逆性。

（五）辅助检查

1. 实验室检查

腰椎穿刺脑脊液蛋白质含量增加，但白细胞数正常。

2. 影像学检查

CT 扫描介质不大。脊髓 MRI 是目前最有价值的辅助检查。

（六）治疗原则

手术切除是唯一有效的椎管内肿瘤治疗手段。恶性椎管内肿瘤经手术大部切除并作充分减压后辅以放疗，可使病情得到一定程度的缓解。

二、护理评估

（一）一般评估

1. 生命体征

高颈段（颈髓1~4节段）脊髓肿瘤压迫导致患者呼吸困难。

2. 患者主诉

评估患者呼吸困难的程度及影响因素。评估患者呼吸节律。

3. 相关记录

既往病史，治疗经过及效果，当地医院化验结果以及影像资料。

（二）身体评估

脊髓肿瘤压迫脊神经，出现脊神经分布区的运动、感觉功能障碍，必须有家属陪伴患者，预防压疮、跌倒、烫伤的宣教面向家属和患者。

（三）心理－社会评估

（1）自我概念：对自己充满信心，或者是觉得自己无能为力、毫无希望。

（2）对治疗的预期：手术治疗缓解脊神经受压，恢复功能过程长，收效甚微。

（3）受教育的情况、职业及工作环境、经济负担给患者带来心理压力。

（4）生活与居住环境：包括卫生状况、家庭人口构成、家庭关系是否融洽、患者在家庭中的地位、病后肢体残疾对家庭的影响。

（四）辅助检查阳性结果评估

MR 结果分辨脊髓肿瘤类型，其他的检查检验报告是否影响麻醉，有麻醉师和手术医生共同评估。

（五）治疗效果评估

评估患者四肢肌力、二便情况、四肢感觉的程度。按时监测患者四肢肌力、感觉平面，并做好记录与前相比较，观察病情变化。评估患者躯体移动障碍的程度以及四肢肌力及关节活动能力。

三、护理诊断（问题）

（一）低效型呼吸型态

与上颈髓受压有关。

（二）疼痛

与脊髓肿瘤压迫脊髓神经有关。

（三）有废用综合征的危险

与肢体瘫痪有关。

（四）有皮肤完整性受损的危险

与长期卧床有关。

（五）焦虑

与担心疾病预后有关。

（六）潜在并发症

腹胀、泌尿系感染。

四、主要护理措施

（一）饮食

脊神经受压出现括约肌障碍的，注意选择半流质饮食，保证蛋白质摄入同时补充富含维生素的水果。

（二）心理护理

鼓励患者树立信心，配合治疗。

（三）健康教育

经常变换体位预防压疮，不得压迫瘫痪肢体，协助患者翻身，轴线翻身，切记不要扭曲，以免加重损伤。肢体运动功能障碍特别注意预防跌倒。由于肢体感觉障碍，天气寒冷时不能使用热水袋，防止烫伤。颈髓手术后必须佩戴颈托。胸腰髓手术后的患者戴腰围，以保护脊柱的稳定性。

（四）并发症的处理及护理

（1）高位颈髓肿瘤可能发生呼吸功能障碍，应将患者送入监护病房观察。

（2）缓解疼痛：了解且避免加重患者疼痛的因素。如指导患者采取适当体位，减少神经根刺激，以减轻疼痛。遵医嘱适当应用镇痛剂缓解疼痛。

（3）病情观察：注意患者的肢体感觉、运动及括约肌功能状况。密切观察四肢活动情况，术后有可能发生血肿，如患者麻醉清醒后背部及肢体剧痛难忍、烦躁，感觉障碍平面上升，肢体力弱加重，则应及时行 MRI 检查或手术探查。

（4）预防压疮和烫伤：以"轴线式"翻身法定时翻身，二人动作协调，以防脊柱不稳定造成脊髓损伤。因躯体神经麻痹，瘫痪对冷热、疼痛感觉消失，用热水袋或热敷时要防止烫伤。

（5）防止泌尿系统感染：长时间留置尿管增加感染机会。尽可能选择清洁导尿术。协助患者床上被动运动 3 次/日，防止肌肉萎缩。

（6）脊髓肿瘤患者自主神经功能紊乱，肠蠕动减弱腹胀，严重者用肛管排气。

（7）保持患者肢体功能位，防止畸形。

五、护理效果评估

（1）保持呼吸道通畅，及时吸氧，患者未发生组织缺氧。

（2）患者疼痛得到及时处理。

（3）患者未发生关节挛缩、肌肉萎缩。

（4）患者无压疮发生。

（5）和患者建立有效的沟通方式，焦虑减轻。

（6）并发症得到及时发现，及时处理。按训练计划认真进行被动锻炼，在住院期间没有发生肢体肌肉萎缩。

第 八 章

胸外科常见病护理

第一节　胸部损伤

胸部损伤无论平时还是战时均可发生。因胸部暴露面积较大，常因来自外界的打击如车祸、挤压伤、摔伤和锐器伤等导致损伤，包括胸壁挫伤、裂伤、肋骨及胸骨骨折、气胸、血胸、肺挫伤、气管及支气管损伤、心脏损伤、膈肌损伤、创伤性窒息等，有时可合并腹部损伤。根据损伤暴力性质不同，可分为钝性伤和穿透伤；根据损伤是否造成胸膜腔与外界相通，可分为开放伤和闭合伤。

胸部损伤大约占全身创伤的 1/4，危害程度大，一旦造成胸腔内重要脏器损伤将危及生命。因此，处理胸部损伤，应以抢救生命为首要原则，其次是修复损伤的组织器官及恢复生理功能。

胸部损伤的紧急处理原则包括院前急救处理和院内处理两部分。

（一）院前急救

包括基本生命支持与严重胸部损伤的紧急处理。基本生命支持原则为：维持呼吸道通畅、给氧，控制外出血、建立静脉通道、补充血容量，镇痛，固定长骨骨折、保护脊柱，并迅速转运。威胁生命的严重胸外伤需在现场施行特殊急救处理：张力性气胸需放置具有单向活瓣作用的胸腔穿刺针或胸腔闭式引流；开放性气胸需迅速包扎和封闭胸部吸吮伤口；对大面积胸壁软化的连枷胸有呼吸困难者，予以人工辅助呼吸。

（二）院内处理

1. 非手术治疗

（1）保持呼吸道通畅：及时清除呼吸道分泌物和呕吐物。根据损伤部位、范围和性质给予相应处理，如封闭伤口、胸腔穿刺或胸腔闭式引流等，以改善呼吸和循环功能。

（2）维持有效血容量：建立静脉通道，根据病情及时补液、输血等，防治休克。

（3）镇痛和预防感染：对剧烈疼痛影响呼吸、咳嗽和活动的患者可使用镇痛药物；有开放性损伤的患者，给予创口换药。

2. 手术治疗

主要为剖胸探查，根据损伤部位及程度给予相应处理。有下列情况时应急行剖胸探查手术：心脏大血管损伤；严重气管、支气管损伤或肺裂伤；胸腔内进行性出血；食管破裂；胸腹联合伤；大面积胸壁损伤；胸内存留较大异物。

一、肋骨骨折

（一）疾病概述

1. 概念

肋骨骨折指暴力直接或间接作用于肋骨，使肋骨的完整性和连续性中断，是最常见的胸部损伤。第1～3肋骨粗短，且有锁骨、肩胛骨保护，不易发生骨折。一旦骨折说明致伤暴力巨大，常合并锁骨、肩胛骨骨折和颈部、腋部血管神经损伤。第4～7肋骨长而薄，最易折断。第8～10肋骨前端肋软骨形成肋弓与胸骨相连，而第11～12肋前端游离，弹性较大，均不易发生骨折。若发生骨折，应警惕腹内脏器和膈肌损伤。

2. 相关病理生理

根据骨折断端是否与外界相通，可以分为开放性肋骨骨折和闭合性肋骨骨折。根据损伤程度，肋骨骨折又分为单根单处肋骨骨折、单根多处肋骨骨折、多根单处肋骨骨折和多根多处肋骨骨折。

单根或数根肋骨单处骨折时，其上、下仍有完整肋骨支撑胸廓，对呼吸功能影响不大；但若尖锐的肋骨断端内移刺破壁胸膜和肺组织时，可产生气胸、血胸、皮下气肿、血痰、咯血等；若刺破肋间血管，尤其是动脉，可引起大量出血，导致病情迅速恶化。多根多处肋骨骨折，尤其是前侧胸的肋骨骨折时，局部胸壁因失去完整肋骨的支撑而软化，可出现反常呼吸运动，即吸气时软化区胸壁内陷，呼气时外凸，称连枷胸。若软化区范围较大，可引起呼吸时双侧胸腔内压力不均衡，使纵隔左右扑动，影响换气和静脉血回流，导致体内缺氧和 CO_2 滞留，严重者可发生呼吸和循环衰竭。

3. 病因与诱因

（1）外来暴力：多数肋骨骨折常因外来暴力所致。外来暴力又分为直接暴力和间接暴力。直接暴力指打击力直接作用于骨折部位而发生的骨折，间接暴力则是胸部前后受挤压而导致的骨折。

（2）病理因素：部分肋骨骨折见于恶性肿瘤发生肋骨转移的患者或严重骨质疏松者。此类患者可因咳嗽、打喷嚏或病灶肋骨处轻度受力而发生骨折。

4. 临床表现

（1）症状：肋骨骨折断端可刺激肋间神经产生局部疼痛，当深呼吸、咳嗽或转动体位时疼痛加剧；部分患者可因肋骨折断向内刺破肺组织而出现咯血；由于肋骨骨折损伤程度不同，可有不同程度的呼吸困难、发绀或休克等。

（2）体征：受伤胸壁肿胀，可有畸形；局部明显压痛，挤压胸部疼痛加重，甚至产生骨擦音；多根多处肋骨骨折者，伤处可见反常呼吸运动；部分患者出现皮下气肿，伴有气胸、血胸则有相应的体征。

5. 辅助检查

（1）实验室检查：肋骨骨折伴血管损伤致出血量大者，血常规检查示血红蛋白和血细胞比容下降。

（2）影像学检查：胸部 X 线和 CT 检查可显示肋骨骨折的断端错位、断裂线及血气胸等，但前胸肋软骨折断征象不能显示；肋骨三维重建 CT 则可以更清晰地显示肋骨骨折情况。

6.治疗原则

处理原则是镇痛、清理呼吸道分泌物、固定胸廓和防治并发症。

1）非手术治疗。

（1）固定胸廓：目的是限制肋骨断端活动，减轻疼痛。可用多头胸带、弹性胸带或宽胶布条叠瓦式固定。

（2）镇痛：必要时可口服布洛芬、可待因、吗啡、地西泮等镇痛镇静药，也可以应用患者自控镇痛装置、1%普鲁卡因封闭骨折部位或作肋间神经阻滞。

（3）处理合并症：处理反常呼吸。主要是牵引固定，即在伤侧胸壁放置牵引支架，或用厚棉垫加压包扎以减轻或消除胸壁的反常呼吸运动，促进患侧肺复张。近年来对闭合性多根多处肋骨骨折越来越多采用局部切开记忆合金骨折接骨板内固定术。

（4）建立人工气道：对有闭合性多根多处肋骨骨折、咳嗽无力、不能有效排痰或呼吸衰竭者，应实施气管插管或切开、呼吸机辅助呼吸。

（5）应用抗菌药：预防感染。

2）手术治疗：开放性肋骨骨折此类患者除经上述相关处理外，还需及时处理伤口。

（1）清创与固定：彻底清洁胸壁骨折处的伤口，分层缝合后包扎固定。多根多处肋骨骨折者，清创后可用记忆合金骨折接骨板对肋骨断端进行内固定术。

（2）肋骨骨折致胸膜穿破者，需作胸膜腔闭式引流术。

（3）预防感染：应用敏感的抗菌药。

（二）护理评估

1.一般评估

（1）生命体征（T、P、R、BP）：肋骨骨折发生时，骨折断端刺激肋间神经引起局部疼痛时，患者呼吸可变浅、加速；后期可因合并肺部感染出现发热；若骨折断端向内移位刺穿胸膜、肺组织时可产生血胸、气胸，患者可出现心率偏快；若刺破肋间血管，尤其是动脉时，可引起大量出血，导致病情迅速恶化，患者血压可持续下降甚至休克。

（2）患者主诉：局部疼痛，特别是深呼吸、咳嗽或转动体位时疼痛有无明显加剧，有无咯血、呼吸困难、发绀或休克等症状。

（3）相关记录：包括受伤胸壁有无肿胀、皮下气肿、胸部挤压疼痛，伤处有无反常呼吸等记录结果。

2.身体评估

（1）局部：评估受伤部位及性质；伤口是否肿胀，畸形；局部挤压疼痛、甚至产生骨擦音；有无开放性伤口，有无活动性出血；是否反常呼吸运动，皮下气肿，肢体活动情况。

（2）全身：评估生命体征是否平稳，是否有呼吸困难或发绀，有无休克或意识障碍；是否有咳嗽、咳痰，痰量和性质；有无咯血，咯血次数和量等。

（3）听诊：伤侧呼吸运动可减弱，呼吸音减低。

3.心理-社会评估

了解患者有无恐惧或焦虑，程度如何。患者及家属对损伤及预后的认知、心理承受能力及对本次损伤相关知识的了解程度。

4. 辅助检查阳性结果评估

根据胸部 X 线、CT 等检查结果，评估肋骨骨折的部位、程度和性质，有无气胸、血胸或肺萎陷等病变。而严重的多发肋骨骨折，或伴有反常呼吸，须通过动脉血气分析来了解呼吸系统损害状况。

5. 治疗效果评估

（1）非手术治疗评估要点：患者胸部外固定是否有效，胸部疼痛有无好转或消失。生命体征是否正常，呼吸情况如何，有无反常呼吸。

（2）手术治疗评估要点：患者术后生命体征是否平稳，呼吸情况如何，有无反常呼吸或反常呼吸消失；伤口是否干燥，有无渗液、渗血，胸腔引流管是否通畅，引流量、颜色与性状等；术后肺膨胀情况；术后有无肺部或胸腔感染等并发症的发生。

（三）护理诊断（问题）

1. 气体交换障碍

与肋骨骨折导致的疼痛、胸廓运动受限、反常呼吸运动有关。

2. 急性疼痛

与胸部组织损伤有关。

3. 潜在并发症

肺部和胸腔感染：与胸部损伤有关。

（四）主要护理措施

1. 休息与活动

闭合性肋骨骨折者早期应卧床休息，减少活动，防止断端摩擦引起胸部疼痛。若是单根肋骨骨折患者或骨折端对合良好的患者，采用胸部护板或胸带外固定后，可适当下床在床边或室内活动，以减少肺部并发症的发生。

2. 饮食

做好饮食调护，应予清淡、易消化、含丰富营养的食物，多食水果、蔬菜，忌食辛辣油腻食物，防止便秘，避免因用力排便引起骨折端刺破胸膜及肺脏出现继发性气胸、血胸。

3. 用药护理

按医嘱应用镇痛药物，并注意观察药物疗效，若服用中药，则宜温热服用，慢慢咽下，防止呛咳、呕吐，加重伤处疼痛。

4. 心理护理

多关心患者，给予精神上安慰，解除患者紧张、恐惧心理，保持乐观情绪，配合治疗。

5. 健康教育

（1）合理饮食：食用清淡且富含营养的食物，多食水果、蔬菜，保持大便通畅；忌食辛辣、生冷、油腻食物，以防助湿生痰；多饮水。

（2）休息与活动：保证充足睡眠，骨折已临床愈合者可逐渐练习床边站立、床边活动、室内步行等活动，并系好肋骨固定带。骨折完全愈合后，可逐渐加大活动量。

（3）用药指导：遵医嘱按时服用药物，服药时慢慢咽下，防止剧烈呛咳、呕吐，影响伤处愈合。

（4）肋骨骨折患者应在3个月后复查胸部X线检查，了解骨折部位愈合情况。

（五）护理效果评估

（1）患者呼吸功能是否恢复正常，有无气促、呼吸困难或发绀等缺氧征象；咳嗽咳痰减少或消失。

（2）患者疼痛是否减轻或消失。

（3）患者焦虑减轻。

（4）患者未发生并发症，或并发症得到及时发现和处理。

二、气胸

（一）疾病概述

1. 概念

胸膜腔内积气称为气胸。根据胸膜腔的压力情况，气胸可分为闭合性气胸、开放性气胸和张力性气胸。

2. 相关病理生理

气胸的形成多由于肺组织、气管、支气管、食管破裂，空气逸入胸膜腔，或因胸壁伤口穿破胸膜，外界空气进入胸膜腔所致。

（1）闭合性气胸：空气通过胸壁或肺的伤道进入胸膜腔后，伤道立即闭合，气体不再进入胸膜腔，胸膜腔内负压被抵消，但胸膜腔内压仍低于大气压，使患侧肺部分萎陷、有效气体交换面积减少，影响肺的通气和换气功能。

（2）开放性气胸：胸膜腔通过胸壁伤口或软组织缺损处与外界大气相通，外界空气可随呼吸自由进出胸膜腔。空气的进出量与胸壁伤口大小密切相关，当胸壁缺损直径＞3 cm时，胸膜腔内压几乎等于大气压，患侧肺将完全萎陷致呼吸功能障碍；若双侧胸膜腔内压力不平衡，患侧胸膜腔内压显著高于健侧时，可致纵隔向健侧移位，进一步使健侧肺扩张受限，表现为吸气时纵隔向健侧移位，呼气时又移回患侧，导致其位置随呼吸而左右摆动，称为纵隔扑动。纵隔扑动影响静脉回心血流，引起循环功能障碍。同时，患者在吸气时健侧肺扩张，不仅吸入从气管进入的空气，而且也吸入由患侧肺排出的含氧量低的气体；而呼气时健侧肺气体不仅排出体外，同时亦排至患侧支气管和肺内，使低氧气体在双侧肺内重复交换而致患者严重缺氧。

（3）张力性气胸：由气管、支气管或肺损伤裂口与胸膜腔相通，且形成活瓣，气体在每次吸气时从裂口进入胸膜腔，而呼气时裂口活瓣关闭，气体不能排出，使胸膜腔内积气不断增多，压力逐步升高，导致胸膜腔压力高于大气压，又称为高压性气胸。胸膜腔压力升高使患侧肺严重萎陷，纵隔明显向健侧移位，健侧肺组织受压，腔静脉回流受阻，导致呼吸、循环功能严重障碍。由于胸膜腔内压高于大气压，使气体经支气管、气管周围疏松结缔组织或壁层胸膜裂口处进入纵隔或胸壁软组织，并向皮下扩散，形成纵隔气肿或颈、面、胸等处的皮下气肿。

3. 病因与诱因

（1）闭合性气胸：多并发于肋骨骨折，由于肋骨断端刺破肺，空气进入胸膜腔所致。

（2）开放性气胸：多并发于刀刃锐器或弹片火器等导致的胸部穿透伤。

（3）张力性气胸：主要是由于较大的肺泡破裂、较深较大的肺裂伤或支气管破裂。

4. 临床表现

1）闭合性气胸。

（1）症状：轻者胸闷、胸痛，重者出现呼吸困难，主要与胸膜腔积气量和肺萎陷程度有关。肺萎陷在 30％ 以下者为小量气胸，患者无明显呼吸和循环功能紊乱的症状；肺萎陷在 30％～50％ 者为中量气胸；肺萎陷在 50％ 以上者为大量气胸。后两者均可出现明显的低氧血症的症状。

（2）体征：可见患侧胸部饱满，叩诊呈鼓音；呼吸活动度降低，气管向健侧移位，听诊呼吸音减弱甚至消失。

2）开放性气胸。

（1）症状：明显呼吸困难、鼻翼扇动、口唇发绀，重者伴有休克症状。

（2）体征：可见患侧胸壁的伤道，颈静脉怒张，呼吸时可闻及气体进出胸腔伤口发出吸吮样声音，称为胸部吸吮伤口；颈部和胸部皮下可触及捻发音；心脏、气管向健侧移位；患侧胸部叩诊呈鼓音，听诊呼吸音减弱或消失。

3）张力性气胸。

（1）症状：严重或极度呼吸困难、烦躁、意识障碍、发绀、大汗淋漓、昏迷、休克，甚至窒息。

（2）体征：患侧胸部饱满，叩诊呈鼓音；呼吸幅度减低，听诊呼吸音消失；气管明显移向健侧，颈静脉怒张，多有皮下气肿。

5. 辅助检查

1）影像学检查：主要为胸部 X 线检查、CT 检查

（1）闭合性气胸：显示不同程度的肺萎陷和胸膜腔积气，有时可伴少量胸腔积液，但其显示的胸腔积气征象，往往比实际气胸量程度轻。

（2）开放性气胸：显示患侧胸腔大量积气、肺萎陷，气管和心脏等纵隔内器官向健侧移位。

（3）张力性气胸：显示胸腔严重积气、肺完全萎陷，气管和心脏等纵隔内器官向健侧移位。

2）诊断性穿刺：胸腔穿刺既能明确有无气胸的存在，又能抽出气体降低胸腔内压，缓解症状。张力性气胸者胸腔穿刺有高压气体向外冲出，外推针筒芯。

6. 治疗原则

以抢救生命为首要原则。处理包括封闭胸壁开放性伤口，通过胸腔穿刺抽吸或胸腔闭式引流排出胸腔内的积气、积液，防治感染。

1）非手术治疗。

（1）小量闭合性气胸（肺萎陷在 30％ 以下）：积气一般在 1～2 周内可自行吸收，无需特殊处理，但应注意观察其发展变化。

（2）中量、大量闭合性气胸：开放性气胸，张力性气胸或胸腔穿刺抽气减压治疗下肺无法复张者应进行胸腔闭式引流，以引流胸膜腔内积气、血液和渗液；重建胸膜腔负压，保持纵隔的正常位置；促进肺复张。

（3）其他对症治疗：吸氧，以解除患者缺氧状况，适当输液补充血容量，应用抗生素预防感染。

2）手术治疗：对怀疑有胸腔内器官损伤或进行性出血的开放性血气胸者，以及经胸腔引流后仍持续不断溢出大量气体、呼吸困难症状未改善、肺膨胀困难、疑有肺和支气管严重损伤的张力性气胸患者，应行开胸探查或电视胸腔镜手术治疗，以修复损伤及止血。

（二）护理评估

1. 一般评估

（1）生命体征（T、P、R、BP）：小量闭合性气胸患者可无症状表现，生命体征无明显变化。但大量气胸、开放性气胸或张力性气胸则可引起呼吸困难、呼吸频率每分钟可达30～40次或以上、心率加快、脉搏细速、血压下降甚至休克。若合并有肺感染或胸腔感染时可有发热。

（2）患者主诉：有无胸闷、胸痛、气急气促、呼吸困难或刺激性干咳等症状。

（3）相关记录：患者是否胸廓对称、胸壁皮下气肿、体位、皮肤、伤口情况、引流液量、性质，术后患者功能锻炼、饮食等记录。

2. 身体评估

（1）局部：评估受伤部位及性质；有无开放性伤口，有无活动性出血，伤口是否肿胀；是否有肋骨骨折、反常呼吸运动或呼吸时空气进出伤口的吸吮样音，气管位置有无偏移；有无颈静脉怒张或皮下气肿，肢体活动情况。

（2）全身：评估生命体征是否平稳，是否有呼吸困难或发绀，有无休克或意识障碍；是否有咳嗽、咳痰，痰量和性质；有无咯血，咯血次数和量等。

3. 心理－社会评估

了解患者有无恐惧、紧张或焦虑，程度如何。患者及家属对损伤及预后的认知、心理承受能力及对本次损伤相关知识的了解程度，能否配合进行术后早期活动和康复锻炼，是否了解出院后继续治疗的相关知识。

4. 辅助检查阳性结果评估

根据胸部 X 线等检查结果，评估气胸的程度、性质及有无胸腔内器官损伤等。动脉血气分析有无 $PaCO_2$ 降低。

5. 治疗效果评估

（1）非手术治疗评估要点：胸痛、气促等症状是否改善或消失；双侧肺部呼吸音是否对称或伤侧肺部呼吸音较前增强；口唇发绀的缺氧症状是否改善；复查胸片肺复张。

（2）手术治疗评估要点：术后患者生命体征是否平稳，呼吸频率、节律如何，反常呼吸是否得到纠正，有无胸闷、呼吸浅快、发绀及肺部痰鸣音等；伤口是否干燥，有无渗液、渗血，伤口周围有无皮下气肿；各引流管是否通畅，引流量、颜色与性状等；术后肺膨胀情况；术后有无肺感染、胸腔感染等并发症的发生。患者对术后康复训练和早期活动是否配合；对出院后的继续治疗是否清楚。

（三）主要护理问题

1. 气体交换障碍

与胸部损伤、疼痛、胸廓活动受限或肺萎陷有关。

2. 急性疼痛

与组织损伤有关。

3. 潜在并发症

与肺部损伤或机体抵抗力下降有关。

（1）切口感染。

（2）胸腔或肺部感染。

（四）主要护理措施

1. 休息

患者宜绝对卧床休息，少讲话，减少肺组织活动，有利于破裂口的愈合和气体吸收；尽量采取有利于呼吸的体位，如抬高床头或半卧位。

2. 饮食

饮食宜高蛋白、高热量、丰富维生素、易消化，以保证营养，提高机体抵抗力，促进伤口愈合。

3. 用药护理

应严格按医嘱用药，病情危重，有胸腔内器官、血管损伤出血或呼吸困难未能缓解者除做好手术准备外，还应遵医嘱及时输血，严格掌握输液量和速度，避免输液过快、过量而导致肺水肿。术后痰液黏稠不易咳出者，可应用祛痰药物、超声雾化吸入，以稀释痰液利于排出。

4. 心理护理

多关心患者，给予精神上安慰，解除患者紧张、恐惧心理，保持乐观情绪，配合治疗。

5. 呼吸道管理

（1）协助患者咳嗽咳痰：卧床期间，定时协助患者翻身、坐起、拍背、咳嗽；指导鼓励患者做深呼吸运动，促使肺扩张，预防肺不张或肺部感染等并发症的发生。

（2）气管插管或切开的护理：实施气管插管或气管切开呼吸机辅助呼吸者，做好呼吸道护理，主要包括气道的湿化、吸痰及保持管道通畅等，以维持有效气体交换，保持呼吸道通畅。

6. 胸腔闭式引流的护理

1）保持管道密闭性。

（1）引流管周围应用油纱布严密包盖，随时检查引流装置是否密闭及引流管有无脱落；若引流管从胸腔滑脱，立即用手捏闭伤口处皮肤，消毒处理后，以凡士林纱布封闭伤口，并协助医生进一步处理；若引流瓶损坏或引流管连接处脱落，立即用双钳夹闭胸壁引流导管，并更换引流装置。

（2）水封瓶长玻璃管没入水中 3～4 cm，并始终保持直立。

（3）更换引流瓶或搬动患者时，先用止血钳双向夹闭引流管，防止空气进入；放松止血钳时，先将引流瓶安置低于胸壁引流口平面的位置。

2）严格无菌技术操作，防止逆行感染。

（1）保持引流装置无菌：定时更换引流装置，并严格遵守无菌技术操作原则；胸壁引流口处敷料清洁、干燥，一旦渗湿，及时更换。

（2）引流瓶低于胸壁引流口平面 60～100 cm，依靠重力引流，以防瓶内液体逆流入胸膜腔。

3）观察引流，保持通畅。

（1）观察并准确记录引流液的量、颜色和性质，定时挤压引流管，防止受压、扭曲和阻塞。

（2）密切注意水封瓶长玻璃管中水柱波动的情况，以判断引流管是否通畅。水柱波动的幅度能够反映无效腔的大小及胸膜腔内压的情况，一般水柱上下波动的范围约为 4～6 cm。若水柱波动幅度过大，提示可能存在肺不张；若水柱无波动，提示引流管不通畅或肺已经完全扩张；若患者出现气促、胸闷、气管向健侧偏移等肺受压症状，提示血块阻塞引流管，积极采取措施，通过捏挤或使用负压间断抽吸引流瓶中的短玻璃管，促使其通畅，并立即通知医生处理。

（3）患者可取半坐卧位，鼓励患者咳嗽和深呼吸，以利胸腔内液体和气体的排出，促进肺复张。经常改变体位，有助于引流。

4）拔管。

（1）拔管指征：一般置管 48～72 h 后，临床观察引流瓶中无气体溢出且引流液颜色变浅、24 h 引流液量＜50 mL、脓液＜10 mL、胸部 X 线摄片显示肺复张良好无漏气、患者无呼吸困难或气促，即可考虑拔管。

（2）拔管：协助医生拔管，嘱患者先深吸一口气，在吸气末迅速拔管，并立即用凡士林纱布和厚敷料封闭胸壁伤口，包扎固定。

（3）观察：拔管后 24 h 内，应注意观察患者是否有胸闷、呼吸困难、发绀、切口漏气、渗液、出血和皮下气肿等，如发现异常及时通知医生处理。

7. 基础护理

由于切口疼痛及带有各种管道，患者自理能力下降，根据病情和患者需要做好基础护理和生活护理，如口腔护理、皮肤护理、会阴护理等；鼓励并协助患者早期离床活动，促进疾病康复。

8. 健康教育

（1）有效咳嗽、咳痰：向患者讲解腹式呼吸和有效咳嗽、咳痰的意义并给予指导，出院后仍应坚持腹式呼吸和有效咳嗽。

（2）功能锻炼：告知患者恢复期胸部仍有轻微不适或疼痛，但不影响患侧肩关节功能锻炼，锻炼应早期进行并循序渐进；但在气胸痊愈的 1 个月内，不宜参加剧烈的体育活动，如打球、跑步、抬举重物等。

（3）定期复诊：胸部损伤严重的患者，出院后须定期来院复诊，发现异常及时治疗。伴有肋骨骨折患者术后 3 个月应复查胸部 X 线检查，以了解骨折愈合情况。

（五）护理效果评估

（1）患者呼吸功能是否恢复正常，呼吸是否平稳，无气促、呼吸困难或发绀等。

（2）患者胸部及伤口疼痛减轻或消失。

（3）患者病情变化能够及时发现和处理，未发生胸腔或肺部感染，或者并发症得到有效控制。

三、血胸

（一）疾病概述

1. 概念

血胸是指胸膜腔积血。血胸与气胸可同时存在，称为血气胸。

2. 相关病理生理

体循环动脉、心脏或肺门部大血管损伤导致大量血胸。胸膜腔积血后，随胸膜腔内血液积聚和压力增高，患侧肺受压萎陷，纵隔被推向健侧，致健侧肺也受压，阻碍腔静脉血液回流，严重影响患者呼吸和循环。肺组织裂伤出血时，因循环压力低，出血量少而缓慢，多可自行停止；胸廓内血管、肋间血管或压力较高的动脉损伤时，出血量多且急，常不易自行停止，可造成有效循环血量减少致循环衰竭，患者可因失血性休克短期内死亡。大量持续出血所致的胸膜腔积血称为进行性血胸。当血液在胸膜腔迅速积聚且积血量超过肺、心包及膈肌运动所起的去纤维蛋白作用时，胸膜腔内积血发生凝固，称为凝固性血胸。凝血块机化形成纤维板，限制肺及胸廓活动，进而损害呼吸功能。受伤一段时间后，因活动致肋骨骨折断端刺破肋间血管或血管破裂处血凝块脱落，发生延迟出现的胸腔内积血，称为迟发性血胸。血液是良好的培养基，细菌经伤口或肺破裂口侵入后，会在血液中迅速滋生繁殖，形成感染性血胸，最终导致脓血胸。

3. 病因与诱因

多由胸部损伤所致，肋骨断端或利器损伤胸部均可能刺破肺、心脏、血管而导致胸膜腔积血。

4. 临床表现

（1）症状：血胸的症状与出血量相关，小量血胸（成人≤0.5 L）可无明显症状。中量（0.5～1 L）血胸和大量（＞1 L）血胸，特别是急性出血时，可出现低血容量性休克表现，表现为面色苍白、脉搏增速、血压下降、四肢湿冷、末梢血充盈不良等，同时伴有呼吸急促等胸膜腔积液的表现。血胸患者多并发感染，表现为高热、寒战、出汗和疲乏等全身表现。

（2）体征：患侧胸部叩诊呈浊音、肋间隙饱满、气管向健侧移位、呼吸音减弱或消失等。

5. 辅助检查

1）实验室检查：血常规检查显示血红蛋白和血细胞比容下降。继发感染者，血白细胞计数和中性粒细胞比例增高，积血涂片和细菌培养可发现致病菌。

2）影像学检查。

（1）胸部 X 线：小量血胸者，胸部 X 线检查仅显示肋膈角消失；大量血胸时，显示胸膜腔有大片阴影，纵隔移向健侧；合并气胸者可见液平面。

（2）胸部 B 超：可明确胸膜腔积液位置和量。

3）胸膜腔穿刺：抽得血性液体时即可确诊。

6. 治疗原则

1）非手术治疗。

（1）非进行性小量血胸：小量积血不必穿刺抽吸，可自行吸收。

（2）中、大量血胸：早期行胸膜腔穿刺抽除积血，必要时行胸腔闭式引流，以促进肺膨胀，改善呼吸。

（3）其他对症治疗：吸氧，以解除患者缺氧状况，输液输血补充血容量，应用抗生素预防感染。

2）手术治疗：对怀疑有进行性出血的血胸者，应及时补充血容量，防治低血容量性休克；同时立即开胸探查、止血；对凝固性血胸患者，为预防感染和血块机化，于出血停止后数日内行开胸探查或电视胸腔镜手术清除积血和血凝块；对于已机化血块，待病情稳定后早期行血块和胸膜表面纤维组织剥除术；已感染血胸按脓胸处理，及时作胸腔引流，排尽积血、积脓；若无明显效果或肺复张不良，手术清除感染性积血，剥离脓性纤维膜。

（二）护理评估

1. 一般评估

（1）生命体征（T、P、R、BP）：小量血胸患者可无症状表现，生命体征无明显变化。但中量血胸和大量血胸，特别是急性出血时，可出现脉搏细速、血压下降、四肢湿冷，同时伴有呼吸急促，呼吸频率达 30～40 次/分钟。血胸患者并发感染时，可表现为高热。

（2）患者主诉：有无胸闷、胸痛、气急气促、头晕、乏力、呼吸困难等症状。

（3）相关记录：患者是否胸廓对称、面部颜色、体位、皮肤、伤口情况、引流液量、性质等记录。

2. 身体评估

（1）局部：评估受伤部位及性质；有无开放性伤口，有无活动性出血（若每小时引流量超过 200 mL，并持续 3 h 以上，引流出的血液很快凝固，持续脉搏加快，血压降低，补充血容量后血压仍不稳定，血红细胞计数、血红蛋白及血细胞比容持续下降，则提示有活动性出血），伤口是否肿胀；是否有肋骨骨折、反常呼吸运动或呼吸时空气进出伤口的吸吮样音，气管位置有无偏移；有无皮下气肿情况。

（2）全身：评估生命体征是否平稳，是否有呼吸困难或发绀，有无休克或意识障碍；是否有咳嗽、咳痰，痰量和性质；有无咯血，咯血次数和量等。

3. 心理－社会评估

了解患者有无恐惧、紧张或焦虑，程度如何。患者及家属对损伤及预后的认知、心理承受能力及对本次损伤相关知识的了解程度。

4. 辅助检查阳性结果评估

根据实验室、胸部 X 线及胸部 B 超等检查结果，评估血胸的程度、性质及有无合并气胸和肋骨骨折，有无合并胸腔感染等。

5. 治疗效果评估

（1）非手术治疗评估要点：生命体征是否平稳，气促、口唇发绀的缺氧症状是否改善。双侧肺部呼吸音是否对称，或伤侧肺呼吸音是否转强。复查胸片肺复张。

（2）手术治疗评估要点：术后患者生命体征是否平稳，呼吸频率、节律如何，休克表现是否得到纠正，有无胸闷、呼吸浅快、发绀及肺部痰鸣音等；伤口是否干燥，有无渗液、渗血，伤口周围有无皮下气肿；各引流管是否通畅，引流量、颜色与性状等；术后肺膨胀情况；术后有无肺感染、胸腔感染等并发症的发生。

（三）护理诊断（问题）

1. 外周组织灌注无效

与失血引起的血容量不足有关。

2. 气体交换障碍

与肺组织受压有关。

3. 潜在并发症

感染：与损伤和机体抵抗力降低有关。

（四）主要护理措施

1. 休息

患者宜绝对卧床休息，少讲话，减少耗氧量，血压平稳时，尽量采取有利于呼吸的体位，如抬高床头 30°~40°。

2. 饮食

饮食宜高蛋白、高热量、丰富维生素、易消化，以保证营养，提高机体抵抗力，促进伤口愈合。

3. 用药护理

应严格按医嘱用药，病情危重，大量胸膜腔内出血者或有活动性出血者除做好手术准备外，还应遵医嘱及时输血、输液，并根据血压和心肺功能状态调控输液量和速度，术后痰液黏稠不易咳出者，可应用祛痰药物、超声雾化吸入，以稀释痰液利于排出。

4. 心理护理

多关心患者，给予精神上安慰，解除患者紧张、恐惧心理，保持乐观情绪，配合治疗。

5. 呼吸道管理

密切观察呼吸型态、频率及呼吸音的变化，根据病情给予吸氧，观察血氧饱和度变化，观察有无缺氧征象，术后若生命体征平稳，可协助患者坐起，拍背、咳嗽咳痰；鼓励患者做深呼吸运动，促使肺扩张，预防肺不张或肺部感染等并发症的发生。

6. 胸腔闭式引流的护理

参照本节气胸护理的相关内容。

7. 基础护理

由于切口疼痛及带有各种管道，患者自理能力下降，根据病情和患者需要做好基础护理和生活护理，如口腔护理、皮肤护理、会阴护理等；鼓励并协助患者早期离床活动，促进疾病康复。

8. 健康教育

（1）休息与营养：指导患者合理休息，加强营养，提高机体免疫力。

（2）呼吸与咳嗽：指导患者腹式呼吸及有效咳嗽的方法，教会其咳嗽时用双手按压患侧胸壁，以免切口疼痛。

（3）自我保健：定期复诊，出现呼吸困难、高热等不适时随时就诊。

（五）护理效果评估

（1）患者呼吸功能是否恢复正常，呼吸是否平稳，无气促、呼吸困难或发绀等。

（2）胸部及伤口疼痛减轻或消失。

（3）患者病情变化能够及时发现和处理，未发生胸腔或肺部感染，或者并发症得到有效控制。

四、心脏损伤

心脏损伤分为钝性心脏损伤与穿透性心脏损伤。

（一）钝性心脏损伤

1. 概念

钝性心脏损伤多由胸部撞击、减速、挤压、冲击等暴力所致。多发生于右心室，因其紧贴胸骨。心脏在等容收缩期遭受钝性暴力的后果最为严重。

2. 相关病理生理

钝性心脏损伤的严重程度与暴力撞击的速度、质量、作用时间和心脏受力面积有关。临床上常见的是心肌挫伤，轻者仅引起心外膜至心内膜下心肌出血，部分心肌纤维断裂；重者可发生心肌广泛挫伤及大面积心肌出血坏死，甚至瓣膜、腱索和室间隔等心内结构损伤。心肌挫伤修复后可能遗留瘢痕，导致日后可能发生室壁瘤。严重心律失常或心力衰竭为严重心肌挫伤的主要致死原因。此外，钝性损伤亦可致心脏破裂，此类伤员大多死于事故现场。

3. 病因与诱因

（1）直接暴力：多为方向盘或重物等撞击胸部。

（2）间接暴力：高处坠落，心脏受到猛烈震荡；腹部和下肢突然受挤压后大量血液涌入心脏，使心腔内压力骤增；突然加速或减速使心脏碰撞胸骨或脊柱。

4. 临床表现

（1）症状：轻者无明显症状，中、重度挫伤可能出现胸痛，伴心悸、气促、呼吸困难，甚至心绞痛等症状。

（2）体征：偶可闻及心包摩擦音，部分患者有前胸壁软组织损伤和胸骨骨折。

5. 辅助检查

（1）实验室检查：传统监测方法为乳酸脱氢酶（LDH）及其同工酶和磷酸肌酸激酶（CK）及其同工酶活性测定。近年来已采用单克隆抗体微粒子化学发光或电化学法检查磷酸肌酸激酶同工酶的质量测定和心肌肌钙蛋白 I 或 T 测定。

（2）心电图检查：可见心动过速、ST 段抬高、T 波低平或倒置、房性或室性期前收缩等心律失常的表现。

（3）超声心动图：可显示心脏结构和功能的改变，如腱索断裂、室间隔穿破、瓣膜反流、室壁瘤形成等；食管超声心动图可提高心肌挫伤的检出率，同时减少患者胸部损伤时经胸探头检查的痛苦。

6. 治疗原则。

（1）非手术治疗：①卧床休息。②严密观察病情：持续心电监护，预防危及生命的并发症，如：心律失常和心力衰竭，一般在伤后早期即可出现，也有迟发者。心肌挫伤后，是否发生严重并发症难以预测，若患者血流动力学不稳定、心电图异常或实验室检查上述心肌标志物异常，宜转入 ICU 监护治疗。③补充血容量：输液速度宜慢，以防心力衰竭。④吸氧：纠正低氧血症。⑤有效镇痛。

（2）手术治疗：根据患者心脏受损情况，在全麻体外循环下实施房、室间隔缺损修补术、瓣膜置换术、腱索或乳头肌修复术、冠状动脉旁路移植术或室壁瘤切除术等。

（二）穿透性心脏损伤

1. 疾病概述

1）概念：穿透性心脏损伤多数由锐器伤及心脏所致，少数可由钝性暴力导致。穿透性心脏损伤好发的部位依次为右心室、左心室、右心房和左心房；此外，还可导致房间隔、室间隔和瓣膜损伤。

2）相关病理生理：当心脏破裂时、心包裂口持续开放且流出道通畅时，出血外溢，可从胸壁伤口涌出或流入胸膜腔，患者迅速发生低血容量性休克。当心包无裂口或裂口较小、流出道不太通畅时，出血不易排出而积聚于心包腔内；由于心包缺乏弹性，只要心包腔内急性少量积血（0.1～0.2 L）就可使心包腔内压力急剧升高并压迫心脏，阻碍心室舒张，导致心脏压塞。随着回心血量和心输出量的降低，静脉压增高、动脉压下降，即可发生急性循环衰竭。

3）病因与诱因：多由锐器如刀刃、火器如子弹或弹片等穿透胸壁而致心脏损伤；火器伤多导致心脏贯通伤，多数伤员死于受伤现场；近年来，由于心脏介入诊断与治疗的普及，使心导管所致的医源性心脏穿透伤有所增多；还可因暴力撞击前胸、胸骨或肋骨断端移向心脏所致。

4）临床表现：穿透性心脏损伤的临床表现取决于心包、心脏损伤程度和心包引流情况。

（1）症状：开放性胸部损伤导致心脏破裂者，可见胸壁伤口不断涌出鲜血；患者面色苍白、皮肤湿冷、呼吸浅快，很快出现低血容量性休克，甚至死亡。患者出现心律失常和心力衰竭。少数患者因伤后院前时间短，就诊早期生命体征平稳，虽有胸部受伤史，但仅有胸部小伤口，易延误诊断和最佳抢救时机。

（2）体征。①心脏压塞征：致伤物和致伤动能较小时，心包与心脏裂口小，心包裂口易被血凝块阻塞而引流不畅，导致心脏压塞，表现为 Beck 三联症，即：a. 静脉压增高，>15 cmH_2O（1.47 kPa），颈静脉怒张。b. 心音遥远、脉搏微弱。c. 脉压小，动脉压降低，甚至难以测出。②心脏杂音：若有室间隔损伤，则可闻及收缩期杂音；若有瓣膜损伤，可闻及收缩期或舒张期杂音。

5）辅助检查。

（1）影像学检查：胸部 X 线检查有助于诊断，二维超声心动图可明确有无心包积血及积血量。

（2）心包穿刺：抽得血液可确诊。

因穿透性心脏损伤的病情进展迅速，依赖胸部 X 线、心电图、超声心动图，甚至心包穿刺术明确诊断都比较耗时，因此一旦不能排除心脏损伤者，应立即送具备全身麻醉手术条件的手术室，在局麻下扩探伤道以明确诊断，避免延误抢救的最佳时机。

6）治疗原则。

（1）非手术治疗：心脏介入诊治过程中发生的医源性心脏损伤，多为导管尖端戳伤。因其口径较小，发现后应立即终止操作，拔除心导管，给予鱼精蛋白中和肝素抗凝作用，进行心包穿刺抽吸积血，多能获得成功，避免开胸手术。

（2）手术治疗：对有活动性出血、急性心脏压塞者，紧急行开胸手术是首选、根本的治疗。

2. 护理评估

1）一般评估。

（1）生命体征（T、P、R、BP）：轻度钝性心脏损伤患者可无症状表现，生命体征无明显变化；但中、重度钝性心脏损伤则可引起气促、呼吸频率加快、心率加快、脉搏细速，房、室期前收缩等心律失常；穿透性心脏损伤患者，若心脏裂口较少，伤后可因院前时间短，早期就诊时生命体征尚可平稳；严重者可迅速出现心脏压塞，表现为 CVP 升高、颈静脉怒张、心音遥远、心搏微弱、脉压小、血压下降甚至休克。术后若合并有肺感染或胸腔感染时体温可升高。

（2）患者主诉：有无胸闷、胸痛、心悸、气急气促、呼吸困难等症状。

（3）相关记录：患者皮肤、伤口情况、有无胸骨骨折、有无合并腹部或其他闭合性损伤等记录。

2）身体评估。

（1）局部：评估受伤部位及性质；有无开放性伤口，有无活动性出血［若引流量持续 2 h 超过 4 mL/（kg·h），考虑有活动性出血］，有无合并肋骨骨折、反常呼吸运动等情况，有无颈静脉怒张等。

（2）全身：评估生命体征是否平稳，有无面色苍白、口唇发绀、大汗淋漓、意识模糊等休克症状。

3）心理-社会评估：患者及家属对损伤及预后的认知、心理承受能力及对本次损伤相关知识的了解程度，患者家属对患者的关心程度、支持力度、家属对手术的期望值、对手术预后及家庭经济承受能力如何等。引导患者及家属正确配合疾病的治疗和护理。

4）辅助检查阳性结果评估：钝性心脏损伤可根据心电图、二维超声心动图、实验室和 B 超等检查结果，评估心脏损伤程度、性质及有无合并胸腔和腹腔内器官损伤等。而穿透性心脏损伤，因病情进展较为迅速，相关检查较为耗时，一旦可疑心脏穿透性损伤，则尽早手术开胸探查。

5）治疗效果评估。

（1）非手术治疗评估要点：生命体征是否平稳，有无心绞痛、活动后有无气促、乏力表现，或胸痛、气促、心悸、心绞痛等症状得到改善或消失；实验室检查心肌酶标志物有无下降或恢复正常；心电图检查异常情况有无好转，超声心动图检查心脏结构是否完整、有无心包积液等情况。

（2）手术治疗评估要点：术后生命体征是否平稳，心功能状况有无好转，气促、心悸等表现有无改善；呼吸机的工作状态和各项参数是否正常。手术切口有无渗血、感染等情况；各引流管是否通畅，引流量、颜色与性状如何；术后有无感染、心律失常、心力衰竭等并发症的发生。实验室检查心肌酶标志物有无下降或恢复正常；心电图检查异常情况有无好转，超声心动图检查心脏结构是否完整、有无心包积液等情况。

3. 护理诊断（问题）

（1）外周组织灌注无效：与心脏破裂和心脏及胸腔内出血、心律失常和心力衰竭有关。

（2）急性疼痛：与组织损伤有关。

（3）潜在并发症：胸膜腔和肺部感染与损伤出血和机体抵抗力降低有关。

4. 主要护理措施

1）休息：钝性心脏损伤者宜卧床休息，减少活动，以减少心脏负担，预防心力衰竭发生。

2）饮食：饮食宜高蛋白、高热量、丰富维生素、易消化，以保证营养，提高机体抵抗力，促进伤口愈合。

3）用药护理：术前迅速建立至少两条以上静脉通道，在监测中心静脉压的前提下输血和补液，维持有效血容量和水、电解质及酸碱平衡。经急救和抗休克处理后，若病情无明显改善且出现胸腔内活动性出血者，立即作好剖胸探查止血的准备。术后严格按医嘱用药，严格控制输液速度，并注意观察有无药物不良反应，发现问题及时处理。

4）心理护理：关心患者，给予精神上安慰，解除患者紧张、恐惧心理，保持乐观情绪，配合治疗。

5）呼吸道管理。

（1）协助患者咳嗽咳痰：卧床期间，定时协助患者翻身、坐起、拍背、咳嗽；指导鼓励患者做深呼吸运动，促使肺扩张，预防肺不张或肺部感染等并发症的发生。

（2）气管插管或切开的护理：实施气管插管或气管切开呼吸机辅助呼吸者，做好呼吸道护理，主要包括气道的湿化、吸痰及保持管道通畅等，以维持有效气体交换，保持呼吸道通畅。

6）胸腔闭式引流的护理：参见本节气胸护理的相关内容。

7）心包纵隔引流管的护理：定时挤压引流管，观察并记录引流液的性状及量。若引流量持续 2 h 超过 4 mL/（kg·h），考虑有活动性出血，及时报告医生，并做好再次开胸止血的准备。

8）健康教育。

（1）合理饮食：食用高蛋白、高维生素、低脂肪的均衡饮食，少食多餐，避免过量进食加重心脏负担。

（2）活动与休息：制订合理的生活计划，根据心功能恢复情况逐渐增加活动量，适当休息，避免过度劳累。定期锻炼，提高机体抵抗力。

（3）定期复诊：出院后须定期来院复诊，发现异常及时治疗。伴有心肌损伤患者术后 3 个月应复查心电图、心脏彩超，以了解心脏供血及心脏功能恢复情况。

5. 护理效果评估

（1）患者生命体征是否恢复正常，呼吸是否平顺，无气促、心悸、心律失常、呼吸困难或发绀等。

（2）胸部及伤口疼痛减轻或消失。

（3）患者病情变化能够及时发现和处理，未发生胸腔或肺部感染，或者并发症得到有效控制。

第二节　肺　癌

一、疾病概述

（一）概念

肺癌多数起源于支气管黏膜上皮，因此也称支气管肺癌。全世界肺癌的发病率和死亡率正在迅速上升。发病年龄大多在 40 岁以上，以男性多见，居发达国家和我国大城市男性恶性肿瘤发病率和死亡率的第一位。但近年来，女性肺癌的发病率和死亡率上升较男性更为明显。

（二）相关病理生理

肺癌起源于支气管黏膜上皮，局限于基底膜内者称为原位癌。癌肿可以向支气管腔内或（和）邻近的肺组织生长，并可以通过淋巴、血行转移或直接向支气管转移扩散。

肺癌的分布以右肺多于左肺，上叶多于下叶。起源于主支气管、肺叶支气管的癌肿，位置靠近肺门，称为中心型肺癌；起源于肺段支气管以下的癌肿，位置在肺的周围部分，称为周围型肺癌。

（三）病因与诱因

肺癌的病因至今尚不完全明确，认为与下列因素有关。

1. 吸烟

吸烟是肺癌的重要致病因素。烟草内含有苯并芘等多种致癌物质。吸烟量越多、时间越长、开始吸烟年龄越早，则肺癌发病率越高。资料表明，多年每天吸烟 40 支以上者，肺鳞癌和小细胞癌的发病率比不吸烟者高 4～10 倍。

2. 化学物质

已被确认可导致肺癌的化学物质包括石棉、铬、镍、铜、锡、砷、二氯甲醚、氡、芥子体、氯乙烯、煤烟焦油和石油中的多环芳烃等。

3. 空气污染

包括室内污染和室外污染。室内空气污染主要指煤、天然气等燃烧过程中产生的致癌物。室外空气污染包括汽车尾气、工业废气、公路沥青在高温下释放的有毒气体等。

4. 人体内在因素

如免疫状态、代谢活动、遗传因素、肺部慢性感染、支气管慢性刺激、结核病史等，也可能与肺癌的发病有关。

5. 其他

长期、大剂量电离辐射可引起肺癌。癌基因（如 ras、erb-b2 等）的活化或肿瘤抑制基因（p53、RB 等）的丢失与肺癌的发病也有密切联系。

（四）临床表现

肺癌的临床表现与癌肿的部位、大小、是否压迫和侵犯邻近器官及有无转移等密切相关。

1. 早期

多无明显表现，癌肿增大后常出现以下表现。

（1）咳嗽：最常见，为刺激性干咳或少量黏液痰，抗炎治疗无效。当癌肿继续长大引起支气管狭窄时，咳嗽加重，呈高调金属音。若继发肺部感染，可有脓性痰，痰量增多。

（2）血痰：以中心型肺癌多见，多为痰中带血点、血丝或断续地少量咯血；癌肿侵犯大血管可引起大咯血，但较少见。

（3）胸痛：为肿瘤侵犯胸膜、胸壁、肋骨及其他组织所致。早期表现为胸部不规则隐痛或钝痛。

（4）胸闷、发热：当癌肿引起较大支气管不同程度的阻塞，发生阻塞性肺炎和肺不张，临床上可出现胸闷、局限性哮鸣、气促和发热等症状。

2. 晚期

除发热、体重减轻、食欲减退、倦怠及乏力等全身症状外，还可出现癌肿压迫、侵犯邻近器官、组织或发生远处转移的征象。

（1）压迫或侵犯膈神经：引起同侧膈肌麻痹。

（2）压迫或侵犯喉返神经：引起声带麻痹、声带嘶哑。

（3）压迫上腔静脉：引起上腔静脉压迫综合征，表现为上腔静脉回流受阻，面部、颈部、上肢和上胸部静脉怒张，皮下组织水肿，上肢静脉压升高。可出现头痛、头昏或晕厥。

（4）侵犯胸膜及胸壁：可引起剧烈持续的胸痛和胸腔积液。若侵犯胸膜则为尖锐刺痛，呼吸及咳嗽时加重；若压迫肋间神经，疼痛可累及其神经分布区；若侵犯肋骨或胸椎，则相应部位出现压痛。胸膜腔积液常为血性，大量积液可引起气促。

（5）侵入纵隔、压迫食管：可引起吞咽困难，支气管-食管瘘。

（6）上叶顶部肺癌：亦称 Pancoast 肿瘤。可侵入纵隔和压迫位于胸廓上口的器官或组织，如第一肋间、锁骨下动静脉、臂丛神经等而产生剧烈胸肩痛、上肢静脉怒张、上肢水肿、臂痛和运动障碍等；若压迫颈交感神经则会引起同侧上眼睑下垂、瞳孔缩小、眼球内陷、面部无汗等颈交感神经综合征（Horner 征）表现。

（7）肿瘤远处转移征象。①脑：头痛最为常见，出现呕吐、视觉障碍、性格改变、眩晕、颅内压增高、脑疝等。②骨：局部疼痛及压痛较常见，转移至椎骨等承重部位则可引起骨折、瘫痪等。③肝：肝区疼痛最为常见，出现黄疸、腹水、食欲减退等。④淋巴结：引起淋巴结肿大。

3. 非转移性全身症状

少数患者可出现非转移性全身症状，如杵状指（趾）、骨关节痛、骨膜增生等骨关节病综合征、Cushing 综合征、重症肌无力、男性乳房发育、多发性肌肉神经痛等，称为副癌综合征。副癌综合征可能与肺癌组织产生的内分泌物质有关，手术切除癌肿后这些症状可消失。

（五）辅助检查

1. X 线及 CT 检查

X 线及 CT 检查是诊断肺癌的重要手段。胸部 X 线和 CT 检查可了解癌肿大小及其与肺叶、肺段、支气管的关系。5%～10% 无症状肺癌可在 X 线检查时被发现，CT 可发现 X 线检查隐藏区的早期肺癌病变。肺部可见块状阴影，边缘不清或分叶状，周围有毛刺；若有支气管梗阻，可见肺不张；若肿瘤坏死液化可见空洞；若有转移可见相应转移灶。

2. 痰细胞学检查

痰细胞学检查是肺癌普查和诊断的一种简便有效的方法。肺癌表面脱落的癌细胞可随痰咳出，故痰中找到癌细胞即可确诊。

3. 纤维支气管镜检查

诊断中心型肺癌的阳性率较高，可直接观察到肿瘤大小、部位及范围，并可钳取或穿刺病变组织作病理学检查，亦可经支气管取肿瘤表面组织检查或取支气管内分泌物行细胞学检查。

4. 正电子发射断层扫描

正电子发射断层扫描（PET）利用 ^{18}氟-脱氧葡萄糖（FDG）作为示踪剂进行扫描显像。由于恶性肿瘤的糖酵解代谢高于正常细胞，FDG 在肿瘤内聚积程度大大高于正常组织，肺癌PET 显像时表现为局部异常浓聚。可用于肺内结节和肿块的定性诊断，并能显示纵隔淋巴结有无转移。目前，PET 是肺癌定性诊断和分期的最好、最准确的无创检查。

5. 其他

如胸腔镜、纵隔镜、经胸壁穿刺活检、转移病灶活检、胸水检查、肿瘤标记物检查、剖胸探查等。

（六）治疗原则

尽管 80% 的肺癌患者在明确诊断时已失去手术机会，但手术治疗仍然是肺癌最重要和最有效的治疗手段。然而，目前所有的各种治疗肺癌的方法效果均不能令人满意，必须适当联合应用，现在临床上常采用个体化的综合治疗，以提高肺癌治疗的效果。一般非小细胞癌以手术治疗为主，辅以化学治疗和放射治疗；小细胞癌则以化学治疗和放射治疗为主。

1. 非手术治疗

（1）放射治疗：是从局部消除肺癌病灶的一种手段，主要用于处理手术后残留病灶和配合化学治疗。在各种类型的肺癌中，小细胞癌对放射治疗敏感性较高，鳞癌次之，腺癌最差。晚期或肿瘤再发患者姑息性放射治疗可减轻症状。

（2）化学治疗：分化程度低的肺癌，尤其是小细胞癌对化学治疗特别敏感，鳞癌次之，腺癌最差。化学治疗亦单一用于晚期肺癌患者以缓解症状，或与手术、放射治疗综合应用，以防止癌肿转移复发，提高治愈率。

（3）中医中药治疗：按患者临床症状、脉象、舌苔等辨证论治，部分患者的症状可得到改善；亦可用减轻患者的放射治疗及化学治疗的不良反应，提高机体的抵抗力，增强疗效并延长生存期。

（4）免疫治疗。①特异性免疫疗法：用经过处理的自体肺癌细胞或加用佐剂后，做皮下接种治疗。②非特异性免疫疗法：用卡介苗、短小棒状杆菌、转移因子、干扰素、胸腺素等生物制品或左旋咪唑等药物激发和增强人体免疫功能，以抵制肿瘤生长，增强机体对化疗药物的耐受性而提高治疗效果。

2. 手术治疗

目的是彻底切除肺部原发癌肿病灶和局部及纵隔淋巴结，尽可能保留健康的肺组织。目前基本手术方式为肺切除术加淋巴结清扫。肺切除术的范围取决于病变的部位和大小。周围型肺癌，实施肺叶切除加淋巴结切除术；中心型肺癌，实施肺叶或一侧全肺切除加淋巴结切除术。

二、护理评估

（一）一般评估

1. 生命体征（T、P、R、BP）

早期肺癌时，患者多无任何症状，生命体征一般表现正常，当癌肿继续长大引起较大支气管不同程度的阻塞，发生阻塞性肺炎和肺不张时，患者可出现体温偏高（发热），心率和呼吸加快、胸闷、气促症状。

2. 患者主诉

有无咳嗽、血痰、胸痛、胸闷、气促、倦怠、乏力、骨关节疼痛等症状。

3. 相关记录

体重、体位、饮食、有无吸烟史、吸烟的时间和数量，有无其他伴随疾病，如糖尿病、冠状动脉粥样硬化性心脏病（冠心病）、高血压、慢性支气管炎等记录。

（二）身体评估

1. 全身

患者有无咳嗽，是否为刺激性；有无咳痰，痰量及性状；有无痰中带血或咯血，咯血的量、次数；有无疼痛，疼痛的部位和性质；有无呼吸困难，全身营养状况。

2. 局部

患者面部颜色有无贫血、口唇有无发绀、有无杵状指（趾）；有无声音嘶哑，有无面部、颈部、上肢肿胀，有无持续胸背部疼痛、吞咽困难、甚至患侧上眼睑下垂等晚期肺癌侵犯邻近器官、组织的表现。

3. 听诊肺部

早期肺癌患者，大部分听诊双肺呼吸音清，当合并肺炎时可有啰音，若晚期肺癌引起肺实变，则呼吸音强；若出现胸积水，则呼吸音弱。（结合病例综合考虑）。

4. 叩诊

有胸积水时叩诊呈浊音。

（三）心理－社会评估

患者在疾病治疗过程中的心理反应与需求，了解患者对疾病的认知程度，对手术有何顾虑，有何思想负担。了解朋友及家属对患者的关心、支持程度，家庭对手术的经济承受能力。引导患者正确配合疾病的治疗和护理。

（四）辅助检查阳性结果评估

1. 血液检验

有无低蛋白血症。

2. 胸部 X 线检查

有无肺部肿块阴影，而 CT 检查因密度分辨率高，可发现一般 X 线检查隐藏区（如肺尖、膈上、脊柱旁、心后、纵隔处）的早期肺癌病变，对中心型肺癌的诊断有重要价值。

3. PET/CT 检查

肺部肿块经[18]氟-脱氧葡萄糖（FDG）吸收、代谢显影是否明显增高（因为恶性肿瘤的糖酵解代谢高于正常细胞），并能观察纵隔淋巴结有无转移。

4. 其他

各种内镜及其他有关手术耐受性检查等有无异常发现。

（五）治疗效果评估

1. 非手术治疗评估要点

咳嗽、血痰、胸痛、胸闷、气促等症状是否改善或消失，肺部肿块阴影有无缩小或消散。放、化疗引起的胃纳减退、骨髓造血功能抑制等毒不良反应有无好转。

2. 手术治疗评估要点

术后患者生命体征是否平稳，呼吸状态如何，有无胸闷、呼吸浅快、发绀及肺部痰鸣音等；伤口是否干燥，有无渗液、渗血，伤口周围有无皮下气肿；各引流管是否通畅，引流量、颜色与性状等；术后肺膨胀情况；术后有无大出血、感染、肺不张、支气管胸膜瘘等并发症的发生。患者对术后康复训练和早期活动是否配合；对出院后的继续治疗是否清楚。

三、主要护理问题

（一）气体交换障碍

与肺组织病变、手术、麻醉、肿瘤阻塞支气管、肺膨胀不全、呼吸道分泌物潴留、肺换气功能降低等因素有关。

（二）营养失调

低于机体需要量 与肿瘤引起机体代谢增加、手术创伤等有关。

（三）焦虑与恐惧

与担心手术、疼痛、疾病的预后等因素有关。

（四）潜在并发症

（1）出血：与手术时胸膜粘连紧密、止血不彻底或血管结扎线脱落，胸腔内大量毛细血管充血及胸腔内负压等因素有关。

（2）感染、肺不张：与麻醉药的不良反应使患者的膈肌受抑制，患者术后软弱无力及疼痛等，限制了患者的呼吸运动，不能有效咳嗽排痰，导致分泌物滞留堵塞支气管有关。

（3）心律失常：与缺氧、出血、水电解质酸碱失衡有关。

（4）支气管胸膜瘘：与支气管缝合不严密、支气管残端血运不良或支气管缝合处感染、破裂等引发有关。

（5）肺水肿：与患者原有心脏疾病或病肺切除、余肺膨胀不全或输液量过多、速度过快，使肺泡毛细血管床容积明显减少有关，尤以全肺切除患者更为明显。

四、主要护理措施

（一）活动与休息

适当的活动，进行呼吸功能训练是提高患者手术的耐受性，减少手术后感染的重要方法之一，术前可采用缩唇呼气训练、爬楼梯、吹气球和有效咳嗽排痰训练等改善患者的肺功能。而术后则鼓励及协助患者尽早活动，术后第 1 天，生命体征平稳后，可在床上坐起，坐在床边、双腿下垂或在床旁站立移步。术后第 2 天起，可扶持患者围绕病床在室内行走 3～5 min，以后根据患者情况逐渐增加活动量。活动期间，应妥善保护患者的引流管，严密观察患者病情变化，一旦出现头晕、气促、心动过速、心悸和出汗等症状时，应立即停止活动并休息。术后第 1 天开始作肩、臂关节运动，预防术侧胸壁肌肉粘连、肩关节强直及失用性萎缩。

（二）合理饮食

饮食对肺癌手术患者的康复非常重要，对术前伴营养不良者，除了经肠内增加高蛋白饮食外，也可经肠外途径补充营养，如脂肪乳剂和复方氨基酸等，以改善其营养状况。若术后患者进食后无任何不适，改为普食时，饮食宜高蛋白、高热量、丰富维生素、易消化，以保证营养，提高机体抵抗力，促进伤口愈合。

（三）用药护理

应严格按医嘱用药，严格掌握输液量和速度，防止前负荷过重而导致急性肺水肿。全肺切除术后应控制钠盐摄入量，24 h 补液量控制在 2 000 mL 内，速度宜慢，以 20～30 滴/分钟为宜。记录出入液量。对于非手术综合治疗的患者，应注意观察药物的毒副反应，发现问题及时处理。

（四）心理护理

多关心、体贴患者，对患者的担心表示理解并予以安慰，给予患者发问的机会，并认真耐心地回答，以减轻其焦虑或恐惧程度。指导患者正确认识癌症，向患者及家属详细说明手术方案，各种治疗护理的意义、方法、大致过程、配合要点与注意事项，让患者有充分的心理准备。说明手术的安全性、必要性，并介绍手术成功的实例，以增强患者的信心。动员家属给患者以心理和经济方面的全力支持。

（五）改善肺泡的通气与换气功能

1. 戒烟

指导并劝告患者停止吸烟。让患者了解吸烟会刺激肺、气管及支气管，使气管、支气管分泌物增加，支气管上皮纤毛活动减少或丧失活力，妨碍纤毛的清洁功能，影响痰液咳出，引起肺部感染。因此术前应戒烟 2 周以上。

2. 保持呼吸道通畅

对于支气管分泌物较多、痰液黏稠者，可给予超声雾化、应用支气管扩张剂、祛痰剂等药物，合并肺部感染者，遵医嘱给予抗生素，术后则及早鼓励患者深呼吸、咳嗽、排痰，对于咳痰无力者，必要时行纤维支气管镜吸痰，术后常规吸氧 2～4 L/min，可根据血气分析结果调整给氧浓度。

（六）维持胸腔引流通畅

（1）按胸腔闭式引流常规护理。

（2）病情观察：定时观察胸腔引流管是否通畅，注意负压波动，定期挤压，防止堵塞。观察引流液量、色和性状，一般术后 24 h 内引流量约 500 mL，为手术创伤引起的渗血、渗液及术中冲洗胸腔残余的液体。

（3）全肺切除术后胸腔引流管的护理：一侧全肺切除术后的患者，由于两侧胸膜腔内压力不平衡，纵隔易向手术侧移位。因此，全肺切除术后患者的胸腔引流管一般呈钳闭状态，以保证术后患侧胸壁有一定的渗液，减轻或纠正纵隔移位。随时观察患者的气管是否居中，有无呼吸或循环功能障碍。若气管明显向健侧移位，应立即听诊肺呼吸音，在排除肺不张后，可酌情放出适量的气体或引流液，气管、纵隔即可恢复中立位。但每次放液量不宜超过 100 mL，速度宜慢，避免快速多量放液引起纵隔突然移位，导致心搏骤停。

（七）健康教育

1. 早期诊断

40 岁以上人群应定期进行胸部 X 线普查，尤其是反复呼吸道感染、久咳不愈或咳血痰者，应提高警惕，做进一步的检查。

2. 戒烟

使患者了解吸烟的危害，戒烟。

3. 疾病康复

（1）指导患者出院回家后数周内，坚持进行腹式深呼吸和有效咳嗽，以促进肺膨胀。出院后半年不得从事重体力活动。

（2）保持良好的口腔卫生，如有口腔疾病应及时治疗。注意环境空气新鲜，避免出入公共场所或与上呼吸道感染者接近。避免居住或工作于布满灰尘、烟雾及化学刺激物品的环境。

（3）对需进行放射治疗和化学治疗的患者，指导其坚持完成放射治疗和化学治疗的疗程，并告知注意事项以提高疗效，定期返院复查。

（4）若有伤口疼痛、剧烈咳嗽及咯血等症状或有进行性倦怠情形，应返院复诊。

（5）保持良好的营养状况，注意每天保持充分休息与活动。

五、护理效果评估

（1）患者呼吸功能改善，无气促、发绀等缺氧征象；咳嗽咳痰减少或消失。

（2）营养状况改善；体重有所增加。

（3）焦虑减轻。

（4）未发生并发症，或并发症得到及时发现和处理。

第三节 食管癌

一、疾病概述

（一）概念

食管癌是常见的一种消化道癌肿。全世界每年约有 30 万人死于食管癌，我国每年死亡达 15 万余人。食管癌的发病率有明显的地域差异，高发地区发病率可高达 150/10 万以上，低发地区则只在 3/10 万左右。国外以中亚、非洲、法国北部和中南美洲为高发区。我国以太行山地区、秦岭东部地区、大别山区、四川北部地区、闽南和广东潮汕地区、苏北地区为高发区。

（二）相关病理生理

临床上将食管分为颈、胸、腹 3 段。胸段食管又分为上、中、下 3 段。胸中段食管癌较多见，下段次之，上段较少。95％以上的食管癌为鳞状上皮细胞癌，贲门部腺癌可向上延伸累及食管下段。

食管癌起源于食管黏膜上皮。癌细胞逐渐增大侵及肌层，并沿食管向上下、全周及管腔内外方向发展，出现不同程度的食管阻塞。晚期癌肿穿透食管壁、侵入纵隔或心包。食管癌主要经淋巴转移，血行转移发生较晚。

（三）病因与诱因

病因至今尚未明确，可能与下列因素有关。

1. 亚硝胺及真菌

亚硝胺是公认的化学致癌物，在高发区的粮食和饮水中，其含量显著增高，且与当地食管癌和食管上皮重度增生的患病率呈正相关。各种霉变食物能产生致癌物质，一些真菌能将硝酸盐还原为亚硝酸盐，促进二级胺的形成，使二级胺比发霉前增高 50～100 倍。少数真菌还能合成亚硝胺。

2. 遗传因素和基因

食管癌的发病常表现家族聚集现象，河南林县食管癌有阳性家族史者占 60％。在食管癌高发家族中，染色体数量及结构异常者显著增多。

3. 营养不良及微量元素缺乏

饮食缺乏动物蛋白、新鲜蔬菜和水果，摄入的维生素 A、B_1、B_2、C 缺乏，是食管癌的危险因素。食物、饮水和土壤内的微量元素，如钼、铜、锰、铁、锌含量较低，亦与食管癌的发生相关。

4. 饮食习惯

嗜好吸烟、长期饮烈性酒者食管癌发生率明显升高。进食粗糙食物，进食过热、过快等因素易致食管上皮损伤，增加了对致癌物的敏感性。

5. 其他因素

食管慢性炎症、黏膜损伤及慢性刺激亦与食管癌发病有关，如食管腐蚀伤、食管慢性炎症、贲门失弛缓症及胃食管长期反流引起的 Barrett 食管（食管末端黏膜上皮柱状细胞化）等均有癌变的危险。

（四）临床表现

1. 早期

常无明显症状，但在吞咽粗硬食物时可能有不同程度的不适感觉，包括咽下食物梗噎感、胸骨后烧灼样、针刺样或牵拉摩擦样疼痛。食物通过缓慢，并有停滞感或异物感。可能是局部病灶刺激食管蠕动异常或痉挛，或局部炎症、糜烂、表浅溃疡等所致。梗噎停滞感常通过饮水后缓解消失。症状时轻时重，进展缓慢。

2. 中晚期

食管癌典型的症状为进行性吞咽困难。先是难咽干的食物，继而只能进半流质、流质，最后水和唾液也不能咽下。常吐黏液样痰，为下咽的唾液和食管的分泌物。患者逐渐消瘦、脱水、无力。若出现持续胸痛或背部肩胛间区持续性疼痛表示为晚期症状，癌已侵犯食管外组织。当癌肿梗阻所引起的炎症水肿暂时消退，或部分癌肿脱落后，梗阻症状可暂时减轻，常误认为病情好转。若癌肿侵犯喉返神经，可出现声音嘶哑；若压迫颈交感神经节，可产生 Horner 综合征。若侵入气管、支气管，可形成食管、气管或支气管瘘，出现吞咽水或食物时剧烈呛咳，并发生呼吸系统感染。后者有时亦可因食管梗阻致内容物反流入呼吸道而引起。最后出现恶病质状态。若有肝、脑等脏器转移，可出现黄疸、腹水、昏迷等状态。

（五）辅助检查

1. 食管吞钡造影检查

食管吞钡造影检查是可疑食管癌患者影像学诊断的首选，采用食管吞钡 X 线双重对比造影检查方法。早期可见以下几种情况。

（1）食管黏膜皱襞紊乱、粗糙或有中断现象。

（2）局限性食管壁僵硬，蠕动中断。

（3）局限性小的充盈缺损。

（4）浅在龛影，晚期多为充盈缺损，管腔狭窄或梗阻。

2. 内镜及超声内镜检查（EUS）

食管纤维内镜检查可直视肿块部位、形态，并可钳取活组织作病理学检查；超声内镜检查可用于判断肿瘤侵犯深度、食管周围组织及结构有无受累，有无纵隔淋巴结或腹内脏器转移等。

3. 放射性核素检查

利用某些亲肿瘤的核素，如 32 磷、131 碘等检查，对早期食管癌病变的发现有帮助。

4. 纤维支气管镜检查

食管癌外侵常可累及气管、支气管，若肿瘤在隆嵴以上应行气管镜检查。

5.CT、PET/CT 检查

胸、腹 CT 检查能显示食管癌向管腔外扩展的范围及淋巴结转移情况，而 PET/CT 检查则更准确地显示食管癌病变的实际长度，对颈部、上纵隔、腹部淋巴结转移诊断具有较高准确性，在寻找远处转移灶比传统的影像学方法如 CT、EUS 等具有更高的灵敏性。

（六）治疗原则

以手术为主，辅以放疗、化疗等综合治疗。主要治疗方法有内镜治疗、手术、放疗、化疗、免疫及中医中药治疗等。

1. 非手术治疗

（1）内镜治疗：食管原位癌可在内镜下行黏膜切除，术后 5 年生存率可达 86%～100%。

（2）放射治疗：放射和手术综合治疗，可增加手术切除率，也能提高远期生存率。术前放疗后间隔 2～3 周再作手术较为合适。对手术中切除不完全的残留癌组织处作金属标记，一般在手术后 3～6 周开始术后放疗。而单纯放射疗法适用于食管颈段、胸上段食管癌，也可用于有手术禁忌证而病变不长、尚可耐受放疗的患者。

（3）化学药物治疗：食管癌对化疗药物敏感性差，与其他方法联合应用，有时可提高疗效。

（4）其他：免疫治疗及中药治疗等亦有一定疗效。

2. 手术治疗

手术治疗是治疗食管癌首选方法。对于全身情况和心肺功能良好、无明显远处转移征象者，可采用手术治疗；对估计切除可能性小的较大的鳞癌而全身情况良好的患者，可先做术前放疗，待瘤体缩小后再手术；对晚期食管癌、不能根治或放射治疗、进食有困难者，可作姑息性减状手术，如食管腔内置管术、食管胃转流吻合术、食管结肠转流吻合术或胃造瘘术等，以达到改善、延长生命的目的。

二、护理评估

（一）一般评估

1. 生命体征（T、P、R、BP）

患有食管癌的患者生命体征常无变化。如肿瘤较大压迫气管可引起呼吸急促、心率加快。

2. 患者主诉

患者在吞咽食物时，有无哽噎感，胸骨后烧灼样、针刺样或牵拉摩擦样疼痛；有无进行性吞咽困难等症状。

3. 相关记录

包括体重、有无消瘦、饮食习惯改变、吸烟、嗜酒、排便异常情况。有无其他伴随疾病，如糖尿病、冠状动脉粥样硬化性心脏病（冠心病）、高血压、慢性支气管炎等记录。

（二）身体评估

1. 局部

了解患者有无吞咽困难、呕吐等；有无疼痛，疼痛的部位和性质，是否因疼痛而影响睡眠。

2. 全身

评估患者的营养状况，体重有无减轻，有无消瘦、面部颜色（贫血）、脱水或衰弱；了解患者有无锁骨上淋巴结肿大和肝肿块；有无腹水、胸水等。

（三）心理－社会评估

患者对该疾病的认知程度以及主要存在的心理问题，患者家属对患者的关心程度、支持力度、家庭经济承受能力如何等。引导患者正确配合疾病的治疗和护理。

（四）辅助检查阳性结果评估

（1）血液化验检查：食管癌患者若长期进食困难，可引起营养失调低蛋白血症、贫血、维生素、电解质缺乏，但该类患者多有脱水、血液浓缩等现象，血液化验检查常不能正确判断患者的实际营养状况，应注意综合判断、科学分析。

（2）了解食管吞钡造影、内镜及超声内镜检查、CT、PET/CT 等结果，以判断肿瘤的位置、有无扩散或转移。

（五）治疗效果评估

1. 非手术治疗评估要点

胸痛、背痛等症状是否改善或加重，吞咽困难是否改善或加重，放、化疗引起的胃纳减退、骨髓造血功能抑制等毒不良反应有无好转。

2. 手术治疗评估要点

术后患者生命体征是否平稳，有无发热、胸闷、呼吸浅快、发绀及肺部痰鸣音等；伤口是否干燥，有无渗液、渗血；各引流管是否通畅，引流量、颜色与性状等；术后有无大出血、感染、肺不张、乳糜胸、吻合口瘘等并发症的发生；患者术后进食情况，有无食物反流现象。

三、护理诊断（问题）

（一）营养失调

与低于机体需要量与进食量减少或不能进食、消耗增加等有关。

（二）体液不足

与吞咽困难、水分摄入不足有关。

（三）焦虑

与对癌症的恐惧和担心疾病预后等有关。

（四）知识缺乏

与对疾病的认识不足有关。

（五）潜在并发症

（1）肺不张、肺炎：与手术损伤及术后切口疼痛、虚弱致咳痰无力等有关。

（2）出血：与术中止血不彻底、术后出现活动性出血及患者凝血功能障碍有关。

（3）吻合口瘘：与食管的解剖特点及感染、营养不良、贫血、低蛋白血症等有关。

（4）乳糜胸：与伤及胸导管有关。

四、主要护理措施

（一）休息与活动

适当休息，保证充足的睡眠，进行呼吸功能锻炼，对手术后康复有重要的意义，可指导患者进行深呼吸、腹式呼吸、吹气球及呼吸功能训练仪（三球型）的训练，鼓励患者爬楼梯以及进行扩胸运动，以不感到疲劳为宜。

（二）饮食护理

1. 术前饮食

大多数食管癌患者因不同程度吞咽困难而出现摄入不足，营养不良，水、电解质失衡，使机体对手术的耐受力下降，故术前应保证患者营养素的摄入。

（1）能进食者，鼓励患者进食高热量、高蛋白、丰富维生素饮食；若患者进食时感食管黏膜有刺痛，可给予清淡无刺激的食物，告知患者不可进食较大、较硬的食物，宜进半流质或水分多的软食。

（2）若患者仅能进食流质而营养状况较差，可给予肠内营养或肠外营养支持。

2. 术后饮食

（1）术后早期吻合口处于充血水肿期，需禁饮禁食3～4 d，禁食期间持续胃肠减压，注意经静脉补充营养。

（2）停止胃肠减压24 h后，若无呼吸困难、胸内剧痛、患侧呼吸音减弱及高热等吻合口瘘的症状时，可开始进食。先试饮少量水，术后5～6 d可进全清流质，每2 h 100 mL，每天6次。术后3周患者若无特殊不适可进普食，但仍应注意少食多餐，细嚼慢咽，进食不宜过多、过快，避免进食生、冷、硬食物（包括质硬的药片和带骨刺的鱼肉类、花生、豆类等），以防后期吻合口瘘。

（3）食管癌、贲门癌切除术后，胃液可反流至食管，致反酸、呕吐等症状，平卧时加重，嘱患者进食后2 h内勿平卧，睡眠时将床头抬高。

（4）食管胃吻合术后患者，可由于胃拉入胸腔、肺受压而出现胸闷、进食后呼吸困难，建议患者少食多餐，1～2个月后，症状多可缓解。

（三）用药护理

严格按医嘱要求用药，注意控制输液速度和用量，必要时使用输液泵输注液体。注意观察有无药物不良反应，发现问题及时处理。

（四）心理护理

食管癌患者往往对进行性加重的吞咽困难、日渐减轻的体重感到焦虑不安；对所患疾病有部分认识，求生的欲望十分强烈，迫切希望能早日手术，恢复进食，但对手术能否彻底切除病灶、今后的生活质量、麻醉和手术意外、术后伤口疼痛及可能出现的术后并发症等表现出日益紧张、恐惧，甚至明显的情绪低落、失眠和食欲下降。

（1）加强与患者及家属的沟通，仔细了解患者及家属对疾病和手术的认知程度，了解患者的心理状况，并根据患者的具体情况，实施耐心的心理疏导。讲解手术和各种治疗与护理的意义、方法、大致过程、配合与注意事项。

（2）营造安静舒适的环境，以促进睡眠。必要时使用安眠、镇静、镇痛类药物，以保证患者充分休息。

（3）争取亲属在心理上、经济上的积极支持和配合，解除患者的后顾之忧。

（五）呼吸道管理

食管癌术后患者易发生呼吸困难、缺氧，并发肺不张、肺炎，甚至呼吸衰竭，主要与下列因素有关：年老的食管癌患者常伴有慢性支气管炎、肺气肿、肺功能低下等；开胸手术破坏了胸廓的完整性；肋间肌和膈肌的切开，使肺的通气泵作用严重受损；术中对肺较长时间的挤压牵拉造成一定的损伤；术后迷走神经功能亢进，引起气管、支气管黏膜腺体分泌增多；食管胃吻合术后，胃拉入胸腔，使肺受压，肺扩张受限；术后切口疼痛、虚弱致咳痰无力，尤其是颈、右胸、上腹三切口患者。护理措施包括以下几种。

（1）加强观察：密切观察呼吸型态、频率和节律，听诊双肺呼吸音是否清晰，有无缺氧征兆。

（2）气管插管者，及时吸痰，保持气道通畅。

（3）术后第1天每1～2 h鼓励患者深呼吸、吹气球、使用深呼吸训练器，促使肺膨胀。

（4）痰多、咳痰无力的患者若出现呼吸浅快、发绀、呼吸音减弱等痰阻塞现象时，立即行鼻导管深部吸痰，必要时行纤维支气管镜吸痰或气管切开吸痰，气管切开后按气管切开常规护理。

（六）胃肠道护理

1. 胃肠减压的护理

（1）术后3～4 d内持续胃肠减压，妥善固定胃管，防止脱出。

（2）加强观察：严密观察引流液的量、性状及颜色并准确记录。术后6～12 h可从胃管内抽吸出少量血性液或咖啡色液，以后引流液颜色逐渐变浅。若引流出大量鲜血或血性液，患者出现烦躁、血压下降、脉搏增快、尿量减少等，应考虑吻合口出血，需立即通知医生并配合处理。

（3）保持通畅：经常挤压胃管，避免管腔堵塞。胃管不通畅者，可用少量生理盐水冲洗并及时回抽，避免胃扩张使吻合口张力增加而并发吻合口瘘。胃管脱出后应严密观察病情，不应盲目再插入，以免戳穿吻合口，造成吻合口瘘。待肛门排气、胃肠减压引流量减少后，拔除胃管。

2. 结肠代食管（食管重建）术后护理

（1）保持置于结肠袢内的减压管通畅。

（2）注意观察腹部体征，了解有无发生吻合口瘘、腹腔内出血或感染等，发现异常及时通知医生。

（3）若从减压管内吸出大量血性液或呕吐大量咖啡样液伴全身中毒症状，应考虑代食管的结肠袢坏死，需立即通知医生并配合抢救。

（4）结肠代食管后，因结肠逆蠕动，患者常嗅到粪便气味，需向患者解释原因，并指导其注意口腔卫生，一般此情况于半年后可逐步缓解。

3. 胃造瘘术后的护理

（1）观察造瘘管周围有无渗液或胃液漏出。由于胃液对皮肤刺激性较大，应及时更换渗湿的敷料，并在瘘口周围涂氧化锌软膏或置凡士林纱布保护皮肤，防止发生皮炎。

（2）妥善固定用于管饲的暂时性的或永久性造瘘，防止脱出或阻塞。

（七）胸腔闭式引流的护理

参照本章第一节气胸护理的相关内容。

（八）并发症的预防和护理

1. 出血

观察并记录引流液的性状、量。若引流量持续 2 h 都超过 4 mL/（kg·h），伴血压下降、脉搏增快、躁动、出冷汗等低血容量表现，应考虑有活动性出血，及时报告医生，并做好再次开胸的准备。

2. 吻合口瘘

吻合口瘘是食管癌手术后极为严重的并发症，多发生在术后 5～10 d，病死率高达 50%。发生吻合口瘘的原因有：食管的解剖特点，无浆膜覆盖、肌纤维呈纵形走向，易发生撕裂；食管血液供应呈节段性，易造成吻合口缺血；吻合口张力太大；感染、营养不良、贫血、低蛋白血症等影响吻合口愈合。应积极预防。术后应密切观察患者有无呼吸困难、胸腔积液和全身中毒症状，如高热、寒战，甚至休克等吻合口瘘的临床表现。一旦出现上述症状，立即通知医生并配合处理。包括：嘱患者立即禁食；协助行胸腔闭式引流并常规护理；遵医嘱予以抗感染治疗及营养支持；严密观察生命体征，若出现休克症状，积极抗休克治疗；再次手术者，积极配合医生完善术前准备。

3. 乳糜胸

食管、贲门癌术后并发乳糜胸是比较严重的并发症，多因伤及胸导管所致，多发生在术后 2～10 d，少数患者可在 2～3 周后出现。术后早期由于禁食，乳糜液含脂肪甚少，胸腔闭式引流可为淡血性或淡黄色液，但量较多；恢复进食后，乳糜液漏出量增多，大量积聚在胸腔内，可压迫肺及纵隔并使之向健侧移位。由于乳糜液中 95% 以上是水，并含有大量脂肪、蛋白质、胆固醇、酶、抗体和电解质，若未及时治疗，可在短时期内造成全身消耗、衰竭而死亡，必须积极预防及时处理。其主要护理措施包括以下几种。

（1）加强观察：注意患者有无胸闷、气急、心悸，甚至血压下降。

（2）协助处理：若诊断成立，迅速处理，即置胸腔闭式引流，及时引流胸腔内乳糜液，使肺膨胀。可用负压持续吸引，以利于胸膜形成粘连。

（3）给予肠外营养支持。

（九）健康教育

1. 疾病预防

避免接触引起癌变的因素，如减少饮用水中亚硝胺及其他有害物质、防霉去毒；应用维 A 酸类化合物及维生素等预防药物；积极治疗食管上皮增生；避免过烫、过硬饮食等。

2. 饮食指导

根据不同术式，向患者讲解术后进食时间，指导选择合理的饮食及注意事项，预防并发症的发生。

（1）宜少量多餐，由稀到干，逐渐增加食量，并注意进食后的反应。

（2）避免进食刺激性食物与碳酸饮料，避免进食过快、过量及硬质食物；质硬的药片可碾碎后服用，避免进食花生、豆类等，以免导致吻合口瘘。

（3）患者餐后取半卧位，以防止进食后反流、呕吐，利于肺膨胀和引流。

3. 活动与休息

保证充足睡眠，劳逸结合，逐渐增加活动量。术后早期不宜下蹲大小便，以免引起体位性低血压或发生意外。

4. 加强自我观察

若术后3～4周再次出现吞咽困难，可能为吻合口狭窄，应及时就诊。

5. 其他

定期复查，坚持后续治疗。

五、护理效果评估

（1）营养状况改善，体重增加；贫血状况改善。

（2）水、电解质维持平衡，尿量正常，无脱水或电解质紊乱的表现。

（3）焦虑减轻或缓解，睡眠充足。

（4）患者对疾病有正确的认识，能配合治疗和护理。

（5）无并发症发生或发生后得到及时处理。

第 九 章

泌尿外科常见病护理

第一节 泌尿系统损伤

一、疾病概述

（一）概念

泌尿系统损伤以男性尿道损伤最多见，肾、膀胱次之。由于肾、膀胱、后尿道受到周围组织和器官的良好保护，通常不易受伤。泌尿系统损伤大多是胸、腹、腰部或骨盆严重损伤的合并伤，如肋骨骨折的断端可穿入肾实质而使其受到损伤。因此，当有上述部位严重损伤时，应注意有无泌尿系统损伤；确诊泌尿系统损伤时，也要注意有无合并其他脏器损伤。

泌尿系统损伤主要表现为出血和尿外渗。大出血可引起休克、血肿，尿外渗可继发感染，严重时导致脓毒症、周围脓肿、尿瘘或尿道狭窄。尽早确定诊断，正确合理的初期处理，对泌尿系统损伤的预后极为重要。

（二）相关病理生理

根据损伤程度，可有不同的病理生理变化。

1. 挫伤

肾挫伤局限于部分肾实质，形成肾瘀斑和（或）包膜下血肿，肾包膜及肾盂黏膜均完整。膀胱挫伤仅伤及膀胱黏膜或肌层，膀胱壁未穿破，局部有出血或形成血肿，无尿外渗，可出现血尿。尿道挫伤时仅有水肿和出血，可自愈。

2. 部分裂伤

肾实质部分裂伤伴有肾包膜破裂，可伴有肾周血肿。尿道裂伤引起尿道周围血肿和尿外渗，愈合后引起瘢痕性尿道狭窄。

3. 全层裂伤

肾实质深度裂伤，外及肾包膜，内达肾盂肾盏黏膜，常引起广泛的肾周血肿、严重的血尿和尿外渗；肾横断或破裂时，可导致远端肾组织缺血坏死。尿道完全断裂使断端退缩、分离，血肿较大，发生尿潴留，用力排尿则发生尿外渗。

随着损伤部位的不同，尿外渗的范围也发生变化。膀胱破裂分为腹膜内型、腹膜外型和混合性膀胱破裂。腹膜内型膀胱破裂为膀胱在充盈状态下受直接暴力撞击所致，有腹膜覆盖的膀胱顶部破裂，尿液进入腹腔，形成尿性腹膜炎。腹膜外型膀胱破裂常因外伤性骨盆骨折刺破膀胱壁或底部，尿液外渗进入盆腔内膀胱周围间隙。混合性膀胱破裂多由火器、利刃伤所致，同时存在腹膜内及腹膜外型膀胱破裂，常为复合型损伤。尿道球部损伤时血液及尿液渗入会阴浅筋膜包绕的会阴浅袋，使会阴、阴茎、阴囊和下腹壁肿胀、淤血。骨盆骨折导致尿道膜部断裂时，尿液沿前列腺尖处外渗至耻骨后间隙和膀胱周围，若同时有耻骨前列腺韧带撕裂，则前列腺向后上方移位。

4. 肾蒂损伤

肾蒂血管损伤比较少见。肾动静脉直接起源于腹主动脉及下腔静脉，若肾蒂血管部分或全部撕裂时可引起大出血、休克，多来不及诊治而死亡。突然减速或运动，如车祸、从高处坠落，引起肾急剧移位，肾动脉突然被牵拉，导致弹性差的内膜破裂，形成血栓可致肾动脉闭塞，若未及时发现和处理可造成肾功能的完全丧失。

晚期病理改变：血肿及尿外渗致继发感染；持续的尿外渗形成假性囊肿；血肿及尿外渗引起周围组织纤维化，压迫肾盂及输尿管导致肾积水；损伤致部分肾实质缺血或肾蒂周围组织纤维化，压迫肾动脉致其狭窄，继发肾血管性高血压；肾损伤有发生动静脉瘘或假性肾动脉瘤的可能。尿道损伤合并尿外渗，发生广泛皮肤、皮下组织坏死、感染或脓毒症。

（三）病因

1. 开放性损伤

损伤处与体表相通。因弹片、枪伤、刀刃等锐器所致损伤，常伴有胸部、腹部等其他脏器的复合性损伤，如阴道、直肠等，可形成腹壁尿瘘、膀胱直肠瘘或膀胱阴道瘘等。尿道损伤常伴有阴茎、阴囊、会阴部贯通伤。

2. 闭合性损伤

损伤处不与体表相通。因直接暴力（如撞击、跌打、挤压、肋骨骨折等）或间接暴力（如对冲伤、突然减速、暴力扭转、坠跌、爆震波冲击、负重和剧烈运动等）致肌肉强力收缩所致损伤。直接暴力时由上腹部或腰背部受到外力撞击或挤压是肾损伤最常见的原因。会阴部骑跨伤时将尿道挤向耻骨联合下方，引起尿道球部损伤。骨盆骨折引起尿生殖膈移位，产生剪力，使膜部尿道撕裂或撕断。

3. 医源性损伤

肾穿刺、腔内泌尿外科检查或治疗时可能发生肾损伤。产妇产程过长，膀胱壁被压在胎头耻骨联合之间引起缺血性坏死，可导致膀胱阴道瘘。经尿道器械操作不当可引起球膜部交界处尿道损伤。

（四）临床表现

因损伤程度不同及是否合并其他器官损伤而有不同的临床表现，轻度损伤症状常被忽视。主要症状可有休克、血尿、疼痛等。

1. 休克

严重肾裂伤、肾蒂裂伤或合并其他脏器损伤时、膀胱损伤合并骨盆骨折或骨盆骨折引起后尿道损伤，因损伤和失血常发生休克而危及生命。患者表现为脸色苍白、皮肤湿冷和血压下降等。

2. 血尿和排尿困难

肾损伤患者大多有血尿，但有无血尿取决于集合系统是否有损伤及是否仍可延续，因此，血尿与损伤程度并不一致。肾挫伤或轻微肾裂伤可引起明显肉眼血尿，而严重的肾裂伤可能只有轻微血尿或无血尿。膀胱壁轻度挫伤者可仅有少量血尿，或伴下腹部轻度疼痛，短期内可自行消失。而膀胱壁全层破裂时由于尿外渗到膀胱周围或腹腔内，患者可有尿意，但不能排尿或仅排出少量血尿。前尿道破裂时可见尿道外口流血，后尿道破裂时可无尿道口流血或仅少量血液流出。尿道挫裂伤后因局部水肿或疼痛性括约肌痉挛，发生排尿困难，尿道断裂时，则可发生尿潴留。

3. 疼痛

肾包膜下血肿、肾周围软组织损伤、出血或尿外渗引起患侧腰、腹部疼痛。血液、尿液渗入腹腔或合并腹腔内器官损伤时，可出现全腹疼痛和腹膜刺激症状。血块通过输尿管时发生同侧肾绞痛。腹膜外型膀胱破裂时，尿外渗及血液进入盆腔及腹膜后间隙引起下腹部疼痛，可有压痛及腹肌紧张，直肠指检有触痛及饱满感。腹膜内型膀胱破裂时，尿液流入腹腔而引起急性腹膜炎症状，并有移动性浊音。尿道球部损伤时会阴部肿胀、疼痛，排尿时加重。后尿道损伤表现为下腹部疼痛，局部肌紧张、压痛。伴骨盆骨折者，移动时疼痛加剧。

4. 腰腹部包块

出血及尿外渗可使肾周围组织肿胀、形成血肿或假尿囊肿，从而形成局部包块，腰腹部可有明显触痛和肌紧张。

5. 发热

血肿及尿外渗吸收可致发热，但多为低热。若继发感染，形成肾周围脓肿或化脓性腹膜炎，可出现高热、寒战，并伴有全身中毒症状；严重者可并发感染性休克。

6. 尿瘘

开放性损伤时，因体表伤口与膀胱相通而有漏尿，若有直肠、阴道相通则经肛门、阴道漏尿。闭合性损伤，在尿外渗继发感染后可破溃而形成尿瘘。

7. 血肿及尿外渗

尿道骑跨伤或后尿道损伤引起的尿生殖膈撕裂时，会阴、阴囊部出现血肿及尿外渗。

（五）辅助检查

1. 实验室检查

尿常规可见多量红细胞，膀胱损伤时尿常规可见肉眼血尿，镜下红细胞满视野有活动性出血时，血红蛋白与血细胞比容持续降低；周围血白细胞增多则提示有感染。

2. 影像学检查

B超、CT可了解肾损害程度及对侧肾情况。排泄性尿路造影和选择性肾动脉造影可评价肾损伤的范围、程度和对侧肾功能。膀胱造影可见造影剂漏至膀胱外。

3. X线检查

尿道损伤时骨盆前后位片显示骨盆骨折。必要时从尿道口注入造影剂 $10\sim20$ mL，可确定损伤部位及造影剂有无外渗。

4. 导尿试验

膀胱损伤时经导尿管注入液体 200 mL 至膀胱，引流出的液体量明显少于或多于注入量。尿道损伤时严格无菌下轻缓插入导尿管，若顺利进入膀胱，说明尿道连续而完整。若 1 次插入困难，不应勉强反复试插，以免加重局部损伤和导致感染。后尿道损伤伴骨盆骨折时一般不易导尿。

（六）治疗原则

肾损伤时，抢救生命，尽量保留肾。膀胱损伤时，尿流改道，避免尿液进一步外流，充分引流外渗的尿液及尽早闭合膀胱壁的缺损。

1. 非手术治疗

适用于挫伤、轻型裂伤及无其他脏器合并损伤的患者。

（1）紧急处理：密切观察生命体征。对有大出血、休克的患者，需积极抗休克治疗如输血、输液、镇痛等，以维持生命体征的稳定。并尽快进行必要的检查，确定损伤的范围、程度及有无其他器官合并损伤，同时做好急诊手术探查的准备。骨盆骨折患者须平卧，勿随意搬动，以免加重损伤。尿潴留不易导尿或未能立即手术者，可行耻骨上膀胱穿刺吸出膀胱内尿液。

（2）卧床休息：肾损伤后需绝对卧床休息 2～4 周，待病情稳定、血尿消失后患者可离床活动。通常损伤后 4～6 周肾挫裂伤才趋于愈合，过早、过多下床活动，有可能再度出血。骨盆骨折患者需平卧，勿随意搬动，以免加重损伤。

（3）留置导尿管、持续引流尿液：膀胱轻度损伤，如挫伤或膀胱造影仅见少量尿液外渗、症状较轻者，尤其是腹膜外膀胱破裂时，可从尿道插入导尿管，持续引流尿液 1～2 周，保持尿管通畅。腹膜内膀胱破裂者，若经留置尿管后症状缓解不明显甚至持续加重，应转为手术治疗。尿道挫伤及轻度裂伤，症状较轻、尿道连续存在而排尿不困难者，无需特殊治疗。尿道损伤排尿困难或不能排尿、插入导尿管成功者，留置导尿引流 1～2 周。

（4）药物治疗：①止血：根据病情选择合适的止血药，如酚磺乙胺等。②补充血容量：给予输液、输血等支持治疗。可选用代血浆扩容，必要时输血，以补充有效循环血量。③抗感染：应用广谱抗菌类药物预防和治疗感染。

2. 手术治疗

（1）肾损伤：开放性肾损伤、检查证实为肾粉碎伤或肾盂破裂、肾动脉造影示肾蒂损伤及合并腹腔脏器损伤等，应尽早行手术治疗。①开放性肾损伤：原则为手术探查，特别是枪伤或锐器伤。需经腹部切口进行手术，清创、缝合及引流并探查腹部脏器有无损伤。②闭合性肾损伤：若明确为严重肾裂伤、肾破裂、肾盂破裂或肾蒂伤，需尽早手术探查。原则为尽量保留肾组织，依具体情况行肾修补术或肾部分切除术。若患肾修复困难，在检查明确对侧肾功能正常情况下可切除患肾。对于肾动脉内膜破裂、内膜剥离的患者，可切除受伤血管段行血管再吻合术或搭桥术，但需在伤后 12 h 内进行；若损伤已超过 18 h 则患肾功能的损害为不可逆性，再行此类手术无明显意义。一旦确诊为肾动脉损伤性血栓形成，应尽快行手术取栓或血管置换术，以挽救肾功能。

（2）膀胱损伤：对开放性损伤、经非手术治疗无效及严重膀胱破裂伴有出血、尿外渗，病情严重者，应尽早施行剖腹探查手术。若为腹膜内膀胱破裂，探查时应同时处理腹内其他脏器的损伤，分层修补腹膜与膀胱瘘，并作腹膜外耻骨上膀胱造瘘，于耻骨后留置引流管。若为腹膜外破裂，手术时清除外渗尿液、修补膀胱并作耻骨上膀胱造瘘。对血肿稳定者宜慎重，以免使趋于停止的出血再度活跃。充分引流外渗尿液，使用足量抗生素预防控制感染。

（3）尿道损伤。①前尿道裂伤导尿失败或尿道断裂：立即行经会阴尿道修补术或断端吻合术，并留置导尿管 2～3 周。病情严重、会阴或阴囊形成大血肿及尿外渗者，行耻骨上方膀胱穿刺造瘘术，1 个月后再修补尿道。②尿外渗：在尿外渗区作多个皮肤切口，深达浅筋膜下，彻底引流外渗尿液。③骨盆骨折致后尿道损伤：经抗休克治疗病情稳定后，局麻下作耻骨上高位膀胱造瘘（或穿刺造瘘）。尿道不完全撕裂者，一般在 3 周内愈合，恢复排尿；但需经膀胱尿道造影明确尿道无狭窄及尿外渗后，方可拔除膀胱造瘘管。若不能恢复排尿，则留置导尿造瘘 3 个月，二期施行解除尿道狭窄的手术。

为早期恢复尿道的连续性，避免尿道断端远离形成瘢痕性假道，对部分病情不严重、骨盆环稳定的患者，可施行尿道会师复位术，术后留置导尿管 3～4 周；若患者排尿通畅，则可避免二期尿道吻合术。

二、护理评估

（一）一般评估

1. 生命体征（T、P、R、BP）

休克时体温可下降，合并感染时体温可偏高；合并休克或疼痛时心率加快、呼吸频率加快、血压降低。

2. 患者主诉

受伤的原因、时间、地点、部位、姿势、暴力性质、强度和作用部位，受伤至就诊期间的病情变化及就诊前采取的急救措施，效果如何；损伤后是否发生腹痛或腰痛，腹痛、腰痛的特点、程度和持续时间，有无放射痛和进行性加重。有无血尿、尿痛或排尿不畅。

3. 相关记录

患者的年龄、性别、婚姻、职业及运动爱好、既往史、体重、体位、饮食、皮肤、出入量（尿量及尿色）等记录结果。

（二）身体评估

1. 视诊

面部颜色、伤部有无皮肤破裂、出血、瘀斑以及范围、局部有无肿胀及尿液渗漏。

2. 触诊

腰、腹部有无包块，有无合并腹膜炎体征。

3. 叩诊

有无移动性浊音。

（三）心理—社会评估

患者对伤情和并发症产生的恐惧、焦虑程度，家属对伤情的认知程度和患者所需治疗费用的承受能力。

（四）辅助检查阳性结果评估

1. 实验室检查

尿常规是否可见红细胞，血常规血红蛋白与血细胞比容是否稳定、白细胞是否增多。

2. 影像学检查

排泄性尿路造影是否可见肾损伤。膀胱造影是否可见造影剂漏至膀胱外。

3. X线检查

骨盆前后位片是否显示骨盆骨折。尿道口注入造影剂是否可确定损伤部位及造影剂有无外渗。

4. 导尿试验

尿道是否连续、完整。

（五）治疗效果的评估

1. 非手术治疗评估要点

（1）生命体征是否平稳、出血是否停止、有无感染、损伤的范围、程度及有无其他器官合并损伤是否明确。

（2）卧床休息时间是否足够、尿管引流时间及效果是否足够、尿管拔除后能否自行排尿、是否发生尿潴留、药物治疗是否有效。

2. 手术治疗评估要点

（1）损伤脏器组织是否保留、功能是否恢复正常。

（2）伤口愈合情况、引流是否通畅、排尿功能是否正常、感染情况、造瘘口功能情况。

三、护理诊断（问题）

（一）恐惧与焦虑

与外伤打击、害怕手术和担心术后预后不良有关。

（二）组织灌流量改变

与创伤、组织裂伤引起的大出血、尿外渗或腹膜炎有关。

（三）排尿异常

与膀胱破裂不能潴留尿、尿路感染、尿道损伤、尿瘘及尿道狭窄有关。

（四）潜在并发症

感染与血肿、尿外渗导致脓肿、腹膜炎有关。

四、主要护理措施

（一）休息

肾损伤后需绝对卧床休息2～4周，待病情稳定、血尿消失后患者可离床活动。通常损伤后4～6周肾挫裂伤才趋于愈合，过早、过多下床活动，有可能再度出血。骨盆骨折患者需平卧，勿随意搬动，以免加重损伤。

（二）饮食

肾损伤时，饮食应根据肾功能情况及时调整。肾功能正常时，给予高营养、高蛋白饮食以促进伤口愈合。

（三）用药护理

（1）应严格按医嘱用药，并注意观察常用药的毒副作用，发现问题及时处理，控制输液速度等。

（2）建立静脉通道，遵医嘱及时输液，必要时输血，以维持有效循环血量。根据实验室检查结果，合理安排输液种类和及时输入液体和电解质，以维持水、电解质及酸碱平衡。

（四）心理护理

（1）主动关心、帮助患者和家属了解治愈疾病的方法，目前采用的治疗方法的可行性，消除患者及家属的顾虑，以取得配合；针对产生焦虑、恐惧、情绪不稳定等心理反应的原因，正确引导及及时纠正异常的心理变化。和蔼亲切的态度、周到礼貌的语言可使患者感受到关心和尊重，产生信任，减轻负性情绪的影响，可有效缓解焦虑和恐惧。

（2）加强入院宣教和沟通 对患者进行正确的引导，热情接待，做好入院宣教。介绍病区环境及管床医生、护士，通过认真细致的工作态度、娴熟的技术取得患者及家属的信任，与患者及时沟通，尽量满足患者的合理需求，使患者的恐惧心理减轻甚至消失。

（五）健康教育

（1）卧床

肾损伤非手术治疗患者出院后应保证伤后绝对卧床休息2～4周，防止损伤部位再次继发损伤，患者应适时变换体位，预防压疮的发生。

（2）康复指导：非手术治疗、病情稳定后的患者，出院后3个月不宜从事体力劳动或竞技运动；损伤肾切除后的患者须注意保护健肾，防止外伤，不使用对肾功能有损害的药物，如氨基糖苷类抗菌药等。

（3）膀胱造瘘或留置导尿管在拔除之前要夹闭导尿管，以使膀胱扩张到一定的容量，达到训练膀胱功能的目的后再拔除尿管。

（4）膀胱破裂合并骨盆骨折后尿道损伤者有部分患者发生勃起功能障碍，患者在伤愈后须加强训练心理性勃起及采取辅助治疗。

（5）前后尿道损伤经手术修复后患者尿道狭窄的发生率较高，患者需要定期进行尿道扩张以避免尿道狭窄，导致排尿障碍。

（六）感染的预防和护理

1. 伤口及引流管的护理

保持手术切口清洁干燥，切口及引流管处敷料渗湿时应及时更换；观察引流物的量、色、性状及气味。各引流管要反复挤压保持通畅，根据引流物的量及性状决定拔管时间。

2. 加强观察

定时测量体温；及时了解血、尿常规检查结果；若患者体温升高、切口处疼痛并伴有血白细胞计数和中性粒细胞比例升高、尿常规示有白细胞及引流管液或切口渗出物为脓性时多，提示有感染，应及时通知医生处理，遵医嘱应用抗菌类药物。

（七）排尿异常的护理

患者因膀胱破裂行手术修补后1周内不能自行排尿，需留置导尿或膀胱造瘘，对此类患者应加强导尿管或膀胱造瘘的护理。

1. 留置导尿管

定时观察，保持引流管通畅，防止逆行感染；定时清洁、消毒尿道外口；鼓励患者多饮水；每周行尿常规化验及尿培养一次。遵医嘱8～10 d后拔除导尿管。

2. 膀胱造瘘管

定时观察，保持引流管通畅；造瘘口周围定期换药；每周行尿常规及尿培养检验 1 次。拔管时间一般为 10 d 左右，但拔管前需先夹闭此管，观察患者排尿情况良好后再拔除膀胱造瘘管，拔管后造瘘口适当堵塞纱布并覆盖。

尿道断裂经修复后并发尿道狭窄可导致排尿困难，属临床常见，应告知患者无须过于担心，遵医嘱定期进行尿道扩张，并根据排尿困难的程度制订尿道扩张的间隔时间。由于尿道扩张有较重的疼痛，患者会产生恐惧心理，此时除向患者解释此治疗的必要性外，还应在进行尿道扩张时根据医嘱采取镇痛措施，如应用镇静、镇痛药，尿道内给予表面麻醉药物等，以减轻患者的痛苦。

五、护理效果评估

（1）患者的恐惧与焦虑减轻，情绪稳定。

（2）患者的组织灌注量正常，生命体征平稳，皮肤温暖，毛细血管充盈正常。

（3）排尿异常状态得以纠正，恢复正常排尿。

（4）患者术后伤口及损伤脏器愈合良好，引流通畅，吸收良好，尿液无外渗，体温及血白细胞计数正常，伤口无感染。

第二节 尿路结石

一、疾病概述

（一）概念

尿路结石又称尿石症，是泌尿外科最常见疾病之一。尿石症包括肾结石、输尿管结石、膀胱结石及尿道结石。按尿路结石所在的部位基本上分为上尿路结石和下尿路结石。上尿路结石是指肾和输尿管结石；下尿路结石包括膀胱结石和尿道结石。临床上以上尿路结石多见。

（二）相关病理生理

尿路结石通常在肾和膀胱内形成，在排出过程中可停留在输尿管和尿道。如肾结石可至肾盂和肾盏中，输尿管结石常停留或嵌顿于生理狭窄处，即肾盂输尿管连接处、输尿管跨越髂血管处及输尿管膀胱连接处，以输尿管下 1/3 处最多见；尿道结石常停留在前尿道膨大部位。尿路结石所致的病理生理改变与结石部位、大小、数量、是否有继发性炎症和梗阻的程度等因素有关。

泌尿系各部位的结石都能造成梗阻，致结石以上部位积水。结石引起的梗阻大部分属不全梗阻，双侧完全梗阻时可造成无尿。较大的结石或表面粗糙的结石可损伤尿路黏膜，损伤后易合并感染。如肾盂输尿管交界处和输尿管结石发生梗阻时，肾的感染易发展为肾积脓；尿道结石合并感染常有排尿困难、脓尿、尿道口出血或脓性分泌物，甚至导致尿道周围脓肿，脓肿破溃后可形成尿道瘘。此外,肾盂和膀胱黏膜可因结石的长期慢性刺激而发生恶变。

结石引起损伤、梗阻、感染,梗阻与感染也可使结石增大,三者互为因果,加重泌尿系损害。

(三) 病因与诱因

尿路结石的病因极为复杂。有许多因素影响尿路结石的形成:尿中形成结石晶体的盐类呈超饱和状态、抑制晶体形成物质不足和核基质的存在是形成结石的主要因素。上尿路结石和下尿路结石的形成机制、病因和流行病学有显著差异。结石成分有草酸钙、磷酸钙和磷酸镁铵、尿酸、胱氨酸等。上尿路结石以草酸钙结石多见,膀胱结石及尿道结石以磷酸镁铵结石多见。

1. 流行病学因素

包括年龄、性别、职业、饮食成分和结构、水摄入量、气候、代谢和遗传性疾病等。尿石症以 25～40 岁多见,男性高峰年龄为 35 岁,女性约为 30 岁及 55 岁。男性多于女性,约 3∶1。某些人群中,如高温作业的人、飞行员、海员、外科医生、办公室工作人员等发病率相对较高。饮食中动物蛋白过多、精制糖多、纤维少者,上尿路结石发病多。原发性膀胱结石多见于男孩,与营养不良和低蛋白饮食有关。热带、干燥地区或水质中含钙高,尿路结石发病多。

2. 尿液因素

(1) 尿液中形成结石的物质增加:尿液中钙、草酸或尿酸量增加。如长期卧床使骨质脱钙;甲状腺功能亢进使尿钙增加;痛风患者、使用抗结核药物和抗肿瘤药物使尿中尿酸增加;服维生素或草酸过多。

(2) 尿 pH:磷酸钙及磷酸镁结石易在碱性尿液中形成,尿酸结石和胱氨酸结石在酸性尿中形成。

(3) 尿液浓缩:尿量减少至尿液浓缩时,尿中盐类和有机物质的浓度相对增高。

(4) 抑制晶体形成的物质不足:尿液中枸橼酸、焦磷酸盐、酸性黏多糖、肾钙素、某些微量元素等可抑制晶体形成和聚集,这些物质含量减少时可促进结石形成。

3. 泌尿系统局部因素

(1) 尿液淤滞:由于机械性因素导致的尿路梗阻、尿动力学改变、肾下垂等原因均可以引起尿液的淤滞,促使结石形成。

(2) 尿路感染:泌尿系统感染时,细菌、坏死组织、脓块等均可成为结石的核心,尤其与磷酸镁铵和硫酸钙结石的形成有关。

(3) 尿路异物:长期留置尿管、小线头等可成为结石的核心而逐渐形成结石。

(四) 临床表现

1. 上尿路结石

多见于男性青壮年,好发于 21～50 岁。以单侧多见,双侧占 10%。主要表现为与活动有关的肾区疼痛和血尿。其程度与结石的部位、大小、活动与否及有无损伤、感染、梗阻有关。极少数患者可长期无自觉症状,直至出现泌尿系统感染或积水时才发现。

(1) 疼痛:结石大、移动小的肾盂、肾盏结石可引起上腹和腰部钝痛。结石活动或引起输尿管完全梗阻时,出现肾绞痛。典型的绞痛位于腰部或上腹部,沿输尿管走向向下腹和会阴部放射,可至大腿内侧。疼痛性质为刀割样阵发性绞痛,程度剧烈,患者辗转不安,面色苍白、冷汗,甚至休克。伴随症状为恶心、呕吐。疼痛时间持续几分钟至数小时不等。可伴明显肾区叩击痛。结石位于输尿管膀胱壁段和输尿管口处或结石伴感染时可有尿频、尿急、尿痛症状，男性患者有尿道和阴茎头部放射痛。

（2）血尿：患者活动或绞痛后出现肉眼或镜下血尿，以后者常见。有些患者以活动后出现镜下血尿为其唯一的临床表现。

（3）其他症状：结石引起严重肾积水时，可触到增大的肾脏；继发急性肾炎或肾积脓时，可有发热、畏寒、脓尿、肾区压痛。双侧上尿路完全梗阻时可导致无尿。

2. 膀胱结石

主要是膀胱刺激症状，如尿频、尿急和排尿终末疼痛。典型症状为排尿突然中断并感疼痛，疼痛放射至阴茎头部和远端尿道，小儿常搓拉阴茎；变换体位又能继续排尿。常有终末血尿，合并感染时可出现脓尿。

3. 尿道结石

表现为排尿困难、点滴状排尿及尿痛，甚至造成急性尿潴留。

（五）辅助检查

1. 实验室检查

（1）尿液检查：尿常规检查可有镜下血尿，有时可见较多的白细胞或结晶。必要时测定 24 h 尿钙、尿磷、尿酸、肌酐、草酸等。尿细菌培养可帮助选择抗菌药物。

（2）血液检查：测定肾功能、血钙、磷、肌酐、碱性磷酸酶、尿酸和蛋白等。

2. 影像学检查

1）X 线检查。

（1）X 线平片：泌尿系平片可显示结石部位及数量等，但结石过小、钙化程度不高或相对纯的尿酸结石常不显示。疑有甲状腺功能亢进时，应做手、肋骨、脊柱、骨盆和股骨头 X 线摄片。

（2）排泄性尿路造影：可显示结石所致的尿路形态、引起结石的局部因素和肾功能改变。X 线显影结石可显示充盈缺损。

（3）逆行肾盂造影：通常用于其他方法不能确诊时，可显示结石所在肾的结构和功能，可发现 X 线不显影的结石，明确结石位置及双肾功能情况。

2）B 超检查：能发现平片不能显示的小结石和 X 线显影结石。还能显示肾结构改变和肾积水等。

3）肾图：可判断泌尿系梗阻程度及双侧肾功能。

3. 输尿管肾镜、膀胱镜检查

可直接观察到结石。适用于其他方法不能确诊或同时进行治疗时。

4. 直肠指诊

可触及较大膀胱结石或后尿道结石。

（六）治疗原则

去除病因。根据结石的大小、数量、部位、肾功能和全身情况及有无并发症制订治疗方案。

1. 非手术治疗

适用于结石直径小于 0.6 cm、表面光滑、无尿路梗阻、无感染，纯尿酸或胱氨酸结石的患者。90％的表面光滑、直径小于 0.4 cm 的结石，可自行排出。

（1）大量饮水：每天饮水 1 000～2 500 mL。保持每天尿量＞2 000 mL，大量饮水配合利尿解痉药物有利于小结石的排出；有助于稀释尿液、减少晶体沉积、起到内冲刷的作用，可延缓结石的增长和手术后结石的复发。合并感染时，尿量多可促进引流，有利于感染的控制。肾绞痛时大量饮水也有助于结石的排出。

（2）加强运动：选择跳跃性运动可促进结石的排出。

（3）调整饮食：根据结石成分、生活习惯及条件适当调整饮食，起到延缓结石增长速度及术后减少复发的作用。

（4）药物治疗。①调节尿 pH：口服枸橼酸钾、碳酸氢钠等碱化尿液可治疗与尿酸和胱氨酸相关的结石。口服氯化铵使尿液酸化有利于防止磷酸钙及磷酸镁铵结石的生长。②调节代谢的药物：别嘌醇可降低血和尿的尿酸含量，D青霉胺、α巯丙酰甘氨酸、乙酰半胱氨酸有降低尿胱氨酸及溶石作用。③解痉止痛：主要治疗肾绞痛。常用药物有阿托品、哌替啶。此外，局部热敷、针刺、应用钙离子阻滞剂、吲哚美辛、黄体酮等也可缓解肾绞痛。④抗感染：根据尿细菌培养及药物敏感试验选用合适的抗菌药控制感染。⑤中医中药：如通过中草药解痉、止痛、利水，促使小结石的排出。中药有金钱草、石苇、滑石、车前子、鸡内金、木通、瞿麦等。

（5）体外冲击波碎石（ESWL）：在 X 线、B 超定位下，将冲击波聚焦后作用于结石使之粉碎，然后随尿流排出。此法最适宜于结石直径小于 2.5 cm、结石以下输尿管通畅、肾功能良好、未发生感染的上尿路结石患者。必要时可重复治疗，但再次治疗间隔时间不少于 7 d。伴有结石远端梗阻、严重心脑血管病、急性尿路感染、出血性疾病、妊娠者不宜使用此法。

2. 手术治疗

（1）非开放手术。①输尿管取石或碎石术：适用于因肥胖、结石梗阻、停留时间长而不能用 ESWL 的中、下段输尿管结石者。②经皮肾镜取石或碎石术：适用于直径＞2.5 cm 的肾盂结石及下肾盏结石，此法可与 ESWL 联合应用治疗复杂性肾结石。③腹腔镜输尿管取石：适用于直径＞2 cm 的输尿管结石，原采用开放手术、或经 ESWL、输尿管镜手术失败者。④其他：经膀胱镜机械、液电效应、超声或弹道气压碎石、取石。前尿道结石可在麻醉下、注入无菌液体石蜡，压迫结石近端尿道并轻轻向远端推挤、钩取和钳出结石；后尿道结石，在麻醉下用尿道探条将结石轻轻推入膀胱，再按膀胱结石处理。

（2）开放手术：适用于结石远端存在梗阻、部分泌尿系畸形、结石嵌顿紧密、既往非手术治疗失败、肾积水感染严重或病肾无功能等尿路结石患者。手术方式有输尿管切开取石术、肾盂切开或肾窦内肾盂切开取石术、肾部分切除术、肾切除术、耻骨上膀胱切开取石等。

二、护理评估

（一）一般评估

1. 生命体征（T、P、R、BP）
结石症继发感染时体温可升高、脉搏增快、呼吸频率增快。

2. 患者主诉
疼痛性质，有无血尿、排尿困难、膀胱刺激症状和尿路感染的表现。

3. 相关记录

患者的年龄、职业、生活环境、饮食饮水习惯及特殊爱好。患者的既往史和家族史；有无泌尿系梗阻、感染和异物史，有无甲状旁腺功能亢进、痛风、肾小管酸中毒、长期卧床病史。了解止痛药物、钙剂等药物的应用情况。

（二）身体评估

1. 视诊

面色、营养状况。术后评估引流和切口愈合状况。

2. 触诊

结石导致肾积水时，可在上腹扪及增大的肾。

3. 叩诊

叩痛部位。

（三）心理－社会评估

患者对疾病和并发症产生的焦虑程度、对相关知识的掌握程度、对疾病治疗的预期和对所需治疗费用的承受能力。

（四）辅助检查阳性结果评估

1. 实验室检查

（1）尿液检查：尿常规检查是否有镜下血尿，尿细菌培养可帮助选择抗菌药物。

（2）血液检查：肾功能、血钙、磷、肌酐、碱性磷酸酶、尿酸和蛋白等是否异常。

2. 影像学检查

（1）X线检查：泌尿系平片是否显示结石部位及数量等，排泄性尿路造影是否显示结石所致的尿路形态、引起结石的局部因素和肾功能改变。必要时行逆行肾盂造影明确结石位置及双肾功能情况。

（2）B超检查：是否有平片不能显示的小结石、透X线结石、肾结构改变和肾积水等。

（3）肾图：泌尿系梗阻程度、双侧肾功能如何。

3. 内镜检查

输尿管肾镜、膀胱镜检查是否观察到结石。

4. 直肠指诊

直肠指诊是否触及较大膀胱结石或后尿道结石。

（五）治疗效果的评估

1. 非手术治疗评估要点

结石排出、尿液引流情况，有无尿路感染。

2. 手术治疗评估要点

评估术后生命体征、取出结石状态、伤口愈合情况、引流情况、有无尿路感染、尿路梗阻解除程度、肾积水和肾功能恢复情况及残余结石对泌尿系统功能的影响。

三、护理诊断（问题）

（一）疼痛

与结石刺激引起的炎症、损伤及平滑肌痉挛有关。

（二）排尿形态异常

与结石或血块引起尿路梗阻有关。

（三）潜在并发症

（1）血尿：与结石引起尿路黏膜损伤有关。

（2）感染：与结石引起尿路炎症有关。

四、主要护理措施

（一）休息

发作期患者应卧床休息。在病情允许的情况下，适当做一些跳跃或其他体育运动，以促进结石排出。结石位于中肾盏、肾盂、输尿管上段者，碎石后取头高脚低位，上半身抬高；结石位于肾下盏者碎石后取头低位。左肾结石取右侧卧位，右肾结石取左侧卧位，同时叩击肾区，利于碎石由肾盏进入输尿管。巨大肾结石碎石后可因短时间内大量碎石突然充填输尿管而发生堵塞，引起"石街"和继发感染，严重者引起肾功能改变；因此，碎石后应采取患侧卧位，以利结石随尿液逐渐排出。非开放性手术的患者经内镜钳夹碎石后，也应适当变换体位，增加排石。肾实质切开者，应卧床 2 周，减少出血机会。

（二）饮食

鼓励非手术治疗的患者大量饮水，ESWL 后以及手术治疗后患者均可出现血尿，嘱患者多饮水，可起到内冲刷作用，以免形成血块堵塞尿路，也有利于感染的控制。根据所患结石成分调节饮食。

（三）用药护理

应严格按医嘱用药，并注意观察常用药的毒副作用，发现问题及时处理，控制输液速度等。

（四）心理护理

1. 主动关心、帮助患者和家属

结石复发率较高；肾、输尿管结石梗阻可引起肾功能进行性衰退，特别是双肾结石，最终可发展为尿毒症。此类患者对疾病的预后有很多心理问题，希望能经非手术办法使结石排出。体外冲击波碎石技术在临床的应用，拓宽了治疗的范围，但治疗的周期较长，有时疗效不明显，患者可能产生焦躁心理，故应了解患者及家属对相关知识的掌握程度和对治疗的期望。了解治愈疾病的方法，目前采用的治疗方法的可行性，消除患者及家属的顾虑，以取得配合；针对产生焦虑、恐惧、情绪不稳定等心理反应的原因，正确引导和及时纠正异常的心理变化，减轻疾病应激反应以有效缓解其焦虑和恐惧。

2. 加强入院宣教和沟通

对患者进行正确的引导，热情接待，做好入院宣教。介绍病区环境及管床医生、护士，通过认真细致的工作态度、周到礼貌的语言、娴熟的技术使患者感受到关心和尊重，取得患者及家属的信任，减轻负性情绪的影响，使患者的恐惧心理减轻甚至消失。

（五）健康教育

根据结石成分、代谢状态及流行病学因素，坚持长期预防，对减少或延迟结石复发十分重要。

1. 大量饮水

以增加尿量，稀释尿液，可减少尿中晶体沉积。成人保持每天尿量在 2 000 mL 以上，尤其是睡前及半夜饮水，效果更好。

2. 活动与休息

有结石的患者在饮水后多活动，以利结石排出。

3. 解除局部因素

尽早解除尿路梗阻、感染、异物等因素，可减少结石形成。

4. 饮食指导

含钙结石者宜食用含纤维丰富的食物，限制含钙、草酸成分多的食物，如牛奶、奶制品、豆制品、巧克力、坚果等含钙高；浓茶、菠菜、番茄、土豆、芦笋等含草酸量高。避免大量摄入动物蛋白、精制糖和动物脂肪。尿酸结石者不宜食用含嘌呤高的食物，如动物内脏、豆制品、啤酒。

5. 药物预防

根据结石成分，血、尿钙磷、尿酸、胱氨酸和尿 pH，应用药物降低有害成分、碱化或酸化尿液，预防结石复发。维生素 B6 有助于减少尿中草酸含量，氧化镁可增加尿中草酸溶解度。枸橼酸钾、碳酸氢钠等可使尿 pH 保持在 6.5～7 以上，对尿酸和胱氨酸结石有预防意义。口服别嘌醇可减少尿酸形成，对含钙结石有抑制作用。口服氧化铵使尿液酸化，有利于防止磷酸钙及磷酸镁铵结石的生长。

6. 预防骨脱钙

伴甲状旁腺功能亢进者，必须手术摘除腺瘤或增生组织。鼓励长期卧床者功能锻炼，防止骨脱钙，减少尿钙含量。

7. 复诊

定期行尿液检查、X 线或 B 超检查，观察有无复发及残余结石情况。若出现剧烈肾绞痛、恶心、呕吐、寒战、高热、血尿等症状，及时就诊。

（六）其他

1. 观察排石效果

观察尿液内是否有结石排出，每次排尿于玻璃瓶或金属盆内，可看到或听到结石的排出。用纱布过滤尿液，收集结石碎渣做成分分析；定期摄腹部平片观察结石排出情况。

2. 做好伤口及引流管护理

经皮肾镜取石术后常规留置肾盂造瘘管，必要时放置输尿管引流管，开放性手术后常见引流管有伤口引流、尿管、肾盂造瘘管、输尿管支架、膀胱造瘘管等，应保持通畅和做好相应护理。

3. 缓解疼痛

密切观察患者疼痛的部位、性质、程度、伴随症状有无变化及与生命体征的关系。指导患者采用分散注意力、深呼吸等非药物性方法缓解疼痛，不能缓解时，遵医嘱用镇痛药物。

五、护理效果评估

（1）患者疼痛程度减轻或消失。

（2）患者排尿形态和功能恢复正常。

（3）患者未出现并发症，若出现能得到及时发现和处理。

第三节 泌尿系统肿瘤

一、疾病概述

（一）概念

泌尿、男生殖系统各部位都可发生肿瘤，最常见的是膀胱癌，其次是肾肿瘤。欧美国家最常见前列腺癌，近年在我国有明显增长趋势。我国过去常见的生殖系统肿瘤阴茎癌的发病率已明显下降。

临床上常见的肾肿瘤包括源自肾实质的肾癌、肾母细胞瘤以及发生于肾盂肾盏的移行细胞乳头状肿瘤。成人恶性肿瘤中，肾肿瘤仅占 2%～3%，其中绝大部分是肾癌，肾盂肾癌较少见。婴幼儿中最常见的恶性实体肿瘤是肾母细胞瘤，发病率占 20% 以上。

肾癌通常指肾细胞癌，也称肾腺癌。占原发肿瘤的 85%，占成人恶性肿瘤的 3%。肾细胞癌在泌尿系统肿瘤中的发病率在膀胱癌、前列腺癌之后，居第三位。目前，我国尚无肾细胞癌发病率的流行病学调查结果。尽管肾细胞癌的患病年龄趋于年轻，但该病的发病高峰在 50～60 岁人群，男女之比为 2∶1，无明显的种族差异。

膀胱癌发病率在我国泌尿生殖系肿瘤中占第一位，在西方国家，尤其是欧洲、美国，其发病率位于前列腺之后，即第二位。膀胱癌的平均发病年龄为 65 岁，男女之比为 2.7∶1，白种人的患病率明显高于黑种人。大多数患者的肿瘤仅局限于膀胱。

前列腺癌发病率不断上升，在我国大有升至泌尿系统肿瘤首位的趋势。其原因包括平均寿命延长、饮食结构改变等。前列腺癌是目前美国男性因肿瘤死亡的最常见病因。前列腺癌的发病率与年龄有密切关系。50 岁男性隐匿性癌的发病率为 40%，临床前列腺癌为 9.5%。40 岁男性发生前列腺癌的可能性为 1/1 万，40～59 岁男性的可能性为 1/103，60～79 岁男性则为 1/8。

（二）相关病理生理

1. 肾癌

发生于肾小管上皮细胞，外有假包膜。肾癌有三种基本细胞类型，即透明细胞、颗粒细胞和梭形细胞，均来源于肾小管上皮细胞。单个癌灶内可有多种细胞，临床以透明细胞癌最为多见；梭形细胞较多的肾癌恶性程度高、预后差。肾癌以直接侵犯肾周围脂肪组织的途径较常见，也可以通过肾静脉扩散至邻近脏器或经淋巴道转移。最常见的转移部位是肺，其他为肝、骨骼、肾上腺、对侧肾及同侧邻近淋巴结。

2. 膀胱癌

膀胱的尿路上皮是移行细胞上皮，有 3～7 层。最浅表层由大的扁平型细胞组成。膀胱原位癌是指在扁平、非乳头尿路上皮上有增厚而发育不良的细胞学改变。膀胱癌的生长方式：一种是向膀胱腔内生长，成为乳头状瘤或乳头状癌，另一种是在上皮内浸润性生长，形成原位癌、内翻性乳头状瘤或乳头状癌。

（1）病理类型。①大体类型：可分为乳头状及浸润性两类。②组织学类型：上皮细胞恶性肿瘤占绝大多数。其中以移行上皮细胞癌为主，鳞癌和腺癌较少。

（2）肿瘤分级。①Ⅰ级：细胞分化良好，属低度恶性。②Ⅱ级：细胞分化程度已有明显异形性，属中度恶性。③Ⅲ级：细胞分化程度极差，属高度恶性。

（3）转移途径。①局部浸润：主要向深部浸润，直至膀胱外组织。②淋巴结转移：较常见。③血行转移：多在晚期，主要转移至肺、肝、肾及皮肤等处。

3. 前列腺癌

常从腺体外周带发生，很少单纯发生于中心区域。

（1）组织学类型：约95％的前列腺癌为腺癌；其余的5％中，90％是移行细胞癌，10％为神经内分泌癌和肉瘤。

（2）转移途径：较常见的转移途径是淋巴结转移及经血行转移至骨骼。

（三）病因与诱因

肾细胞癌的病因不清。目前认为与环境接触、职业暴露、染色体畸形、抑癌基因缺失等有密切关系。流行病学调查结果显示吸烟是唯一的危险因素，即吸烟人群比非吸烟人群患肾细胞癌的危险性高两倍以上。此外，石棉、皮革等制品也与肾细胞癌的发病有很大关系。遗传因素对肾细胞癌的发生有重要作用，如 Von Hippel-Lindau 病，可以累及多个器官，其中包括肾。

导致膀胱癌的因素很多，吸烟是导致膀胱癌的重要因素之一，50％的男性和30％的女性有长期吸烟史，吸烟量与膀胱癌的发生有密切的相关性。接触某些化学物质也与膀胱癌的发生明显相关。α 萘胺、β 萘胺从吸烟者体内排入尿液并与膀胱接触是吸烟者患膀胱癌的重要因素。

前列腺癌的病因尚不明确，可能与环境、饮食、遗传和性激素等有关。有前列腺癌家族史的人群有较高的前列腺癌患病危险性。家族性前列腺癌患者的发病年龄也是其家族成员患前列腺癌的危险因素。如果先辈患前列腺癌的年龄在70岁，后辈的发病危险增加4倍；如果患病年龄在60岁，其后辈的患病危险性增加至5倍；患病年龄在50岁，后辈的患病危险增加至7倍。高脂肪饮食也是前列腺癌的危险因素之一。接触金属镉能够增加前列腺癌的易患危险，烟草、碱性电池、焊接工业等都有接触这种金属的可能。美籍非洲人患前列腺癌的危险性远远高于白种人。

（四）临床表现和分期

1. 肾癌

（1）血尿、腰痛、包块：间歇无痛肉眼血尿为常见症状，表明肿瘤已侵入肾盏、肾盂。疼痛常为腰部钝痛或隐痛，多由于肿瘤生长牵张肾包膜或侵犯腰肌、邻近器官所致；血块通过输尿管时可发生肾绞痛。肿瘤较大时在腹部或腰部易被触及。

（2）副瘤综合征：常见有发热、高血压、血沉增快等。发热可能因肿瘤坏死、出血、毒性物质吸收所引起。近来研究发现，肿瘤能异位分泌白细胞介素-6，可能为内生致热原。高血压可能因瘤体内动－静脉瘘或肿瘤压迫肾血管，肾素分泌过多所致。其他表现有红细胞增多、高钙血症、高血糖、非转移性的肝功能异常、消瘦、贫血、体重减轻及恶病质等。

根据 1987 年国际抗癌联盟提出的 TNM 分期。其中 T 为肿瘤的大小，N 为淋巴转移，M 为转移情况。

T_0：无原发肿瘤。

T_1：肿瘤最大直径≤2.5 cm，局限在肾内。

T_2：肿瘤最大直径>2.5 cm，局限在肾内。

T_3：肿瘤侵犯大血管、肾上腺和肾周围组织，局限在肾周筋膜内。

T_{3a}：侵犯肾周脂肪组织或肾上腺。

T_{3b}：肉眼可见侵犯肾静脉或下腔静脉。

T_4：侵犯肾周筋膜以外。

N_0：无淋巴结转移。

N_1：单个、单侧淋巴结转移，最大径≤2 cm。

N_2：多个局部淋巴结转移或单个淋巴结最大径 2～5 cm。

N_3：局部转移淋巴结最大径超过 5 cm。

M_0：无远处转移。

M_1：远处转移。

2. 膀胱癌

1）症状。

（1）血尿：85％～90％患者出现血尿。血尿可以是肉眼血尿，也可以是显微镜下血尿，既可以是间断性，也可以是持续性血尿。

（2）膀胱刺激性症状：尤其是原位癌患者。

（3）转移：骨转移患者有骨痛，腹膜后转移或肾积水患者可出现腰痛。

2）体征：多数患者无明显体征。当肿瘤增大到一定程度，可能触到肿块。发生肝或淋巴结转移时，可扣及肿大的肝或锁骨上淋巴结。

国际抗癌联盟（UICC）1980 年将膀胱癌 TNM 分期作如下规定。

Tis：原位癌：侵及黏膜表层。

T_a：无浸润乳头状瘤：侵及黏膜表层。

T_1：肿瘤细胞侵及黏膜固有层。

T_2：肿瘤侵及浅肌层。

T_3：肿瘤侵及膀胱壁全层。

T_{3a}：肿瘤侵及膀胱壁全层以外组织。

N_0：无淋巴结转移。

N_1：同侧区域淋巴结转移。

N_2：多发区域淋巴结转移。

N_3：区域淋巴结转移并固定。

N_4：区域外淋巴结转移。

M_0：无转移。

M_1：局部组织浸润或有远处组织和器官转移。

3. 前列腺癌

（1）症状：早期前列腺癌一般无症状。进展期肿瘤生长可以挤压尿道、直接侵犯膀胱颈部、三角区，患者出现排尿困难、刺激症状；骨转移患者可以出现骨骼、脊髓压迫症状、排便失禁等。

（2）体征：直肠指诊可触及前列腺结节。淋巴结转移时，患者可出现下肢水肿。脊髓受压可出现下肢痛、无力。

（五）辅助检查

1. 实验室检查

肾癌者血、尿常规检查可提示贫血、血尿、血沉增快。膀胱癌者尿常规检查可见血尿或脓尿。大量血尿或肿瘤侵犯骨髓可致贫血，血常规见血红蛋白值和血细胞比容下降。前列腺特异性抗原（PSA）作为前列腺癌的标记物在临床上有很重要的作用。可作为前列腺癌的筛选检查方法。正常男性的血清 PSA 浓度应＜4 ng/mL。

2. 影像学检查

（1）B超检查：能够准确地区分肿瘤和囊肿，对于直径＜0.5 cm 的病灶也能够较清楚地显示。目前已经作为一种普查肾肿瘤的方法。在膀胱充盈情况下可以看到肿瘤的位置、大小等特点。能够对前列腺癌进行较可靠的分期，有重要的诊断意义，另外还可为前列腺穿刺活检进行精确定位，同时也能观察到前列腺周围的肿瘤浸润情况。

（2）CT、MRI 检查：CT 检查优于超声波检查。可明确肿瘤部位、肾门情况、肾周围组织与肿瘤的关系、局部淋巴结等，有助于肿瘤的分期和手术方式的确定。除能观察到肿瘤大小、位置外，还能观察到肿瘤与膀胱壁的关系。MRI 检查作用与 CT 相近，但对血管，如下腔静脉等显像中，其作用明显优于 CT 检查。

（3）静脉尿路造影：能显示肾盂、肾盏受压的情况，并能了解双侧肾功能。是患者能否接受手术的重要参考指标之一。

（4）肾动脉造影：可显示肿瘤新生血管，也可同时进行肾动脉栓塞，能降低手术难度和减少术中出血。但是由于 CT 的普及以及 CT 血管重建术（CTA）的应用，肾动脉造影检查的应用率大大降低。

3. 膀胱镜检查

膀胱镜检查是诊断膀胱癌最直接、重要的方法，可以显示肿瘤的数量、大小、外观、位置等。膀胱镜观察到肿瘤后应获取组织做病理检查。

4. 尿脱落细胞学检查

对于高危人群的筛选有较大的意义，也可用于肿瘤治疗的评估。检查的准确率与取材方法、肿瘤大小、肿瘤分期关系密切。

5. 前列腺穿刺活检

六针法穿刺活检在临床的应用比较广泛。具体方法是在前列腺的两叶，从前列腺尖部、中部、基底部各穿 1 针，共 6 针。穿刺一般是在 TRUS 引导下进行。

（六）治疗原则

1. 非手术治疗

（1）观察：前列腺癌局限性病灶 T_1 期者暂行观察。

（2）放疗、新辅助激素治疗：①放疗在膀胱癌的治疗中毋庸置疑，也可以作为肾细胞癌的新辅助治疗方法或术后辅助治疗。但其治疗方案和效果尚难定论。②局部进展性前列腺癌：对

于 T_3 期的前列腺癌目前主张先给予新辅助激素治疗，然后外照射，其结果要好于单纯外照射。③复发性前列腺癌：如果前列腺癌患者在实施根治术后很长时间才缓慢升高，提示有前列腺癌局部复发，可采用局部放疗加拮抗剂去势治疗或切除双侧睾丸。④转移性前列腺癌：大多数的前列腺癌为激素依赖性，约 70％～80％ 的转移性前列腺癌对各种雄性激素阻断治疗有效。促黄体释放激素拟似剂和去势术是阻断雄激素治疗的主要方法。

2. 手术治疗

（1）肾癌根治术：适用于无扩散的肾细胞癌。手术切除范围包括患肾、肾周围的正常组织、同侧肾上腺、近端 1/2 输尿管、肾门旁淋巴结。肾癌根治术后，局部淋巴结清扫在肾癌根治术中的效果还存在争议。如果肿瘤位于中、下极，无须切除同侧肾上腺。手术入路取决于肿瘤分期和肿瘤部位等。近年开展了腹腔镜肾癌根治术，此方法具有创伤小、术后恢复快等优点。

（2）膀胱癌手术。①经尿道膀胱肿瘤切除术（TURBt）：是所有膀胱肿瘤治疗的首选方法。如果肿瘤为单发、分化好，且属非浸润型，单纯采用 TURBt 治疗即可。②膀胱部分切除：适用于肿瘤比较局限、呈浸润性生长，病灶位于膀胱侧后壁、顶部等，离膀胱三角区有一定的距离。另有一些位于膀胱憩室内的肿瘤也是膀胱部分切除的适应证。③根治性膀胱全切术：指切除盆腔的前半部器官。在男性，包括膀胱周围的脂肪、韧带、前列腺、精囊；在女性，有子宫、宫颈、阴道前穹、尿道、卵巢等器官。男性尿道复发的概率约 6.1％～10.6％。故对肿瘤累及前列腺或膀胱颈部的患者，应当同时切除尿道。尿流改道、肠代膀胱等手术方式的问世，既提高了治疗效果，也提高了患者的生活质量。

（3）前列腺癌 T_2 期者行根治性手术治疗。

二、护理评估

（一）一般评估

1. 生命体征（T、P、R、BP）

肾癌患者常有体温升高、脉搏加快、呼吸频率加快、血压增高等症状。

2. 患者主诉

患者有无血尿、出现肉眼血尿的时间、血尿程度、为间歇性还是持续性血尿、有无血块及血块形状；有无排尿困难、排尿形态改变，有无尿路刺激症状和经常性腰部疼痛。本次发病是体检时无意发现还是出现血尿、腰痛或自己扪及包块而就医。不适是否影响患者的生活质量。

3. 相关记录

患者的年龄、性别、婚姻和职业等。家族中有无发生泌尿系统肿瘤。以往是否有过血尿史，有无腰、腹部和膀胱手术创伤史。男性患者是否吸烟，女性患者是否有饮咖啡的习惯等。职业是否为长期接触联苯胺及 β 萘胺的橡胶行业，此两种物质可致膀胱癌。

（二）身体评估

1. 视诊

面色、营养状态（有无消瘦及恶病质）、有无转移灶表现。

2. 触诊

肿块位置、大小及数量，肿块有无触痛、活动度情况。

3. 叩诊

有无发病区叩击痛。

（三）心理一社会评估

患者及家属对病情、拟采取的手术方式、手术并发症、排尿形态改变的认知程度，心理和家庭经济承受能力。

（四）辅助检查阳性结果评估

1. 实验室检查

血、尿常规检查是否有贫血、血尿、脓尿、血沉增快、PSA 升高。

2. 影像学检查

（1）B 超、CT、MRI 检查是否能够分辨肿瘤及浸润情况。

（2）静脉尿路造影、肾动脉造影、膀胱镜检查、尿脱落细胞学检查、前列腺穿刺活检是否有异常发现。

（五）治疗效果的评估

1. 非手术治疗评估要点

放疗及新辅助激素治疗的剂量、部位、频次、用药时间、药物副作用、评价效果的指标等。

2. 手术治疗评估要点

是否有肾窝积液和积脓、盆腔脓肿、尿瘘、腹腔内脏器损伤、直肠损伤、肠瘘、肠梗阻、继发出血，切口感染等并发症。

三、护理诊断（问题）

（一）营养失调

低于机体需要量与长期血尿、癌肿消耗、手术创伤有关。

（二）恐惧与焦虑

与对癌症和手术的恐惧、如厕自理缺陷有关。

（三）自我形象紊乱

与膀胱全切除尿流改道、造瘘口或引流装置的存在，不能主动排尿有关。

（四）潜在并发症

（1）出血：与肿瘤侵犯周围组织有关。

（2）感染：与肿瘤导致机体抵抗力低下有关。

四、主要护理措施

（一）休息

保证充分的休息，适度身体锻炼及娱乐活动，增加营养，增强体质。

（二）饮食

指导胃肠道功能健全的患者选择营养丰富的食品，尤其多食富含多种维生素的食物，多饮绿茶。改善就餐环境和提供色香味较佳的饮食，以促进患者食欲。对胃肠功能障碍者，应在手术前后通过静脉途径给予营养，贫血者可予少量多次输血以提高血红蛋白水平及患者抵抗力，保证术后顺利康复。

（三）用药护理

应严格按医嘱用药，并注意观察常用药的毒副作用，发现问题及时处理。

（四）心理护理

（1）对担心得不到及时有效的诊治而表现为恐惧、焦虑的患者，护理人员要主动关心患者，倾听患者诉说，适当解释病情，告知手术治疗的必要性和可行性，以稳定患者情绪，争取患者的积极配合。膀胱癌及前列腺癌属中度恶性，及时手术治疗效果肯定，5 年生存率较高。

（2）对担心术后并发症及手术后影响生活质量的患者，应加强术前各项护理措施的落实，让患者体会到手术前的充分准备。亦可通过已手术患者的现身说法，告知患者手术治疗的良好疗效，消除患者的恐惧心理。

（五）健康教育

1. 康复指导

保证充分的休息，适度身体锻炼及娱乐活动，加强营养，增强体质。禁止吸烟，避免接触联苯胺类致癌物质。避免高脂肪饮食，特别是进食动物脂肪、红色肉类是前列腺癌的危险因素；豆类、谷物、蔬菜、水果、绿茶对预防前列腺癌有一定作用。

2. 用药指导

（1）由于肾癌对放、化疗均不敏感，生物素治疗可能是此类患者康复期的主要方法。在用药期间，患者可能有低热、乏力等不良反应，若出现应及时就医，在医生指导下用药。

（2）膀胱癌术后坚持膀胱灌注化疗药物，膀胱保留术后能憋尿者，即行膀胱灌注免疫抑制剂 BCG（卡介苗）或抗癌药物，可预防或推迟肿瘤复发。每周灌注 1 次，共 6 次，以后根据 B 超、血、尿常规复查结果，如膀胱内无肿瘤复发，可将膀胱灌注药物时间改为 2 周 1 次，6 次后需复查膀胱镜；若有肿瘤复发，立即再次手术治疗，无复发者可将膀胱灌注间隔时间延长至 1 个月，1 年后若仍无肿瘤复发，可将膀胱灌注间隔时间延长至 2 个月，终身灌注，每 2～3 年复查膀胱镜。膀胱灌注药物后需将药物保留在膀胱内 2 h，每半小时变换体位，俯、仰、左、右侧卧位各半小时。

（3）雌激素、雌二醇等去势治疗，放射治疗对抑制前列腺癌的进展有作用，但也有较严重的心血管、肝、肾、肺的副作用，故用药期间应严密观察。

3. 定期复查

肾癌的近、远期复发率均较高，患者需定期复查 B 超、CT 和血尿常规，有利于及时发现复发或转移。膀胱癌主要是全身系统检查，以便及时发现转移及复发征象。前列腺癌定期检测 PSA 可作为判断预后的重要指标。若有骨痛，应即查骨扫描，确定有骨转移者可加用放射治疗。

（六）帮助患者接受自我形象改变的认识和护理

1. 解释尿流改道的必要性

告知患者尿流改道是膀胱癌治疗的一部分，有助治疗的彻底性，通过护理和训练，能逐步适应术后改变。

2. 输尿管皮肤造口和回肠膀胱腹壁造口的护理

保证造瘘处清洁，敷料渗湿后及时更换，保证内支撑引流管固定牢靠且引流通畅。在回肠内留置导尿管者，需经常冲洗，防止黏液堵塞。

3. 原位排尿新膀胱的护理

术后 3 周内保证各支撑管及引流管引流通畅，定期冲洗留置导尿管，防止黏液堵塞；拔除导尿管前训练新膀胱，待容量达 300 mL 以上便可以拔管。告知患者 1 年内有不同程度的尿失禁存在，锻炼肛门括约肌功能，有利于早日恢复控尿功能。

4. 集尿袋护理

造口处伤口愈合后选择合适的集尿袋外接造瘘管、引流尿液，指导患者自行定期更换集尿袋。

（七）其他

1. 预防术后出血

（1）密切观察病情：定时测量血压、脉搏、体温，观察呼吸的变化。

（2）观察引流管引流物状况：若患者术后引流量较多（每小时超过 100 mL 以上）、色鲜红且很快凝固，同时伴血压下降、脉搏增快，常提示有出血，应立即通知医生处理。

（3）止血和输血：①根据医嘱，应用止血药物。②对出血量大、血容量不足的患者给予输液和输血；对经处理出血未能停止者，积极做好手术止血的准备。

2. 预防感染

（1）观察体温变化情况。

（2）加强基础护理，保持切口清洁，敷料渗湿应及时更换。

（3）观察伤口及引流管内引流物的量及性状，保持各引流管引流通畅。

（4）遵医嘱应用广谱抗菌类药物预防感染，如有体温升高，引流物为脓性并有切口疼痛，多提示有感染，应尽快通知医生处理。

五、护理效果评估

（1）患者营养失调得到纠正或改善。

（2）患者恐惧与焦虑程度减轻或消失。

（3）患者能接受自我形象改变的现实。

（4）出血、感染未发生或得到及时发现和有效控制。

第 十 章

肛肠科常见病护理

第一节　直肠肛管的良性疾病

一、直肠肛管周围脓肿

直肠肛管周围脓肿是指发生在直肠肛管周围间隙或其周围软组织的急性化脓性感染，能发展成脓肿。多数脓肿又能穿破皮肤或切开后形成肛瘘，常见于青壮年。

（一）病因和病理

多数直肠肛管周围脓肿是因直肠肛管周围间隙感染而致，也可因肛周皮肤感染、损伤等引起。由于袋状肛窦向上开口，粪便易积存此处而感染，感染累及肛窦底部的肛腺。由于直肠肛管周围间隙所含的脂肪、疏松的结缔组织极易使感染蔓延扩散，从而形成不同部位的脓肿。

（二）临床表现

因脓肿部位不同，临床表现各异。

1. 肛门周围脓肿

最常见的是肛周皮下脓肿，位置表浅，局部症状突出，全身症状不明显。表现为肛周持续跳动性疼痛，排便时加重。患者行动不便，坐卧不安。早期肛门周围局部红肿、硬，有压痛，脓肿形成后可触及波动感。如果自行穿破皮肤，脓液可排除。

2. 坐骨肛管间隙脓肿

较常见。由于坐骨肛管间隙较大，形成的脓肿较大而深，全身感染症状比较重。在发病初期，表现为乏力、食欲减退、寒战、高热等全身症状。局部呈持续性胀痛，逐渐加重呈明显跳痛，排便时疼痛加重。有的患者出现里急后重、排尿困难等症状。直肠指检，患侧有明显压痛或可扪及有压痛的肿块。较大的脓肿若穿入肛管周围间隙而穿破皮肤，则形成肛瘘。

3. 骨盆直肠间隙脓肿（骨盆直肠窝脓肿）

比较少见。因该间隙位置较深，空隙较大，全身性感染症状较明显，而局部症状不典型。早期就表现为持续高热、头痛、恶心等。局部仅表现为直肠坠胀感，便意不尽，有时伴排尿困难。直肠指检可扪及局部肿胀、压痛，可有波动感。

（三）处理原则

发病初期应用抗生素，控制感染；局部理疗；温水坐浴；口服缓泻剂以减轻排便时的疼痛。脓肿形成后应及时行手术切开引流。

（四）护理措施

1. 有效控制疼痛

（1）体位：患者取舒适卧位，避免因局部受压而加重疼痛。

（2）温水坐浴：用 1：5 000 高锰酸钾溶液 3 000 mL 坐浴，温度为 43～46 ℃，每天 2～3 次，每次 20～30 min。

（3）局部理疗。

2. 保持大便通畅

（1）调节饮食：多吃新鲜蔬菜、水果及多饮水，少吃辛辣食物，避免饮酒。

（2）养成定时排便习惯：对于便秘或严重恐惧疼痛的患者，遵医嘱应用缓泻剂，如蓖麻油、液体石蜡等。

3. 有效控制感染

（1）药物抗感染：监测体温变化，遵医嘱及时应用抗生素控制感染。若脓肿形成，最好依据脓液的药敏试验结果，选用敏感的抗生素。

（2）切开引流：对于脓肿切开引流患者，应密切观察并记录引流液的颜色、形状及量，配合医生定时冲洗脓腔，保持引流通畅。若脓液渐渐稀薄，量少于 50 mL/d，可考虑拔管。

（3）退热处理：高热患者应及时给予物理降温，必要时遵医嘱药物降温。

二、肛瘘

肛瘘是肛门周围的肉芽肿性管道，由内口、瘘管、外口 3 部分组成，较常见，以青壮年男性为主。

（一）病因和病理

多数肛瘘由直肠肛管周围脓肿引起。脓肿自行破溃或经手术切开引流后，破溃或引流处的部位成为肛瘘外口，而原发感染灶成为内口。随着脓肿逐渐缩小，脓肿周围的肉芽组织和纤维组织增生形成管道。致病菌常从原发感染病灶进入，而肛瘘管道迂曲致引流不畅，但肛瘘外口皮肤生长较快，因此常形成假性愈合并形成脓肿。脓肿可穿破别处皮肤而形成新的外口，反复发作可造成多个瘘口。

（二）分类

1. 按瘘口和瘘管的数量分类

（1）单纯性肛瘘：1 个瘘口和瘘管。

（2）复杂性肛瘘：多个瘘口和瘘管。

2. 按瘘的部位分类

（1）低位肛瘘：位于外括约肌深部以下，包括低位单纯性肛瘘和低位复杂性肛瘘。

（2）高位肛瘘：位于外括约肌深部以上，包括高位单纯性肛瘘和高位复杂性肛瘘。

（三）临床表现

1. 症状

肛瘘外口不断有少量脓性分泌物排出，肛门周围皮肤因分泌物刺激而瘙痒，严重者出现湿疹。较大的高位肛瘘常有粪便或气体排出。若外口堵塞或假性愈合，瘘管内脓液排出不畅而形成脓肿，表现为直肠肛管周围脓肿症状，随脓肿破溃，脓液排出，症状缓解。脓肿反复形成是肛瘘的特点。

2. 体征

肛周可见一个或数个外口，呈红色乳头状突起，压之有少量脓性、血性或黏液性分泌物排出。直肠指检，内口处有轻度压痛，瘘管浅表处可扪及硬结样内口及条索样瘘管。

（四）处理原则

手术切除的原则为切开瘘管，敞开创面，促进愈合。但手术时应避免损伤肛门括约肌，防止肛门失禁。手术方法包括以下几种。

（1）肛瘘切开术：适用于低位肛瘘。

（2）肛瘘切除术：适用于低位单纯性肛瘘。

（3）挂线疗法：适用于高位单纯性肛瘘。

（五）护理措施

1. 保持大便通畅

参见直肠肛管周围脓肿护理的相关内容。

2. 肛周皮肤护理

（1）皮肤护理：保持肛周皮肤清洁、干燥；皮肤瘙痒时，避免用手抓，防止皮肤损伤和感染。

（2）温水坐浴：术后第 2 天开始用温水坐浴。用 1∶5 000 高锰酸钾溶液 3 000 mL 坐浴，温度为 43～46 ℃，每天 2～3 次，每次 20～30 min。浴后擦干局部皮肤，涂抗生素软膏。

3. 挂线疗法的护理

患者每 5～7 d 复诊时收紧药线，直到药线脱落。脱线后局部涂生肌散或抗生素软膏，促进愈合。

4. 并发症的预防和护理

（1）定期直肠指检，观察切口愈合情况。

（2）术后 5～10 d 内，用示指扩肛，避免肛门狭窄。

（3）对于肛门括约肌松弛者，术后 3 d 起指导患者进行提肛运动。

三、肛裂

肛裂是齿状线下肛管皮肤层裂伤后形成的经久不愈的小溃疡，常见于青、中年人。

（一）病因和病理

肛裂的直接原因多是长期便秘、粪便干结而引起肛管及其皮肤的机械性损伤。肛管外括约肌浅部在肛管后方形成的肛尾韧带较坚硬，伸缩性较差。排便时，肛管后壁承受压力最大，因此肛裂常发生于后正中线处。

肛裂常为单发纵向、椭圆形的溃疡或感染的裂口。因反复损伤和感染，其基底不整齐、质硬，边缘纤维化，肉芽呈灰白色。裂口上端的肛瓣和肛乳头水肿，形成肥大乳头；下端皮肤因炎症水肿及静脉、淋巴回流受阻，形成突出于肛门外的袋状皮垂，形似外痔，称为前哨痔。肛裂、肥大乳头与前哨痔同时存在，合称为肛裂三联征。

（二）临床表现

患者常有便秘史，典型表现为疼痛、便秘和出血。

1. 疼痛

疼痛是主要症状。排便时和排便后肛门剧烈疼痛，呈烧灼样或刀割样，是由于排便时干硬粪便直接刺激内口神经末梢所致；排便后稍缓解，数分钟后由于肛门括约肌出现反射性痉挛而致剧烈疼痛，常持续几分钟到数小时。

2. 便秘

肛裂的直接原因是便秘，而肛裂后患者因惧怕排便疼痛，反而更加重便秘，形成恶性循环。

3. 出血

排便擦伤或撕拉肛裂，造成创面少量出血。可见粪便表面有鲜血，便纸上或便时滴出鲜血。

局部检查时可发现肛管后正中部位的肌裂三联征，即可明确诊断。

（三）处理原则

软化大便，保持大便通畅；制止疼痛，解除肛门括约肌痉挛；促进局部溃疡愈合。

1. 非手术治疗

（1）通畅大便：口服缓泻剂或液体石蜡，以松软、润滑大便；增加饮水和膳食纤维的摄入，以纠正便秘。

（2）温水坐浴：温水坐浴以改善血液循环，促进炎症吸收，缓解括约肌痉挛及其引起的疼痛；保持局部清洁，促进裂口愈合。

（3）扩肛疗法：局部麻醉下，用示指和中指缓慢、均衡地扩张肛门括约肌，使之松弛，缓解疼痛，扩大创面，促进溃疡愈合。

2. 手术治疗

适用于非手术治疗无效或经久不愈的陈旧性肛裂者。手术方式包括以下两种方式。

（1）肛裂切除术。

（2）肛管内括约肌切断术。

（四）护理措施

1. 有效控制疼痛

参见直肠肛管周围脓肿护理的相关内容。

2. 保持大便通畅

参见直肠肛管周围脓肿护理的相关内容。

3. 并发症的预防与护理

（1）切口出血：好发于术后1～7 d，常因便秘、剧烈咳嗽等引起创面裂开出血。有效的预防措施包括：①保持大便通畅，防止便秘。②避免增加腹压，如剧烈咳嗽、用力排便等。同时，严密观察创面情况，一旦大量渗血，应紧急压迫止血，并通知医生。

（2）大便失禁：多数因术中不慎切断肛管直肠环所致。术后观察患者每天的排便次数、量及性状。如果患者仅仅是肛门括约肌松弛，应于术后 3 d 开始指导患者进行提肛运动；如果是完全性大便失禁，应做好臀部皮肤护理，保持局部清洁、干燥，避免褥疮发生。

（3）尿潴留：多数因术后早期神经反射所致。鼓励患者术后自行排尿。如果排尿困难，应采用诱导排尿的方法，如温水冲洗会阴部，听流水声等，必要时导尿。

四、痔

痔是指直肠下端黏膜或肛管皮肤下的静脉丛淤血、扩张和屈曲所形成的静脉团。

（一）分类和病理

根据痔所在部位分为内痔、外痔和混合痔 3 种。

1. 内痔

位于齿状线以上，由直肠上静脉丛形成，表面由直肠黏膜所覆盖。内痔分为以下 4 期。第 1 期：排便时出血，痔块不脱出肛外。第 2 期：排便时痔块脱出肛门外，排便后自行还纳。第 3 期：痔块脱出于肛门外，需用手辅助才能还纳。第 4 期：痔块长期脱出于肛门外，不能还纳或还纳后又立即脱出。

2. 外痔

位于齿状线下方，由直肠下静脉丛形成，表面由肛管皮肤所覆盖。最常见的是血栓性外痔，血液在肛缘皮下静脉丛形成血栓而致。另外，结缔组织外痔和炎性外痔也是比较常见的。

3. 混合痔

混合痔是由于直肠上、下静脉丛互相吻合而致齿状线上、下静脉丛同时曲张形成。内痔发展到第 3 期以上时多形成混合痔。

（二）临床表现

1. 便血

无痛性间歇性便后出鲜血，是内痔和混合痔的常见症状。轻者：粪便带鲜血或便后滴血，量少；重者：呈喷射状出血，可自行停止。便秘、饮酒或进食刺激性食物等是出血的诱因。长期出血可导致贫血。

2. 痔块脱出

见于第 2 期以上内痔或混合痔。轻者在排便时脱出，可自行还纳，病程逐渐加重，便后需用手辅助才能还纳；严重者在咳嗽、活动时都可脱出，甚至持续脱出于肛门外。

3. 疼痛

单纯性内痔无疼痛，仅有坠胀感。若合并血栓形成、嵌顿、感染等情况，可出现疼痛。内痔或混合痔脱出嵌顿和血栓性外痔在发病初期 1～3 d，疼痛剧烈，坐立不安，行动不便。

4. 瘙痒

痔块脱出常伴有黏液分泌物流出而刺激肛门周围皮肤引起瘙痒或湿疹。

（三）处理原则

1. 非手术治疗

（1）一般治疗：适用于痔初期和无症状静止期的痔。措施包括：①饮食调节，多饮水，增加纤维性食物，忌酒及辛辣有刺激性的食物。②保持大便通畅，养成定时排便习惯。③温水坐浴，改善局部血液循环。④肛管内注入的油剂或栓剂，起到润滑和收敛的作用，以减轻局部瘙痒不适。⑤对于血栓性外痔，给予局部热敷，外敷消炎止痛药物。疼痛缓解后，无需手术治疗。⑥嵌顿痔初期，采用一般疗法，用手法轻轻还纳痔核，阻止再脱出。

（2）注射疗法：用于治疗单纯性内痔，注射硬化剂使痔和痔块周围产生无菌性炎症反应，使黏膜下组织纤维化，以达到痔块萎缩的目的。

（3）胶圈套扎疗法：常用于治疗第1～3期内痔。利用胶圈弹性阻断痔的血液供应，而致痔缺血、坏死、脱落而愈合。

（4）其他疗法：如冷冻疗法、红外线凝固等方法。

2. 手术疗法

用于治疗第2～4期内痔，发生血栓、嵌顿等并发症的痔，以外痔为主的混合痔等。手术方法包括痔结扎术、痔切除术及血栓外痔剥离术等。

（四）护理措施

1. 常见的护理诊断

（1）疼痛：与肛周疾病或手术有关。

（2）便秘：与肛周疼痛惧怕解大便有关。

（3）潜在并发症：尿潴留、肛门失禁、肛门狭窄、感染。

2. 护理措施

1）术前护理措施。

（1）保持大便通畅：参见直肠肛管周围脓肿护理的相关内容。

（2）有效控制疼痛：参见直肠肛管周围脓肿护理的相关内容。

（3）纠正贫血：对于长期、反复便血的患者，应根据贫血情况给予输血。患者排便或坐浴时应有人陪伴，避免因贫血、头晕而跌倒受伤。

（4）肠道准备：术前3 d进少渣饮食，口服缓泻剂或肠道杀菌剂，以预防感染。术前1 d进食全流质饮食，术前晚清洁灌肠。

（5）做好手术区皮肤准备，保持肛门皮肤干净；女性已婚患者术前行阴道冲洗。

2）术后护理措施。

（1）观察病情：定时观察并记录生命体征、切口渗血情况，警惕内出血的发生。

（2）疼痛护理：由于肛管括约肌痉挛或肛管内填塞敷料过紧而致剧烈疼痛，应遵医嘱适当应用止痛剂，必要时放松填塞物。

（3）控制排便：术后1～2 d饮食以无渣或少渣流质、半流质食物为主，如藕粉、莲子羹、稀粥等，以减少肠蠕动、粪便形成和排便。术后48 h内，遵医嘱服用阿片酊，可减少肠蠕动而控制排便。术后3 d内避免解大便，有利于伤口愈合。之后保持大便通畅，防止用力排便。如果便秘，可服用液体石蜡或其他缓泻剂，但禁忌灌肠。

（4）活动：术后24 h内，床上适当活动，但不宜过早下床，避免切口疼痛和出血；24 h后，适当下床活动，逐渐延长活动时间，增加活动量；切口愈合后恢复正常工作，但应避免久站、久坐及久蹲。

（5）并发症的预防和护理。①尿潴留：术后24 h内，鼓励并协助患者每4～6 h排尿1次。如果术后8 h，患者仍未排尿且下腹胀满、隆起，应行诱导排尿，必要时导尿处理。②肛门狭窄：多因术后瘢痕挛缩而致。术后观察有无排便困难、大便变细或大便失禁等现象。鼓励患有便意即排便。术后 5～10 d 内，每天 1 次，进行示指扩肛。对于肛门括约肌松弛者，术后 3 d 后指导患者进行肛门收缩舒张运动。

第二节　大肠癌

一、疾病概述

（一）概念

大肠癌是消化道最常见的恶性肿瘤之一，包括结肠癌及直肠癌。结肠癌以 41～50 岁发病率最高，近年来结肠癌在世界范围内的发病率呈明显上升且有多于直肠癌的趋势，而直肠癌的发病率基本稳定。大肠癌的发病率随年龄的增加而逐步上升，尤其以 60 岁以后大肠癌的发病率及病死率均显著增加。在我国，直肠癌比结肠癌发病率略高，比例为 1.2～1.5∶1；中低位直肠癌所占直肠癌比例高，约为 70%；青年人（＜30 岁）比例较高，占 12%～15%。

（二）相关病理生理

1. 大体分型

（1）隆起型：肿瘤主体向肠腔内突出，呈结节状、菜花状或息肉状隆起，大的肿块表面易发生溃疡。此型恶性程度较低，预后最好。

（2）溃疡型：最为常见。肿瘤中央形成较深的溃疡，溃疡底部深达或超过肌层。此型转移早，恶性程度高。

（3）浸润型：肿瘤沿肠壁各层呈浸润生长，易引起肠腔狭窄、梗阻。此型转移早，预后最差。

2. 组织学分型

主要有腺癌、黏液癌、未分化癌。其中腺癌最多见，未分化癌预后最差。

3. 转移途径

大肠癌可通过直接浸润、淋巴转移、血行转移和种植转移 4 种途径扩散和转移。其中淋巴转移是大肠癌最常见的转移途径。

4. 临床病理分期

目前常用的是国际抗癌联盟（UICC）和美国肿瘤联合会（AJCC）于 2003 年修改的 TNM 分期及我国 1984 年提出的 Dukes 改良分期，以后者更为简化，应用方便。Dukes 改良分期法如下。

（1）A：癌肿局限于肠壁，3 个分期 A_1（癌肿侵及黏膜或黏膜下层），A_2（癌肿侵及肠壁浅肌层），A_3（癌肿侵及肠壁深肌层）。

（2）B：癌肿穿透肠壁或侵及肠壁外组织，尚能整块切除，无淋巴转移。

（3）C：癌肿侵及肠壁任何一层，但有淋巴转移。

（4）D：有远处转移或腹腔转移或广泛浸润，侵及邻近脏器。

（三）病因与诱因

大肠癌的确切病因尚不清楚，根据流行病学调查和临床观察发现与下列因素有关。

1. 饮食习惯

大肠癌的发生与高脂肪、高蛋白和低纤维饮食有一定相关性；此外，过多摄入腌制及油煎炸食品可增加肠道中致癌物质，诱发大肠癌；而维生素、微量元素及矿物质的缺乏均可能增加大肠癌的发病几率。

2. 遗传因素

10％～15％的大肠癌患者为遗传性结直肠肿瘤，常见的有家族性腺瘤性息肉病及遗传性非息肉病性结肠癌，在散发性大肠癌患者家族成员中，大肠癌的发病率高于一般人群。

3. 癌前病变

多数大肠癌来自腺瘤癌变，其中以绒毛状腺瘤及家族性肠息肉病癌变率最高；而近年来大肠的某些慢性炎症改变，如溃疡性结肠炎、克罗恩病及血吸虫性肉芽肿也已被列为癌前病变。

（四）临床表现

早期多无症状或症状不明显，随病程的发展与病灶的增大，至中晚期可出现一系列症状。

1. 结肠癌

（1）排便习惯和粪便性状改变：是结肠癌最早出现的症状，多表现为排便次数增加，腹泻、便秘交替出现，粪便中带血、脓或黏液。

（2）腹痛：也是早期症状之一，常为定位不确切的持续性隐痛，或仅为腹部不适、腹胀感。出现肠梗阻时腹痛加重或为阵发性绞痛。

（3）腹部包块：以右半结肠癌多见，位于横结肠或乙状结肠的癌肿可有一定的活动度。若癌肿穿透肠壁并发感染，可表现为固定压痛的肿块。

（4）肠梗阻：一般属晚期症状。多表现为腹胀、便秘、腹部胀痛或阵发性绞痛等慢性不完全性肠梗阻征象，当发生完全性肠梗阻时，症状加剧。

（5）全身症状：贫血、消瘦、乏力和低热等。晚期可有肝大、黄疸、水肿、腹水、锁骨上淋巴结肿大及恶病质等。

由于癌肿的病理分型和生长部位不同，左侧结肠癌和右侧结肠癌的临床表现存在差异。①左半结肠：由于肠腔较小，肿瘤多呈浸润生长，易使肠腔狭窄，加之粪便在肠腔已经成形，故主要是肠梗阻症状。当肿瘤破溃时，粪便表面可染有鲜血或黏液。由于症状出现较早，患者往往就诊早，没有出现明显的贫血、消瘦等。②右半结肠：肠腔较大，肿瘤多突出于肠腔，呈肿块型；粪便稀薄，患者可有腹胀、便秘交替出现，排便不困难，有便血，肉眼不易看出。因症状不明显，右半结肠癌不易被早期发现，患者往往有明显贫血、乏力、消瘦、腹部肿块时才就诊。

2. 直肠癌

（1）直肠刺激症状：癌肿刺激直肠产生频繁便意，引起排便习惯改变，里急后重，有排便不尽感，晚期可有下腹痛。

（2）黏液血便：为直肠癌最常见的早期症状。80％～90％患者可发现便血，癌肿破溃感染时，大便表面带血及黏液，甚至脓血便。

（3）肠腔狭窄症状：随癌肿增大，肠腔变窄，出现大便变形、变细。癌肿造成肠管部分梗阻时，出现腹胀、腹痛、排便困难等梗阻征象。

（4）转移症状：癌肿侵犯前列腺、膀胱，可发生尿频、尿痛；侵犯骶前神经则出现骶尾部疼痛；肝转移是出现腹水、肝大、黄疸、贫血、消瘦、水肿等恶病质表现。

（五）辅助检查

1. 直肠指检

直肠指检是诊断直肠癌最简便而又最重要的检查方法。约 75％以上的直肠癌为低位，能在直肠指检时触及，可了解癌肿的部位、大小、范围、固定程度、与周围组织的关系。

2. 大便潜血试验

可作为高危人群的初筛方法及普及手段。持续阳性者应行进一步检查。

3. 内镜检查

包括直肠镜、乙状结肠镜或纤维结肠镜检查，是诊断大肠癌最有效、可靠的方法。可在直视下肉眼做出诊断并可取活组织进行病理检查。

4. X 线钡剂灌肠或气钡双重对比造影检查

X 线钡剂灌肠或气钡双重对比造影检查是诊断结肠癌的重要方法，可明确癌肿范围，了解结肠其他部位有无病变，但对直肠癌的诊断意义不大。

5. 血清癌胚抗原（CEA）测定

诊断特异性不高，主要用于监测大肠癌的预后、疗效和复发。

6. B 超、CT 检查

可帮助了解癌肿浸润肠壁的深度、周围淋巴结肿大情况以及有无肝内转移、侵犯邻近脏器等。

7. 其他

女患者应做直肠阴道双合诊检查。男患者有泌尿系统症状时，应做膀胱镜检查，有利于了解癌肿浸润范围。

（六）治疗原则

手术切除是大肠癌的主要治疗方法，同时配合化疗、放疗等综合治疗可在一定程度上提高疗效。

1. 非手术治疗

（1）放疗：放疗作为手术切除的辅助疗法有提高疗效的作用。术前放疗可提高手术切除率，降低术后复发率。术后放疗，可杀灭残留微小病灶，适用于晚期患者或局部复发者。

（2）化疗：化疗作为根治性手术的辅助治疗可提高 5 年生存率。给药途径有区域动脉灌注、门静脉给药、静脉给药、术后腹腔置管灌注、肠腔内化疗给药等。化疗方案包括以氟尿嘧啶为基础的联合用药。大量文献显示，Ⅲ、Ⅳ期大肠癌患者应用新辅助化疗和术后辅助化疗疗效显著。

（3）中医中药治疗：利用中药补益气血、调理脏腑，配合手术后或化疗后治疗，以减轻毒副作用。

（4）局部治疗：对于不能手术切除且发生肠管缩窄的大肠癌患者，可局部放置金属支架扩张肠管；对直肠癌患者亦可用电灼、液氮冷冻和激光烧灼等治疗，以改善症状。

（5）其他：有基因治疗、分子靶向治疗、生物免疫治疗、干细胞研究等，但尚处于摸索阶段，疗效尚待评价。

2. 手术治疗

（1）结肠癌根治性手术：手术切除范围应包括癌肿在内的足够的两端肠段，一般要求距肿瘤边缘 10 cm，还包括所属系膜和区域淋巴结。①右半结肠切除术：适用于盲肠、升结肠、结肠肝曲癌。②横结肠切除术：适用于横结肠肿瘤。③左半结肠切除术：适用于横结肠脾曲、降结肠、乙状结肠癌肿。④乙状结肠切除术：根据肿瘤的位置调整切除范围。

（2）直肠癌根治性手术：手术切除范围包括癌肿、足够的两端肠段、受累器官的全部或部分、周围可能被浸润的组织及全直肠系膜。直肠癌根据其部位、大小、活动度、细胞分化程度等，手术方式各异。①局部切除术：适用于早期癌体小、局限于黏膜或黏膜下层、分化程度高的直肠癌。②腹会阴联合直肠癌根治术（Miles 手术）：适用于腹膜反折以下的直肠癌。乙状结肠近端在左下腹做永久性人工肛门。③经腹腔直肠癌切除术（Dixon 手术）：适用于癌肿下缘距肛缘 5 cm 以上的直肠癌，切除乙状结肠和直肠大部，做直肠和乙状结肠端端吻合，保留正常肛门。④经腹直肠癌切除、近端造口、远端封闭术（Hartmann 手术）：适用于一般情况差，不能耐受 Miles 手术或因急性肠梗阻不宜行 Dixon 手术的患者。

（3）大肠癌腹腔镜根治术：可减少创伤，减轻患者痛苦，减少术后并发症，加快愈合，且经远期随访研究认为其具备与传统手术相同的局部复发率及 5 年生存率，已逐步在临床推广使用，但对术者要求较高。

（4）姑息性手术：对癌症晚期、有远处转移，但局部肿瘤尚能切除者，可做癌肿所在肠段局部切除与肠吻合术。局部不能切除时，为解除梗阻，做梗阻近端与远端肠管端侧或侧侧吻合，或于梗阻近端做结肠造口术。

二、护理评估

（一）一般评估

1. 生命体征（T、P、R、BP）

癌肿晚期患者可有低热表现。

2. 患者主诉

是否有排便习惯的改变；是否有腹泻、便秘、腹痛、腹胀、肛门停止排气排便等肠梗阻症状；是否有腹部包块；是否有直肠刺激症状；有无大便表面带血、黏液和脓液的情况；是否有大便变形变细；有无食欲减退、消瘦、贫血、乏力；有无淋巴结肿大、肿块大小、活动度和压痛程度。

3. 相关记录

体重、饮食习惯、营养情况、有无烟酒、饮茶等嗜好、排便习惯、家族史、既往史等。

（二）身体评估

1. 视诊

无特殊。

2. 触诊

有无扪及肿块以及肿块大小、部位、硬度、活动度、有无局部压痛等；有无淋巴结肿大、肿块大小、活动及压痛程度。

3. 叩诊

无特殊。

4. 听诊

无特殊。

5. 直肠指诊

直肠癌癌肿与肛缘的距离、大小、硬度、形态及其与周围组织的关系。

（三）心理—社会评估

了解患者和家属对疾病的认识，患者是否接受手术的方式及理解手术可能导致的并发症；对结肠造口带来的生活不便和生理功能改变的心理承受能力；是否产生焦虑、恐惧、悲观和绝望心理；了解家庭对患者手术及进一步治疗的经济承受能力和支持程度等。

（四）辅助检查阳性结果评估

直肠指检、癌胚抗原测定、粪便隐血试验、影像学和内镜检查有无异常发现；有无重要器官功能检查结果异常及肿瘤转移情况等。

（五）治疗效果的评估

1. 非手术治疗评估要点

非手术治疗是大肠癌综合治疗的一部分，有助于改善症状、提高手术切除率、控制转移和提高生存率。因此，非手术治疗时要注意评估患者是否出现化疗药物和放疗的毒副作用。

2. 手术治疗评估要点

观察患者体温、脉搏、呼吸和血压有无变化；患者的营养状况是否能到维持或改善；观察患者腹部体征有无变化；引流管是否妥善固定，引流是否通畅，引流液的颜色、性质、量；切口的愈合情况等；术后有无发生切口感染、吻合口瘘、造口缺血坏死或狭窄及造口周围皮炎等并发症。

三、护理诊断（问题）

（一）焦虑、恐惧或预感性悲哀

与担心或害怕癌症、手术、化疗、结肠造口等影响生活、工作等有关。

（二）营养失调：低于机体需要量

与癌肿慢性消耗、手术创伤、放化疗反应有关。

（三）自我形象紊乱

与行肠造口后排便方式改变有关。

（四）知识缺乏

与缺乏手术有关的知识以及肠造口术后的护理知识有关。

（五）潜在并发症

（1）切口感染：与手术污染、存留异物和血肿、引流不畅等有关。

（2）吻合口瘘：与术中误伤、吻合口缝合过紧影响血供、术前肠道准备不充分、患者营养状况不良、术后护理不当等有关。

（3）造口缺血坏死：与造口血运不良、张力过大等有关。

（4）造口狭窄：与术后瘢痕牵缩有关。

（5）造口周围粪水性皮炎：与造口位置差难贴造口袋、底板开口剪裁过大等导致粪水长时间刺激皮肤有关。

四、主要护理措施

（一）休息与活动

病情平稳后，可改半坐卧位，以利腹腔引流。术后早期，可鼓励患者在床上多翻身、活动四肢；术后2~3 d患者情况许可时，协助患者下床活动，以促进肠蠕动恢复，减轻腹胀，避免肠粘连。活动时注意保护伤口，避免牵拉。

（二）饮食

留置胃管期间应禁食，由静脉输液补充营养，并准确记录24 h出入量，避免水和电解质紊乱。术后48~72 h肛门排气或开放造口后，若无腹胀、恶心、呕吐等不良反应，即可拔除胃管，经口进流质饮食，但早期切忌进食易引起胀气的食物，例如牛奶等；术后1周进少渣半流质饮食，逐步过渡到软食，2周左右可以进普食，注意补充高热量、高蛋白、低脂、维生素丰富的食品，如豆制品、蛋、鱼类等。目前大量研究表明，术后早期（约6 h）开始应用肠内全营养制剂可促进肠功能的恢复，维持并修复肠黏膜屏障，改善患者营养状况，减少术后并发症。

（三）用药护理

遵医嘱及时应用有效抗生素，控制感染，防止并发症的发生。

（四）造口护理

（1）造口开放前，用凡士林纱条外敷结肠造口，外层敷料浸湿后应及时更换，防止感染。一般术后3 d拆除凡士林纱条。

（2）结肠造口一般于术后2~3 d肠功能恢复后开放，开放时宜取左侧卧位，并预先用塑料薄膜将腹部切口与造口隔开，以防流出的粪便污染切口。

（3）术后早期根据患者肠造口的类型、造口的大小、造口的位置等选择一件式或两件式无碳片的白色透明的开口造口袋，以便于观察造口的血运、肠蠕动功能的恢复和排泄物的颜色。

（4）指导患者正确使用造口袋，基本步骤包括备物、除袋、清洗、度量造口大小和剪裁造口袋、粘贴，扣好造口尾部袋夹等；造口袋内充满1/3排泄物时，须及时更换。

（5）注意饮食卫生，避免进食产气或刺激性食物，以免腹胀或腹泻；少进食产生异味的食物，以免散发不良气味；适量进食粗纤维食物，多饮水，防止便秘。

（五）心理护理

了解患者的实际心理承受力，有技巧地与家属共同做好安慰、解释工作，增加患者积极配合治疗和护理的信心及勇气。对于造口患者来说，应对造口手术带来的各种问题是一项巨大的挑战，无论是身体的康复还是心理上对造口的接受都需要较长的时间，有研究显示，大部分患者至少需要半年才能适应有造口的生活。术后早期，这些患者经常感到焦虑无助和虚弱无力，因而也就更依赖于医护人员的帮助和照顾。造口护士在术后早期注意提高患者造口自我护理能力以及增强患者自我护理造口的信心，有助于提高其对造口的适应水平，早日恢复正常生活。

（六）造口及其周围并发症的观察和护理

1. 造口缺血坏死

肠造口黏膜正常外观为牛肉红色或粉红色，若黏膜呈暗紫色或黑色，则说明造口肠管血运有障碍，应首先为患者去除或避免一切可能加重造口缺血坏死的因素，最好选用一件式透明造口袋。评估造口活力并通知医生。

2. 造口狭窄

小指不能通过肠造口时为造口狭窄。程度较轻者，每天 2 次用小指扩张肠造口开口处，每次 10 min 以上，需长期进行。情况严重者须外科手术治疗。

3. 造口回缩

肠造口高度最好能突出皮肤水平约 1～2.5 cm。当肠造口过于平坦时，常易引起渗漏，导致造口周围皮肤损伤。轻度回缩使用凸面猪油膏底板，乙状结肠造口而皮肤有持续损伤者，可考虑采用结肠灌洗法，肥胖患者宜减轻体重。如果肠造口断端已回缩至腹腔，产生腹膜炎征象，应立即手术治疗。

4. 粪水性皮炎

造口周围皮肤糜烂，患者主诉皮肤烧灼样疼痛。检查刺激原因并及时去除；指导患者重新选择合适的造口用品，并指导患者正确的造口底板剪裁技术；指导患者掌握需要更换造口袋的指征，如有渗漏要随时更换。

（七）健康教育

（1）提高大众的防癌意识，尤其对有家族史、有癌前期病变以及其他相关疾病者，养成定期体检的习惯，及时发现早期病变。

（2）促进健康的生活方式，注意调整饮食，进低脂、适当蛋白质及纤维素的食物，保持排便通畅，避免体重增加。参加适量体育锻炼，生活规律，保持心情舒畅，尽快回归术前的生活方式。有条件的造口患者可参加造口患者联谊会，交流经验和体会，找回自信。

（4）指导患者做好造口自我护理，出院后每周扩肛 1 次，用食指戴上指套涂上润滑剂后轻轻插入造口至第 2 指关节处，停留 5～10 min。若发现造口狭窄、排便困难应及时到医院就诊。

（5）指导患者定期复查，一般从出院后 2 周开始每 3～6 个月定期门诊复查。行化疗、放疗的患者，应定期检查血常规，出现白细胞和血小板计数明显减少时，遵医嘱及时暂停化疗和放疗。

五、护理效果评估

（1）患者是否情绪稳定，食欲、睡眠未受影响。

（2）患者的营养状况是否得以维持或改善。

（3）造口患者是否能正视造口，对今后的生活、工作充满信心，情绪是否稳定。

（4）患者是否掌握了疾病和造口的有关护理知识，是否积极主动配合治疗护理工作。

（5）未发生术后并发症和造口并发症，或并发症得到及时发现和处理。

第三节　结肠癌

一、疾病概述

结肠癌是肿瘤中常见的恶性肿瘤，仅次于胃癌、食道癌，位于第三位。好发于 40～55 岁年龄段。近 20 年在我国发病率上升，高于直肠癌。病变部位位于直肠、乙状结肠交界处最为多见，其次为盲肠、降结肠和横结肠。

（一）病因

确切发病因素尚不清楚，目前认为与下列因素有关。

（1）饮食习惯：不良饮食为低纤维、高脂肪、高蛋白的食物。

（2）结肠慢性炎性疾病：如溃疡性结肠炎及结肠克罗恩病。

（3）家族性结肠息肉病：肠息肉病发生癌的概率是正常人的 5 倍。

（4）结肠腺瘤：结肠腺瘤可癌变，如家族性腺瘤和绒毛状腺瘤。

（5）结肠血吸虫病肉芽肿。

（二）病理分型

1. 肿块型（菜花型）

肿瘤向肠腔内生长，呈菜花状，生长较慢，向周围浸润较少，恶性程度较低，预后较好，好发于右侧结肠，尤其是盲肠。

2. 浸润型

肿瘤沿肠壁浸润，易引起肠腔狭窄和肠梗阻，分化程度低，转移较早而预后差，多发生于左侧结肠。

3. 溃疡型

其特点是向肠壁深层生长并向周围浸润，转移较早，此型分化程度较低、恶性程度高，是大肠癌最常见的类型。

大肠癌较常见的病理类型有：①腺癌，占大肠癌的多数。②黏液癌，预后较腺癌差。③未分化癌，易侵入小血管和淋巴管，预后最差。

（三）临床表现

1. 共有临床表现

（1）排便习惯和粪便性状改变：为早期症状，排便次数增多，腹泻与便秘交替出现，便中带脓血性或黏液。

（2）腹痛：为早期症状，定位不确切，疼痛为持续性隐痛或仅为腹部不适或腹胀；晚期合并肠梗阻时腹痛加剧或出现阵发性绞痛。

（3）腹部肿块：肿块通常较硬，呈结节状。位于横结肠或乙状结肠的癌肿可有一定活动度。若癌肿穿透肠壁并发感染，可表现为固定性肿块。

（4）肠梗阻症状：多为晚期症状，不完全梗阻表现为便秘、腹胀，有时伴腹部胀痛或阵发性绞痛，进食后症状加重。当发生完全性梗阻时症状加剧，部分患者可出现粪汁样呕吐物。

（5）全身症状：由于长期慢性失血、肿物破溃、感染以及毒素吸收等，患者可出现贫血、消瘦、乏力、低热等全身性表现。部分结肠癌穿透肠壁后，还可侵入其他空肠脏器，引起肠内瘘和营养物质流失，致使患者出现严重的水、电解质及酸碱平衡失调和营养不良等。

2. 肿瘤位置不同的特征性临床表现

（1）右半结肠：有明显的贫血、腹部包块、消瘦。

（2）左半结肠：表现为大便习惯的改变、肠梗阻。

（四）治疗原则

1. 手术治疗

首先考虑根治性手术，如右半结肠切除术、横结肠切除术或乙状结肠切除术。结肠癌已在肝脏或远处转移，或癌肿局部广泛浸润而无法根治时，可行姑息性切除，行结肠造瘘口缓解梗阻症状，术后辅以抗癌治疗，以延长生存期。

2. 化学药物治疗

结肠癌根治术后辅助化学药物治疗，可控制体内潜在的血行转移，是综合治疗的一部分，也是无法行手术治疗或术后复发患者的主要治疗手段。给药途径有口服、动脉灌注、门静脉给药、静脉给药、手术后腹腔置管灌注给药及温热灌注化疗等。一般以 5-氟尿嘧啶（5-FU）为基础用药。

二、护理评估

（一）评估病史资料

1. 评估患者一般情况

了解患者年龄、性别、饮食及生活习惯，有无烟酒、饮茶嗜好，是否合并高血压、糖尿病，有无大肠慢性炎症性病史、其他癌前疾病史、家族遗传史。

2. 评估患者身体状况

大肠癌患者早期多无症状或症状轻微，易被忽视，随着病程的发展与病灶的增大，可产生一系列症状。评估患者有无排便习惯和粪便性状改变、腹痛、腹部肿块、肠梗阻等临床表现，有无肝大、腹水、黄疸、消瘦、贫血及水、电解质、酸碱平衡失调和营养不良等全身性表现。

3. 辅助检查

目前常用结肠镜检查、X 线钡剂灌肠或气钡双重对比造影检查；大便潜血、癌胚抗原测定、B 超和 CT 检查等。

4. 治疗与效果

采用手术切除为主、辅助化疗的综合性治疗措施。根据癌肿位置不同，选择不同的手术切除术式：①右半结肠切除术，适用于盲肠、升结肠、结肠肝曲的癌肿。②横结肠切除术，适用于横结肠癌。③左半结肠切除术，适用于横结肠癌脾曲、降结肠癌。④乙状结肠切除术，适用于乙状结肠癌。⑤结肠癌并发急性肠梗阻的手术，约 90% 的大肠梗阻是由结肠癌引起的，在进行胃肠减压、纠正水、电解质紊乱及酸碱失衡等适当的手术前准备后及早手术处理。⑥化学治疗，化疗可作为大肠癌根治性手术的辅助治疗，提高 5 年生存率。

5. 评估患者心理－社会状况

患者获悉病情后，会有恐惧、绝望、悲哀、忧郁等不同心理反应。有些患者因缺乏手术治疗、化疗及相关康复的知识，心理准备不充分，会表现出焦虑、忧愁。治疗方式往往也会使患者产生严重的精神困扰或焦虑，如行肠造口的患者，可因生理功能改变及存在异味而造成自我形象受损，患者表现出自卑、不愿与他人交往、焦虑等心理反应，对生活、工作失去信心，甚至拒绝手术。

（二）评估潜在危险因素

1. 潜在危险因素

（1）水电解质紊乱的危险。

（2）出血的危险。

（3）肠瘘的危险。

2. 提出预见性护理措施

（1）监测电解质，有无低钾、低钙的症状，遵医嘱及时纠正电解质失调。

（2）观察生命体征、皮肤，有无脱水症状，重视住院期间循环稳定。

（3）观察患者的精神状态，有无便血，血色素下降及体重继续下降情况。

（4）防止皮肤感染。对使用人工结肠袋的使用，患者可表现出自卑、恐慌、焦虑，应给予足够的心理承受能力支持。

三、护理诊断及问题

（一）焦虑或恐惧

与下列因素有关：①畏惧癌症。②对手术及预后的担忧。③手术后的生活工作受到影响。

（二）营养失调

低于机体需要量，与癌症的消耗、手术创伤和饮食控制等因素有关。

（三）有皮肤完整性受损的危险

与粪便刺激造瘘口周围皮肤有关。

（四）知识缺乏

缺乏疾病相关知识，如有关手术前肠道准备及结肠造口的护理知识等。

（五）自我形象紊乱

与结肠造口、排便方式改变有关。

（六）社交障碍

与排便方式改变、存在异味或担心亲戚朋友产生反感有关。

（七）潜在并发症

手术后腹腔、盆腔或切口感染，尿潴留及泌尿系感染，肠吻合口瘘，造瘘口出血、坏死、狭窄、脱出或回缩，排便失禁等。

四、护理目标

（1）患者焦虑或恐惧感缓解。

（2）患者营养状况改善，手术前后机体耐受力尚好。

（3）患者结肠造口周围皮肤完好无损。

（4）患者能了解有关手术前肠道准备的注意事项，积极配合做好手术前准备。

（5）结肠造口患者学会自我护理人工肛门。

（6）患者能适应自我形象的改变及新的排便方式。

（7）患者能以健康的心态，主动参加社交活动。

（8）并发症可及时发现、及时处理。

五、护理措施

（一）手术前护理

1. 术前准备与指导

（1）术部皮肤准备：剃去会阴部阴毛，预防切口感染，术前抗生素的过敏试验，术前 1 d 晚进流食，术前 4～8 h 禁食、水。

（2）指导患者床上使用便器，术后采取半卧位，减轻腹壁张力，利于引流。

（3）指导患者深呼吸、有效咳嗽排痰，讲解术后早期活动的意义，预防肺部并发症和下肢血栓，促进肠蠕动。

（4）介绍引流管放置的位置及目的。引流管放置于腹部，引流创面的液体，促进创面的愈合。

（5）疼痛的控制指导：教会患者使用镇痛泵及术后保护腹部切口的方法。

2. 心理护理

关心患者，根据病情做好安慰、解释工作。与患者和亲属讨论他们关心的问题，给予心理支持。指导亲属对患者多关心、多鼓励，对需作结肠造口的患者，要让其了解手术后对消化功能并无影响，并解释造口的部位，以及有关护理知识。说明结肠造口虽会给患者的生活带来不便，但自我处理得当，仍能正常生活，必要时可安排同类疾病手术成功的患者与其交谈，寻求可能的社会支持，以帮助患者增强治疗疾病的信心。争取患者在手术前做好手术后适应社会交往或在公共场所活动的心理准备。

3. 加强营养支持

给予患者高蛋白、高热量、富含维生素及易消化的少渣饮食。必要时可少量多次输血，以纠正贫血和低蛋白血症。出现肠梗阻的患者有明显脱水时，应及时纠正水、电解质及酸碱平衡紊乱，提高机体对手术的耐受力。

4. 肠道准备

手术前清洁肠道，使结肠排空，尽量减少肠腔内细菌数量，减少手术中污染，防止手术后腹胀和切口感染，有利于吻合口愈合，这是大肠癌手术前护理的重点。一般通过控制饮食、口服肠道抗菌药物及泻剂、多次灌肠等方法来完成。

（1）传统肠道准备法。①控制饮食：手术前 3 d 进少渣半流质饮食，手术前 2 d 起进流质饮食，以减少粪便的产生，有利于肠道清洁。②抑制肠道细菌：手术前 3 d 口服肠道抗菌药物，抑制肠道细菌；由于控制饮食及服用肠道抗菌药物，维生素 K 的合成及吸收减少，故应于手术前 3 d 开始口服或肌内注射维生素 K。③清理肠道：手术前 1 d 10 时左右口服 1 次缓泻剂，如液状石蜡或蓖麻油 20～30 mL，或硫酸镁 15～20 g，也可给患者番泻叶 6 g 代茶饮，以排除肠道内积存的粪便；手术前 2 d 晚用 1%～2% 肥皂水灌肠 1 次，手术前 1 d 晚及手术日晨清洁灌肠，灌肠时，宜选用粗细合适的橡胶肛管，轻柔插入，禁用高压灌肠，以防刺激肿瘤导致癌细胞扩散；若患者有慢性肠梗阻症状，应适当延长肠道准备时间。

（2）全肠道灌洗法：为免除灌肠造成癌细胞扩散的可能，可选用全肠道灌洗法。于手术前 12～14 h 开始口服 37 ℃ 左右等渗平衡电解质溶液，引起容量性腹泻，以达到彻底清洗肠道的目的。一般灌洗全过程需 3～4 h，灌洗液量不少于 6000 mL。对年老体弱，心、肺等重要器官功能障碍和肠梗阻的患者不宜选用。

（3）口服甘露醇肠道准备法：该法较简单，患者于手术前 1 d 午餐后 0.5～2 h 内口服 5%～10% 的甘露醇 1500 mL 左右，因甘露醇为高渗性溶液，口服后可保留肠腔水分不被吸收，并能促进肠蠕动，产生有效腹泻，达到清洁肠道的效果。本法不需服用泻剂和灌肠，也基本不改变患者饮食，对患者影响较小。但因甘露醇在肠道内可被细菌酵解，产生易爆气体，手术中使用电刀时应予注意。对年老体弱、心肾功能不全者禁用。

5. 手术日晨放置胃管和留置导尿管

手术前常规放置胃管，有肠梗阻症状的患者应及早放置胃管，减轻腹胀；留置导尿管可排空膀胱，预防手术时损伤膀胱，并可预防手术后尿潴留。

6. 其他

协助医生做好手术前各项检查；常规准备手术中使用的抗生素、抗肿瘤药物。

（二）手术后护理

1. 常规护理

安全麻术后护理常规观察护理患者。

2. 严密观察病情

（1）生命体征观察：每半小时观察患者的意识并测量血压、脉搏、呼吸 1 次，做好记录。病情稳定后，酌情延长间隔时间。

（2）观察排便的性状、次数、量和腹部有无症状。

（3）观察切口愈合情况，切口愈合过程中及时换药，预防感染。

（4）发现有腹膜炎、肠梗阻、腹泻、排尿困难等并发症时，应及时报告医师进行处理。对便秘、腹泻者遵医嘱服用缓泻药、止泻药，术后 7～10 d 内禁止灌肠，以免影响切口愈合。

3. 体位

患者麻醉未清醒，采取去枕平卧位，头偏向一侧，出现恶心、呕吐的患者，必要时使用止吐药物。病情平稳时，宜改为半卧位，以利引流。

4. 饮食

禁饮食，持续胃胀减压，通过静脉补充水、电解质及营养。准确记录 24 h 出入水量，防止体液失衡。手术后 2～3 d 肠蠕动恢复、肛门或人工肛门排气后可拔出胃管，停止胃肠减压，进流质饮食。给流质后无不良反应，可逐步改为半流质饮食，手术后 2 周左右可进普食。食物以高蛋白、高热量、富含维生素及易消化的少渣食物为主。如患者出现便秘、腹泻，报告医师给予变更饮食。

5. 引流管及局部伤口护理

保持腹腔引流管通畅，观察引流液的颜色、性状及引流量，发现问题及时处理，引流量不低于 5 mL 不宜拔管。密切观察引流管穿刺口处伤口情况，注意有无红肿、压痛等感染现象，保持敷料洁净、干燥，如敷料湿透时，应及时更换。

6. 早期活动

鼓励患者多翻身并早期坐起及下地活动，以促进肠蠕动的恢复。

7. 手术并发症的观察和护理

病情观察中，要注意手术后各种并发症的产生。

（1）切口感染及裂开：观察患者体温变化及局部切口情况，保持切口清洁、干燥，及时更换敷料。加强支持，促进伤口愈合。手术后常规使用抗生素预防感染。

（2）吻合口瘘：结肠癌切除手术后可能发生吻合口瘘。多因手术前肠道准备不充分、低蛋白血症及手术造成局部血供差等所致。常发生于手术后1周左右。应注意观察患者有无腹膜炎的表现、有无腹腔内或盆腔内脓肿的表现、有无从切口渗出或流管引流出稀粪样肠内容物等。多有大肠吻合口的手术后患者，手术后7~10 d内严禁灌肠，以免影响吻合口的愈合。若发生瘘，应保持充分、有效的引流，若引流不畅，必要时可手术重新安置引流管；使用有效抗生素控制感染；给予 TPN 以加强营养支持。若瘘口大、渗漏粪液较多，伴有腹膜炎或盆腔脓肿者，则必须再次手术，作瘘口近侧结肠造口或将瘘口肠段外置，以转流粪便，同时手术中作腹腔清洁，清除残留粪便以加速愈合。

8. 结肠造口护理

结肠造口护理是结肠造口患者术后护理的重点。

（1）常用人工肛门袋的选择：有一件式及两件式之分。一件式肛门袋的底盘与便袋合一，只需要将底盘上的胶质贴面直接贴于皮肤上即可，用法简单，但容易刺激皮肤。两件式肛门袋的底盘与便袋分离，先将底盘粘帖，固定于造口周围皮肤，再套上便袋，使便袋上的凹面小胶环与底盘上的凸面胶环相吻合并扣牢，优点是不漏气、不漏液、容易更换。可通过防漏药膏、防臭粉等提高防漏、防臭效果。

（2）结肠造口灌洗：目的是洗出肠内积气、粪便，养成定时排便的习惯。方法是连接好关系装置，在集水袋内装入适量温水，经灌洗管道缓慢灌入造口内，灌洗时间 10 min 左右。灌洗液完全注入后，应在体内尽可能保留 10~20 min，再开放灌洗袋，排空肠内容物，灌洗期间应注意观察，若患者感到腹部膨胀或腹痛，应放慢灌洗速度或暂停灌洗。灌洗时间应相对固定，可每天1次或每2 d 1次；定时结肠灌洗可以训练有规律的肠道蠕动，使2次灌洗之间无粪便排出，达到人为控制排便，养成类似于常人的排便习惯。

（3）造瘘口局部护理：用凡士林或 0.9%氯化钠溶液纱布外敷结肠造口，外层敷料渗湿后应及时更换，防止感染。注意造口肠管有无因张力过大、缝合不严、血运障碍等因素造成回缩、出血、坏死。手术后1周或造口处伤口愈合后，每天扩张造瘘口1次，防止造口狭窄。注意患者有无恶心、呕吐、腹痛、腹胀、停止排气排便等肠梗阻症状，若患者进食后3~4 d未排便，可用液状石蜡或肥皂水经结肠造口作低压灌肠，注意橡胶肛管插入造口不超过 10 cm，压力不能过大，以防肠道穿孔。

（4）保护腹壁切口：手术后2~3 d肠功能恢复后，结肠造口排出粪样物增多。一般宜取造口侧的侧卧位，并用塑料薄膜将腹壁切口隔开，以防流出的稀薄粪便污染腹壁切口而引起感染；及时清除流出的粪液，造口周围皮肤涂氧化锌软膏，以防粪液刺激造口皮肤引发炎症及糜烂。

（5）正确使用造口袋（肛袋）：患者起床活动时，协助患者佩戴造口袋。应选择袋口合适的造口袋，袋口对准造口并与皮肤贴紧，袋囊朝下，用有弹性的腰带固定造口袋；当造口袋的1/3容量被排泄物充满时，需及时更换，每次更换新袋前先用中性皂液或0.5%氯已定（洗必泰）溶液清洗造口周围皮肤，再涂上氧化锌软膏，同时注意造口周围皮肤有无红、肿、破溃等现象。目前常用一次性造口袋。

（6）饮食指导：注意饮食卫生，避免食物中毒等原因引起腹泻；避免食用产气性食物、有刺激性食物或易引起便秘的食物，鼓励患者多吃新鲜蔬菜、水果。腹泻时可用收敛性药物，便秘时可自行扩肛或灌肠。

（7）结肠造口术后心理护理：结肠癌造口的患者往往存在顾虑，对疾病的康复缺乏信心，而后期的费用也是造成患者不良心理反应的重要因素。因此，应关心体贴患者，及时了解治疗进展，术前可通过图片、模型及实物等向患者解释造口的目的、部位、功能，术后可能出现的情况以及相应的处理方法，必要时可介绍恢复良好、心理健康的术后患者与其交流并示范，使其了解只要护理得当，人工造口并不会对其日常生活、工作造成太大影响，以消除其恐惧情绪。鼓励患者及亲属说出对造口的感觉和接受程度，针对不同原因采取相应的指导措施，鼓励亲属参与患者对造口的护理，与患者及亲属共同讨论有关造口自我护理的注意事项，协助患者逐步获得独立护理造口的能力，鼓励患者参加适当的运动和社交活动。

（8）自护技能指导：采用示范－参与－自我护理的模式，指导患者参与造口护理。护理指导内容包括以下几项。①听：向患者及家属讲解造口功能，传授肠造口的护理知识和技巧，提高理性认识。②看：让患者及家属观看护理全过程，熟知操作要领，提高感性认识。鼓励患者提出问题，并给以详细解答。③做：帮助患者正视并参与造口护理，学会如何正确使用造口袋，掌握造口袋裁剪与粘贴技巧。学习清洁和测量造口、拆除底板、裁剪底板的注意事项。鼓励患者在护士的监督下尽早动手操作，以提高其适应环境、生活自理的能力，从而促进其心理康复。④防：由于排泄物的刺激，皮肤易出现过敏、刺激性皮炎。使用弱酸性溶液或盐水清洁造口周围皮肤，造口袋的粘圈不能剪得太大，正确使用防漏膏及氧化锌软膏等护肤产品，防皮炎发生，有皮炎时暂停使用造口袋。造口处拆线愈合后，指导患者每天扩肛一次，防止造口狭窄。⑤查：观看患者独立操作，评估患者的自护技能，及时纠正动作。指导清洗和储藏造口用品，以确保患者在出院前能逐步获得独立护理造口的能力。护理指导要因人而异，对个别不能自理造口的患者，要保证家属中有一人能护理造口。

（三）健康指导

（1）定期进行体格检查，积极预防和治疗结肠的各种慢性炎症及癌前病变，如结肠息肉、腺瘤、溃疡性结肠炎等。注意饮食及个人卫生，预防和治疗血吸虫病。

（2）行永久性结肠造口患者，告知其在出院后2～3个月内应每周扩张造口1～2次，若发现腹痛腹胀、排便困难等造口狭窄征象时应及时到医院就诊。

3. 根据患者情况调节饮食，多进食新鲜蔬菜、水果等高纤维、高维生素饮食，减少食物中的脂肪摄入量。行人工结肠造口的患者则需控制过多粗纤维食物及过稀、可致胀气的食物。

（4）参加适量体育锻炼，生活规律，保持心情舒畅，避免自我封闭，尽可能融入正常的生活工作和社交活动中。有条件者，可参加造口患者协会，学习、交流彼此的经验和体会，使患者重建自信。

（5）定期随访，一般在手术后每3～6个月复查1次。继续化疗的患者要定期检查血常规，尤其是白细胞和血小板计数。

第四节　直肠癌

一、疾病概述

直肠癌是乙状结肠、直肠交界处至齿状线之间的癌，是消化道常见的恶性肿瘤，占大肠癌发病率的 56%～70%，发病率仅次于胃癌。我国长江下游和东南沿海一带发病率较高。病因尚不明确，可能与长期高脂肪、低纤维素饮食，遗传，肠息肉（恶变），溃疡性结肠炎（变异）等因素有关。

（一）病因

病因尚不明确，可能与下列因素有关。

1. 饮食习惯

长期高脂肪、高蛋白、低纤维素饮食。

2. 局部慢性炎性病变

如慢性溃疡性结肠炎（变异）和日本血吸虫病。

3. 癌前病变

直肠腺瘤，家族性腺瘤病和绒毛状腺瘤癌变率较高，肠息肉（恶变）。

4. 遗传因素

抑癌基因突变和遗传不稳定性导致成为大肠癌的易感人群。

（二）病理分型

根据肿瘤大体形态分为 3 型：肿块型、浸润型、溃疡型。组织学分类常见的有腺癌、黏液癌、未分化癌，其中腺癌最常见，黏液癌预后较腺癌差，未分化癌预后最差。淋巴转移是最常见的播散方式。血行转移常引起肝转移，其次为肺、骨等。也可直接浸润到邻近器官。

（三）临床表现

1. 直肠刺激症状

排便习惯改变，便意频繁，大便进行性变细，腹泻或便秘；便前肛门有下坠感，里急后重，排便不尽感；晚期有下腹疼痛。

2. 便血

为直肠癌常见的症状之一。发病初期 50% 的病例有便血，开始出血量少，见于粪便表面，合并感染后为脓血便。

3. 肠腔狭窄症状

初时大便变形变细，当造成肠管部分梗阻后，有腹痛、腹胀、肠鸣音亢进等不完全肠梗阻表现。

4. 全身恶病质

癌肿晚期，患者出现食欲缺乏、消瘦、乏力、贫血、黄疸、腹水等。

5 辅助检查

直肠指检可触及包块，手套粘有血性液；乙状结肠、直肠镜检可观察到癌肿的形态、色泽、部位；粪便隐血、大肠钡剂、CT、MRI 检查有一定参考价值。

（四）治疗原则

1. 手术

行根治性切除是主要治疗手段，并配合化疗、放疗、免疫治疗，提高疗效。可根据不同部位选择相应的手术方式，距肛门 7 cm 以上，可行直肠前切除术，如直肠癌位置较低，需做腹会阴联合根治术，切除癌肿将结肠在腹壁上造口（即人工肛门）。

2. 化疗

术后辅助化疗已成为常规。化疗药物中以 FU 居主要地位，草酸铂＋FU＋CF 的方案已被证实可改进患者生存期，现已成为直肠癌术后的标准治疗。

3. 其他辅助性治疗

如放射治疗、中医药治疗、基因治疗、导向治疗、免疫治疗等。低位直肠癌形成肠腔狭窄不能手术者，可有电灼、激光凝固等局部治疗或放置金属支架，以改善症状。

二、护理评估

（一）评估病史资料

1. 评估患者的一般情况

包括体温、脉搏、呼吸、血压、神志、入院方式、行动能力、健康史、精神状态等。

2. 评估患者消化系统情况

是否有排便习惯改变、腹泻或便秘、排便不尽感、大便进行性变细、里急后重、血便或脓血便。

3. 评估患者其他器官有无转移损害

有无腹水、贫血、黄疸、恶病质、腹部肿物、疼痛等伴随症状。

4. 辅助检查

（1）大便潜血检查：为大肠癌的初筛手段，阳性者再作进一步检查。

（2）直肠指检：是诊断直肠癌最重要且简便易行的方法。因直肠癌大多发生在直肠的中下段，75％以上的直肠癌可于肛门指检时触及。

（3）内镜检查：是诊断直肠癌最直接有效的方法。包括直肠镜、乙状结肠镜或纤维结肠镜检查，在直视下观察病变的部位及形态，同时可取活组织进行病理检查。

（4）影像学检查。①X 线气钡双重造影检查：是结肠癌重要检查方法之一。②腔内 B 超检查：用腔内探头可检测癌肿浸润肠壁的深度。③CT 检查：了解直肠癌盆腔内扩散情况，及有无转移，术前常用的检查方法。④血清癌胚抗原（CEA）测定：主要用于预测直肠癌的预后和监测复发。

（5）其他检查：癌肿位于直肠前壁的女性患者应做阴道检查及双合诊检查；男性患者有泌尿系症状时，应行膀胱镜检查；低位直肠癌伴有腹股沟淋巴结肿大时，应行淋巴结活检。

5. 治疗与效果

以手术切除为主，配合放疗、化疗的综合疗法。

（1）直肠癌根治术：切除的范围应包括癌肿、足够的两端肠段、已侵犯的邻近器官的部分或全部，四周可能被侵犯的组织及全直肠系膜和淋巴结。常用的手术方式有：①局部切除。②腹会阴部联合直肠癌根治术（Miles 手术）。③经腹部直肠癌切除术（直肠前切除术，Dixon 手术）。④经腹直肠癌切除、近端造口、远端封闭手术（Hartmann 手术）。⑤其他手术：后盆腔脏器清扫称全盆腔清扫。

（2）直肠癌姑息性手术：晚期直肠癌患者发生排便困难或肠梗阻时，可行乙状结肠双腔造口。

（3）化学治疗：化学可作为大肠癌根治性手术的辅助治疗，提高 5 年生存率。给药途径有口服、动脉灌注、门静脉给药、静脉给药、手术后腹腔置管灌注给药及温热灌注化疗等。

（4）放射治疗：放射治疗可作为直肠癌手术切除的辅助疗法，有提高疗效的作用，手术前放射可以提高手术切除率、降低患者的手术后复发率；手术后放疗仅适用于直肠癌晚期患者、手术未达到根治或手术后局部复发的患者。

（5）其他治疗：低位直肠癌形成肠腔狭窄且不能手术者，可用电灼、液氮冷冻和激光凝固、烧灼等局部治疗或放置金属支架，以改善症状；中医药治疗可配合化疗、放疗或手术后治疗，以减轻毒副作用；基因治疗、导向治疗、免疫治疗等，其治疗尚待评价。

6. 评估患者心理－社会状况

直肠癌患者除具有恶性肿瘤患者的一般心理外，治疗方式往往会使患者产生严重的精神困扰或焦虑，如术后康复期排便习惯的改变，行肠造口的患者，包括 Miles 手术的永久性人工肛门，可因生理功能改变及存在异味而造成自我形象受损，患者有自卑、不愿与他人交往、焦虑等心理反应，对生活、工作失去信心，有些患者甚至拒绝手术。

（二）评估潜在危险因素

（1）肠梗阻的危险。

（2）出血的危险。

（3）术后并发症：手术后腹腔、盆腔或切口感染，尿潴留及泌尿系感染，肠吻合口瘘，造瘘口出血、坏死、狭窄、脱出或回缩，排便失禁等。

三、护理诊断及问题

（一）焦虑或恐惧

与下列因素有关：①畏惧癌症。②对手术及预后的担忧。③手术后的生活工作受到影响。

（二）营养失调

低于机体需要量，与癌症的消耗、手术创伤和饮食控制等因素有关。

（三）有皮肤完整性受损的危险

与粪便刺激造瘘口周围皮肤有关。

（四）知识缺乏

缺乏有关直肠癌手术及结肠造口的护理知识等。

（五）自我形象紊乱

与术后肠造口、排便方式改变有关。

（六）社交障碍

与排便方式改变、存在异味或担心亲戚朋友产生反感有关。

（七）潜在并发症

手术后腹腔、盆腔或切口感染，尿潴留及泌尿系感染，肠吻合口瘘，造瘘口出血、坏死、狭窄、脱出或回缩，排便失禁等。

四、护理目标

（1）患者焦虑或恐惧感缓解。

（2）患者营养状况改善，手术前后机体耐受力尚好。

（3）患者结肠造口周围皮肤完好无损。

（4）患者能了解有关手术前肠道准备的注意事项，积极配合做好手术前准备。

（5）结肠造口患者学会自我护理人工肛门。

（6）患者能适应自我形象的改变及新的排便方式。

（7）患者能以健康的心态，主动参加社交活动。

（8）并发症可及时发现，及时处理。

五、护理措施

（一）术前护理

1. 常规护理

按普通外科一般护理及全麻手术前常规护理。

2. 心理护理

心理护理是直肠癌康复外科中的一个重要组成部分。患者从了解自己患病和需要手术时起，就会有担心、恐惧和紧张心理，有80.7%的患者会产生焦虑，68%的患者产生抑郁。这些心理因素会增加手术的危险性和术后并发症的发生率。因此，在患者康复过程中，首先要做好患者的心理评估，针对不同心理状态及心理需求，耐心细致地做好解释、安慰工作，术前充分与患者交谈，教会患者有效排痰及翻身的方法，交代术后可能留置的管道，如胃管、尿管、腹腔引流管等，以取得配合。需作永久性人工肛门时，会给患者带来生活上不便和精神上的负担，应向患者讲明手术的必要性，使其缓解恐惧、焦虑情绪，以最佳心理状态接受手术治疗。

3. 加强术前宣教

术前宣教是结直肠癌快速康复外科的重要内容。要让患者了解康复计划中的每个环节，做到知晓、理解、配合。使患者明白自身在康复过程中的作用。有针对性地向患者介绍围术期治疗相关知识，详细告知促进康复的相关措施。让患者理解术后肠内外营养及早下床活动的意义及配合方法。同时让家属和陪护人员熟悉康复流程，取得配合。术前让患者参观术后康复病房，通过口头讲解、书面文字宣教，或采用更为直接、形象的视频术前宣教和指导，这对减轻患者焦虑和促进术后快速康复有重要作用。

4. 营养代谢支持

患者营养状态与手术预后密切相关。直肠癌患者围术期营养支持是减少术后并发症的基础。应做好患者术前饮食指导，加强营养支持，增强机体抵抗力。给予高蛋白、高热量、富含维生素及易消化的少渣饮食，必要时可少量多次输血，以纠正贫血和低蛋白血症。出现肠梗阻的患者有明显脱水时，应及时纠正水、电解质及酸碱平衡紊乱，提高机体对手术的耐受力。快速康复外科理念主张术前不再长时间禁食，可进一定量流食，术前 2～3 h 可饮适量 12.5% 含糖液体，有助于减少患者术前焦虑、口渴、饥饿和烦躁症状，降低术后胰岛素抵抗发生率，使患者处于更合理的代谢状态。对于存在消化道梗阻的患者，可经静脉输注 20% 葡萄糖液体 [5 mg/（kg·min）]。术前适当口服液体及营养支持，可降低高分解代谢，更好地保护机体营养及代谢。

5. 肠道准备

手术前清洁肠道，使结肠排空，尽量减少肠腔内细菌数量，减少手术中污染，防止手术后腹胀和切口感染，有利于吻合口愈合，是大肠癌手术前护理的重点。一般通过控制饮食、口服肠道抗菌药物及泻剂、多次灌肠等方法来完成。

（1）传统肠道准备法。①控制饮食：手术前 3 d 进少渣半流质饮食，手术前 2 d 起进流质饮食，以减少粪便的产生，有利于肠道清洁。②抑制肠道细菌：手术前 3 d 口服肠道抗菌药物，抑制肠道细菌；由于控制饮食及服用肠道抗菌药物，使维生素 K 的合成及吸收减少，故应于手术前 3 d 开始口服或肌内注射维生素 K。③清理肠道：手术前 1 d 10 时左右口服 1 次缓泻剂，如液状石蜡或蓖麻油 20～30 mL，或硫酸镁 15～20 g，也可给患者番泻叶 6 g 代茶饮，以排除肠道内积存的粪便；手术前 2 d 晚用 1%～2% 肥皂水灌肠 1 次，手术前 1 d 晚及手术日晨清洁灌肠，灌肠时，宜选用粗细合适的橡胶肛管，轻柔插入，禁用高压灌肠，以防刺激肿瘤导致癌细胞扩散；若患者有慢性肠梗阻症状，应适当延长肠道准备时间。

（2）全肠道灌洗法：为免除灌肠造成癌细胞扩散的可能，可选用全肠道灌洗法。于手术前 12～14 h 开始口服 37 ℃左右等渗平衡电解质溶液，引起容量性腹泻，以达到彻底清洗肠道的目的。一般灌洗全过程需 3～4 h，灌洗液量不少于 6000 mL。对年老体弱，心、肺等重要器官功能障碍和肠梗阻的患者不宜选用。

（3）口服甘露醇肠道准备法：该法较简单，患者于手术前 1 d 午餐后 0.5～2 h 内口服 5%～10% 的甘露醇 1500 mL 左右，因甘露醇为高渗性溶液，口服后可保留肠腔水分不被吸收，并能促进肠蠕动，产生有效腹泻，达到清洁肠道的效果。本法不需服用泻剂和灌肠，也基本不改变患者饮食，对患者影响较小。但因甘露醇在肠道内可被细菌酵解，产生易爆气体，手术中使用电刀时应予注意。对年老体弱、心肾功能不全者禁用。

（4）近年来，快速康复外科（FTS）理念认为，常规术前肠道准备中，机械性灌肠，口服泻药可引起患者脱水及电解质失衡，增强围术期应激反应，特别对老年患者，肠道准备所致的脱水，会进一步加重低血压，增加术中血压的波动和静脉输液量，且易导致肠道细菌移位，增加患者术后腹腔感染和吻合口瘘发生几率。对于结直肠癌手术患者，术前可饮用清流质饮食，保证碳水化合物的供给，无需常规行严格的机械性肠道准备。对于术中需行结肠镜检查或术前有便秘的患者，可有选择地运用机械性肠道准备。

6. 坐浴及阴道冲洗

为减少或避免术中污染及术后感染，直肠癌患者手术前 2 d 每晚用 1：5000 高锰酸钾溶液坐浴；女性直肠癌患者遵医嘱于手术前 3 d 每晚冲洗阴道，以备手术中切除子宫及阴道。

7. 术日晨放置胃管和留置尿管

手术前放置胃管，有肠梗阻症状的患者应及早放置胃管行胃肠减压，减轻腹胀；留置导尿管可排空膀胱，预防手术时损伤膀胱，并可预防手术后尿潴留。

8. 其他

协助医生做好手术前各项检查；常规准备手术中使用的抗肿瘤药物。

（二）术后护理

1. 一般情况护理

严密监测生命体征，准确记录 24 h 出入水量，防止体液失衡。同时注意患者全身情况、局部渗血情况及造瘘口血液循环是否良好。

2. 体位

麻醉清醒后 6 h，血压平稳者取半卧位，以减轻腹壁张力利于引流。人工肛门术后，嘱患者向人工肛门侧侧卧，以防止大便或肠液流出污染腹部切口。

3. 术后早期功能训练

指导患者术后早期活动，有利于改善血液循环，减少肺部并发症及血栓形成，促进肠道功能恢复，防止肌肉失用性萎缩。积极鼓励患者早期下床活动，逐渐增加活动量。医护患共同配合，制订详细的活动计划表，确定每天康复治疗目标，并保证患者康复活动的实施。

4. 饮食

禁食，通过静脉补充水、电解质及营养。待肠蠕动恢复，肛门排气后（人工肛门排气是指有气泡从造瘘口溢出），可进流食，1 周后进半流食，2 周左右进容易消化的少渣普食，食物以高蛋白、高热量、富含维生素及易消化的少渣食物为主，以减轻肠道负担，利于吻合口愈合。为防止人工肛门排除大便有恶臭味，患者宜吃酸奶、藕粉等食物，避免蛋、蒜、葱、虾等食物，减少食物消化吸收后产生臭气。在护理中，要做好患者进食指导，速度适中、温度适宜，进食时将床头抬高 40°，以防止误吸或窒息。注意加强口腔护理。

5. 引流管及局部伤口护理

直肠癌根治手术后常规放置骶前引流管，并予负压吸收。要保持腹腔及骶前引流管通畅，避免受压、扭曲、堵塞，防止渗血、渗液潴留于残腔，密切观察并记录引流液的色、质、量等，一般骶前引流管放置 5～7 d，当引流管引流量少、色清时，方可拔出，密切观察引流管穿刺口处伤口情况，注意有无红肿、压痛等感染现象，保持敷料洁净、干燥，如敷料湿透时，应及时更换。

6. 留置导尿管护理

直肠癌根治手术后，导尿管一般放置 1～2 周，保持其通畅，防止扭曲、受压，观察尿液情况，并详细记录；做好导尿管护理，每天尿道口护理 2 次，防止泌尿系感染；拔管前先试行夹管，每 4～6 h 或患者有尿意时开放，以训练膀胱舒缩功能，防止排尿功能障碍。

7. 排便护理

大肠癌手术后尤其是 Dixon 手术后患者，可出现排便次数增多或排便失禁，应指导患者调节饮食，进行肛门括约肌舒缩练习，便后清洗肛门，并在肛门皮肤涂抹氧化锌软膏以保护肛周皮肤。

8. 会阴部伤口护理

保持会阴部敷料干燥、引流管道通畅，术后会阴部伤口感染或裂开时，可用 1：5000 高锰酸钾作温水坐浴 2 次/天，坐浴后更换敷料。利于减轻或消除会阴及肛门部的充血、炎症、水肿和疼痛，也可用藻酸盐敷料填充保持清洁舒适，促进伤口愈合。

9. 手术并发症的观察和护理

病情观察中，要注意手术后各种并发症的产生。

（1）切口感染及裂开：观察患者体温变化及局部切口情况，保持切口清洁、干燥，及时更换敷料。加强支持，促进伤口愈合。Miles 手术后患者，适当限制下肢外展，以免造成会阴部切口裂开；会阴部可于骶前引流管拔除后，开始用温热的 1：5000 高锰酸钾溶液坐浴，每天 2 次；手术后常规使用抗生素预防感染。

（2）吻合口瘘：直肠癌 Dixon 手术后可能发生吻合口瘘。多因手术前肠道准备不充分、低蛋白血症及手术造成局部血供差等所致。常发生于手术后 1 周左右。应注意观察患者有无腹膜炎的表现、有无腹腔内或盆腔内脓肿、切口渗出或流管引流出稀粪样肠内容物等。对有大肠吻合口的手术患者，术后 7～10 d 内严禁灌肠，以免影响吻合口的愈合。若发生瘘，应保持充分、有效的引流，若引流不畅，必要时可手术重新安置引流管；使用有效抗生素控制感染；给予 TPN 以加强营养支持。若瘘口大、渗漏粪液较多，伴有腹膜炎或盆腔脓肿者，则必须再次手术，做瘘口近侧结肠造口或将瘘口肠段外置，以转流粪便，同时手术中做腹腔清洁、清除残留粪便以加速愈合。

10. 人工肛门的护理

（1）局部皮肤护理：术后 2～3 d 开放结肠造瘘口，由于人工肛门无正常肛门的收缩功能，初期排便无感觉，不能控制，故使用人工肛门袋。先用生理盐水棉球洗净造瘘口周围皮肤，以防止排出的大便浸渍皮肤出现皮炎。待粪便成形有规律时，可只用清水洗净皮肤，保持干燥。如造口周围皮肤出现红肿，可涂有氧化锌软膏或紫草油。

（2）让患者掌握人工肛门袋的应用方法：用肛门袋前应先以清水将周围皮肤洗净，肛袋松紧适宜，换袋时，宜取坐位，袋内积粪及时倾倒清洗，避免感染，减少臭气；取肛袋时，应从上环轻轻掀起，放置损伤皮肤。

（3）大便成形及养成定时排便习惯后，患者可在每天排便后用棉垫将造瘘口盖好，用绷带固定。待下次排便时再打开棉垫。

（4）扩肛护理方法：人工肛门开放 1 周后，应开始扩肛，以松弛肛周肌肉，保持人工肛门通畅，避免因腹肌收缩及肠管回缩引起肛门狭窄，致使排便困难。扩肛方法为：护士戴手套用食指伸入造口内 4 cm 左右，1～2 分钟/次，1 次/天，插入手指时，切勿粗暴过深，防止肠穿孔。扩肛时，可嘱患者张口呵气，防止增加腹压。

（三）健康指导

出院前，医护患共同制订出院康复计划，预计出院后身体恢复所需时间、可能出现的问题及应对措施，详细交待出院后注意事项，制订定期随访计划，加强患者康复指导，鼓励患者主动参与功能锻炼，保证患者出院后的相关治疗继续进行，并得到支持服务，减少再住院率。

1. 生活饮食指导

患者要保持良好心态，避免过度疲劳。生活饮食要有规律，注意饮食卫生，不食生、冷、坚硬食物，防止消化不良和腹泻，以易消化食物为主，多进食高热量、高维生素、高蛋白软食，忌食油腻及引起肠胀气食品，避免太稀或粗纤维太多的食物。养成定时排便的习惯，多食豆制品、蛋、鱼类等，保持大便干燥，便于清洁处理。

2. 排便功能训练指导

低位直肠癌保肛手术后，肠道功能、括约肌和神经受到不同程度的损伤，术后早期出现轻中度排便反射和自主控便能力下降，术后排便功能受到一定影响，术后正确的排便功能训练及长期的随访指导非常重要。

（1）缩肛训练：术后进行缩肛运动，可尽快恢复肛－直肠环的功能，逐渐在大脑皮层形成定时排便的兴奋性，加强肛门括约肌收缩功能，有利于早日恢复排便功能。方法：术前指导患者学会呼气时收缩盆底肌和肛门括约肌——肛门上提，吸气时放松。术后1周指导患者锻炼肛门舒缩运动，10下/次，4次/天；术后2周开始，收缩舒张肛门5～10分钟，2次/天。

（2）提肛运动：指导患者做下蹲时肛门放松，站立时用力缩紧肛门，每天2～3次，开始时每次3～5下，根据患者病情及耐受程度逐渐增加，术后2周达到每次连续做15～20下。

（3）仰卧起坐：术后3～4周开始，让患者仰卧，按住其双下肢，令其坐起，再逐渐平卧，这样多次重复，以训练肛门收缩力。

（4）排便反射训练：按患者术前排便时间和习惯，不管有无便意都定时如厕排便10 min，不管是否排便按时终止，以促进大脑皮层建立定时排便反射。其他时间有便意时，可应用分散注意力的方法，如通过变换体位、听音乐、轻度体力活动等来减轻便意，以训练患者肠道的储便功能和肠壁的延伸性，养成定时排便的习惯。

3. 人工肛门自护技能指导

（1）教会患者人工肛门的护理方法：采用"示范－参与－自我护理"的模式，指导患者正确护理造口护理。护理指导内容以下几项。①听：向患者及家属讲解造口功能，传授肠造口的护理知识和技巧，提高理性认识。②看：让患者及家属观看护理全过程，熟知操作要领，提高感性认识。鼓励患者提出问题，并给以详细解答。③做：帮助患者正视并参与造口护理，学会其正确使用造口袋，掌握造口袋裁剪与粘贴技巧。学习清洁和测量造口、拆除底板、裁剪底板的注意事项。鼓励患者在护士的监督下尽早动手操作，以提高其适应环境、生活自理的能力，从而促进其心理康复。④防：由于排泄物的刺激，皮肤易出现过敏、刺激性皮炎。使用弱酸性溶液或盐水清洁造口周围皮肤，造口袋的粘圈不能剪得太大，正确使用防漏膏及氧化锌软膏等护肤产品，防皮炎发生，有皮炎时暂停使用造口袋。造口处拆线愈合后，指导患者每天扩肛1次，防止造口狭窄。⑤查：观看患者独立操作，评估患者的自护技能，及时纠正动作。指导清洗和储藏造口用品，以确保患者在出院前能逐步获得独立护理造口的能力。护理指导时要因人而异，对个别不能自理造口的患者，要保证家属中有一人能护理造口。

（2）坚持扩肛训练，每周1～2次，持续2～3个月，若发现人工肛门狭窄或排便困难，及时到医院复查。适当活动，避免过度增加腹内压的动作，如剧烈咳嗽、提重物等，防止人工肛门黏膜脱出。

（3）患者出院后要经常参加适量运动，保持心情舒畅，可通过联谊会的活动，相互了解情况以及交流护理造口的经验，互相勉励，激发对生活的勇气。

4. 术后检查

术后3个月忌肛门指检或肠镜检查，以免损伤吻合口。

5. 定期随访

遵医嘱正确应用抗癌药，并定期复查。化疗患者要定期检查血常规，尤其是白细胞和血小板。

第十一章

骨科常见病护理

第一节　四肢骨折

一、肱骨干骨折

（一）疾病概述

1. 概念

肱骨干骨折是发生在肱骨外髁颈下 1～2 cm 至肱骨髁上 2 cm 段内的骨折。在肱骨干中下 1/3 段后外侧有桡神经沟，此处骨折最容易发生桡神经损伤。

2. 相关病理生理

骨折的愈合过程包括以下 3 项。

（1）血肿炎症极化期：在伤后 48～72 h，血肿在骨折部位形成。由于创伤后，骨骼的血液供应减少，可引起骨坏死。死亡细胞促进成纤维细胞和成骨细胞向骨折部位移行，迅速形成纤维软骨，形成骨的纤维愈合。

（2）原始骨痂形成期：由于血管和细胞的增殖，骨折后的 2～3 周内骨折断端的周围形成骨痂。随着愈合的继续，骨痂被塑造成疏松的纤维组织，伸向骨内。常发生在骨折后 3 周至 6 个月内。

（3）骨板形成塑形期：在骨愈合的最后阶段，过多的骨痂被吸收，骨连接完成。随着肢体的负重，骨痂不断得到加强，损伤的骨组织逐渐恢复到损伤前的结构强度和形状。这个过程最早发生在骨折后 6 周，可持续 1 年。

影响愈合的因素包括以下 3 项。

（1）全身因素：如年龄、营养和代谢因素、健康状况。

（2）局部因素：如骨折的类型和数量、骨折部位的血液供应、软组织损伤程度、软组织嵌入以及感染等。

（3）治疗方法：如反复多次的手法复位、骨折固定不牢固、过早和不恰当的功能锻炼、治疗操作不当等。

3．病因与诱因

肱骨干骨折可由直接暴力或间接暴力引起。直接暴力常由外侧打击肱骨干中部，致横形或粉碎性骨折。间接暴力常由于手部或肘部着地，外力向上传导，加上身体倾斜所产生的剪式应力，多导致中下 1/3 骨折。

4．临床表现

（1）症状：患侧上臂出现疼痛、肿胀、皮下瘀斑，上肢活动障碍。

（2）体征：患侧上臂可见畸形、反常活动、骨摩擦感、骨擦音。若合并桡神经损伤，可出现患侧垂腕畸形、各手指关节不能背伸、拇指不能伸直、前臂旋后障碍、手背桡侧皮肤感觉减退或消失。

5．辅助检查

X 线拍片可确定骨折类型、移位方向。

6．治疗原则

（1）手法复位外固定：在止痛、持续牵引和肌肉放松的情况下复位，复位后可选择石膏或小夹板固定。复位后比较稳定的骨折，可用 U 形石膏固定。中、下段长斜形或长螺旋形骨折因手法复位后不稳定，可采用上肢悬垂石膏固定，宜采用轻质石膏，以免因重量太大导致骨折端分离。选择小夹板固定者可屈肘 90°位，用三角巾悬吊，成人固定 6～8 周，儿童固定4～6 周。

（2）切开复位内固定：在切开直视下复位后用加压钢板螺钉内固定或带锁髓内针固定。内固定可在半年以后取出，若无不适也可不取。

（二）护理评估

1．一般评估

（1）健康史。①一般情况：了解患者的年龄、职业特点、运动爱好、日常饮食结构、有无酗酒等。②受伤情况：了解患者受伤的原因、部位和时间，受伤时的体位和环境，外力作用的方式、方向与性质，骨折轻重程度及有无合并桡神经损伤，急救处理的过程等。③既往史：重点了解与骨折愈合有关的因素，如患者有无骨折史，有无药物滥用、服用特殊药物及药物过敏史，有无手术史等。

（2）生命体征（T、P、R、BP）：按护理常规监测生命体征。

（3）患者主诉：受伤的原因、时间、外力方式与性质、骨折轻重程度及有无合并桡神经损伤、受伤时的体位和环境、急救处理的过程等。

（4）相关记录：外伤情况及既往史；X 线拍片及实验室检查等结果记录。

2．身体评估

1）术前评估。

（1）视诊：患侧上臂出现疼痛、肿胀、皮下瘀斑，可见畸形，若合并桡神经损伤，可出现患侧垂腕畸形。

（2）触诊：患侧有触痛，骨摩擦感或骨擦音，若合并桡神经损伤，手背桡侧皮肤感觉减退或消失。

（3）动诊：可见反常活动，若合并桡神经损伤，各手指关节不能背伸，拇指不能伸直，前臂旋后障碍。

（4）量诊：患肢有无短缩、双侧上肢周径大小、关节活动度。

2）术后评估。

（1）视诊：患侧上臂出现肿胀、皮下瘀斑减轻或消退；外固定清洁、干燥，保持有效固定。

（2）触诊：患侧触痛减轻或消退；若合并桡神经损伤者，手背桡侧皮肤感觉改善或恢复正常。

（3）动诊：反常活动消失；若合并桡神经损伤者，各手指关节能背伸，拇指能伸直，前臂旋后正常。

（4）量诊：患肢无短缩、双侧上肢周径大小相等、关节活动度无差异。

3.心理－社会评估

患者突然受伤骨折，患侧肢体活动障碍，生活自理能力下降，疼痛刺激以及外固定的使用，易产生焦虑、紧张及自身形象紊乱等心理变化。

4.辅助检查阳性结果评估

X线拍片结果确定骨折类型、移位方向。

5.治疗效果的评估

（1）局部无压痛及纵向叩击痛。

（2）局部无反常活动。

（3）X线拍片显示骨折处有连续骨痂通过，骨折线已模糊。

（4）拆除外固定后，成人上肢能胸前平举 1 kg 重物持续达 1 min。

（5）连续观察 2 周骨折处不变形。

（三）护理诊断（问题）

1.疼痛

与骨折、软组织损伤、肌痉挛和水肿有关。

2.潜在并发症

肌萎缩、关节僵硬。

（四）主要护理措施

1.病情观察与体位护理

（1）疼痛护理：及时评估患者疼痛程度，遵医嘱给予止痛药物。

（2）体位：用吊带或三角巾将患肢托起，以促进静脉回流，减轻肢体肿胀、疼痛。

2.饮食护理

指导患者进食高蛋白、高维生素、高热量、高钙和高铁的食物。

3.生活护理

指导患者进行力所能及的活动，必要时为其帮助。

4.心理护理

向患者和家属解释骨折的愈合是一个循序渐进的过程，充分固定能为骨折断端连接提供良好的条件。正确的功能锻炼可以促进断端生长愈合和患肢功能恢复。

5.健康教育

（1）指导功能锻炼：复位固定后尽早开始手指屈伸活动，并进行上臂肌肉的主动舒缩运动，但禁止做上臂旋转运动。2～3 周后，开始主动的腕、肘关节屈伸活动和肩关节的外展、内收活动，逐渐增加活动量和活动频率。6~8周后加大活动量，并作肩关节旋转活动，以防肩关节僵硬或萎缩。

（2）复查：告知患者若骨折远端肢体肿胀或疼痛明显加重，肢体感觉麻木、肢端发凉，夹板或外固定松动，应立即到医院复查并评估功能恢复情况。

（3）安全指导：指导患者及家属评估家庭环境的安全性，妥善放置可能影响患者活动的障碍物。

（五）护理效果评估

（1）患者是否主诉骨折部位疼痛减轻或消失，感觉舒适。

（2）患侧肢端能否维持正常的组织灌注，皮肤温度和颜色正常，末梢动脉搏动有力。

（3）能否避免出现肌萎缩、关节僵硬等并发症发生。一旦发生，能否及时发现和处理。

（4）患者在指导下能否按计划进行有效的功能锻炼，患肢功能恢复情况及有无活动障碍。

二、肱骨髁上骨折

（一）疾病概述

1. 概念

肱骨髁上骨折是指肱骨干与肱骨髁交接处发生的骨折。在肱骨干中下 1/3 段后外侧有桡神经沟，此处骨折最容易发生桡神经损伤。肱骨髁上骨折多发生于 10 岁以下儿童，占小儿肘部骨折的 30%~40%。

2. 相关病理生理

在肱骨髁内、前方有肱动脉和正中神经，肱骨髁的内侧和外侧分别有尺神经和桡神经，骨折断端向前移位或侧方移位可损伤相应神经血管。在儿童期，肱骨下端有骨骺，若骨折线穿过骺板，有可能影响骨骺发育，导致肘内翻或外翻畸形。

骨筋膜室综合征：骨筋膜室是由骨、骨间膜、肌间膜和深筋膜形成的密闭腔隙。骨折时，骨折部位骨筋膜室内的压力增高，导致肌肉和神经因急性缺血而产生一系列早期综合征，主要表现为"5P"征：疼痛（pain）、苍白（pallor）、感觉异常（paresthesia）、麻痹（paralysis）及脉搏消失（pulseless）。

骨折的愈合过程及影响愈合的因素参见本节肱骨干骨折的相关内容。

3. 病因和诱因

肱骨髁上骨折多为间接暴力引起。根据暴力类型和骨折移位方向，可分为屈曲型和伸直型。

4. 临床表现

（1）症状：受伤后肘部出现疼痛、肿胀和功能障碍，肘后凸起，患肢处于半屈曲位，可有皮下瘀斑。

（2）体征：局部明显压痛和肿胀，有骨擦音及反常活动，肘部可扪到骨折断端，肘后三角关系正常。

5. 辅助检查

肘部正、侧位 X 线拍片能够确定骨折的存在以及骨折移位情况。

6. 治疗原则

（1）手法复位外固定：对受伤时间短，局部肿胀轻，没有血液循环障碍者，可进行手法复位外固定。复位后用后侧石膏托在屈肘位固定4～5周，屈肘角度以能清晰地扪到桡动脉搏动，无感觉运动障碍为宜。伤后时间较长，局部组织损伤严重，出现骨折部严重肿胀时，应卧床休息，抬高患肢，或用尺骨鹰嘴悬吊牵引，牵引重量1～2 kg，同时加强手指活动，待3～5 d肿胀消退后进行手法复位。

（2）切开复位内固定：手法复位失败或有神经血管损伤者，在切开直视下复位后内固定。

（二）护理评估

1. 一般评估

（1）健康史。①一般情况：了解患者的年龄、运动爱好、日常饮食结构等。②受伤情况：了解患者受伤的原因、部位和时间，受伤时的体位和环境，外力作用的方式、方向与性质，骨折轻重程度及有无合并神经血管损伤，急救处理的过程等。③既往史：重点了解与骨折愈合有关的因素，如患者有无骨折史，有无药物过敏史，有无手术史等。

（2）生命体征（T、P、R、BP）：按护理常规监测生命体征。

（3）患者主诉：受伤的原因、时间、外力方式与性质，骨折轻重程度及有无合并桡神经损伤、受伤时的体位和环境、急救处理的过程等。

（4）相关记录：外伤情况及既往史；X线拍片及实验室检查等结果记录。

2. 身体评估

1）术前评估。

（1）视诊：受伤后肘部出现肿胀和功能障碍，患肢处于半屈曲位，可有皮下瘀斑。若肱动脉挫伤或受压，可因前臂缺血而表现为局部肿胀、剧痛、皮肤苍白、发凉、麻木。

（2）触诊：患肢有触痛、骨摩擦音，肘部可扪到骨折断端，肘后关系正常。若合并正中神经、尺神经或桡神经损伤，可有手臂感觉异常。

（3）动诊：可见反常活动，若合并正中神经、尺神经或桡神经损伤，可有运动障碍。

（4）量诊：患肢有无短缩、双侧上肢周径大小、关节活动度。

2）术后评估。

（1）视诊：受伤后肘部肿胀、皮下瘀斑减轻或消退；外固定清洁、干燥，保持有效固定。若肱动脉挫伤或受压者，前臂缺血改善，局部肿胀减轻或消退、皮肤的颜色、温度、感觉正常。

（2）触诊：患侧触痛减轻或消退；骨摩擦音消失；肘部可不能扪到骨折断端。若合并正中神经、尺神经或桡神经损伤者，手臂感觉恢复正常。

（3）动诊：反常活动消失。若合并正中神经、尺神经或桡神经损伤者，运动正常。

（4）量诊：患肢无短缩，双侧上肢周径大小相等、关节活动度无差异。

3. 心理－社会评估

患者突然受伤骨折，患侧肢体活动障碍，生活自理能力下降，疼痛刺激以及外固定的使用，易产生焦虑、紧张及自身形象紊乱等心理变化。

4. 辅助检查阳性结果评估

肘部正、侧位X线拍片结果确定骨折类型、移位方向。

5. 治疗效果的评估

（1）局部无压痛及纵向叩击痛。

（2）局部无反常活动。

（3）X 线拍片显示骨折处有连续骨痂通过，骨折线已模糊。

（4）拆除外固定后，成人上肢能胸前平举 1 kg 重物持续达 1 min。

（5）连续观察：2 周骨折处不变形。

（三）护理诊断（问题）

1. 疼痛

与骨折、软组织损伤、肌痉挛和水肿有关。

2. 外周神经血管功能障碍的危险

与骨和软组织损伤、外固定不当有关。

3. 不依从行为

与患儿年龄小、缺乏对健康的正确认识有关。

（四）主要护理措施

1. 病情观察与体位护理

（1）疼痛护理：及时评估患者疼痛程度，遵医嘱给予止痛药物。

（2）体位：用吊带或三角巾将患肢托起，以促进静脉回流，减轻肢体肿胀疼痛。

（3）患肢缺血护理：观察石膏绷带或夹板固定的松紧度，必要时及时调整，以免神经、血管受压，影响有效组织灌注。观察前臂肿胀程度及手的感觉运动功能，如出现高张力肿胀、手指发凉、感觉异常、手指主动活动障碍、被动伸直剧痛、桡动脉搏动减弱或消失，即可确定骨筋膜室高压存在，须立即通知医生，并做好手术准备。如已出现 5P 征，及时手术也难以避免缺血性肌挛缩，从而遗留爪形手畸形。

2. 饮食护理

指导患者进食高蛋白、高维生素、高热量、高钙和高铁的食物。

3. 生活护理

指导患者进行力所能及的活动，必要时为其帮助。

4. 心理护理

向患者和家属解释骨折的愈合是一个循序渐进的过程，充分固定能为骨折断端连接提供良好的条件。正确的功能锻炼可以促进断端生长愈合和患肢功能恢复。

5. 健康教育

（1）指导功能锻炼：复位固定后尽早开始手指及腕关节屈伸活动，并进行上臂肌肉的主动舒缩运动，有利于减轻水肿。4～6 周后外固定解除，开始肘关节屈伸活动。手术切开复位且内固定稳定的患者，术后 2 周即可开始肘关节活动。若患者为小儿，应耐心向患儿及家属解释功能锻炼的重要性，指导锻炼的方法，使家属能协助进行功能锻炼。

（2）复查：告知患者及家属若骨折远端肢体肿胀或疼痛明显加重，肢体感觉麻木、肢端发凉，夹板或外固定松动，应立即到医院复查并评估功能恢复情况。

（3）安全指导：指导患者及家属评估家庭环境的安全性，妥善放置可能影响患者活动的障碍物。

（五）护理效果评估

（1）患者是否主诉骨折部位疼痛减轻或消失，感觉舒适。

（2）患侧肢端能否维持正常的组织灌注，皮肤温度和颜色正常，末梢动脉搏动有力。

（3）能否避免因缺血性肌挛缩导致爪形手畸形的发生。一旦发生骨筋膜室综合征，能否及时发现和处理。

（4）患者在指导下能否按计划进行有效的功能锻炼，患肢功能恢复情况及有无活动障碍。

三、前臂双骨折

（一）疾病概述

1. 概念

尺桡骨干双骨折较多见，占各类骨折的 6% 左右，以青少年多见。因骨折后常导致复杂的移位，使复位十分困难，易发生骨筋膜室综合征。

2. 相关病理生理

骨筋膜室综合征：骨筋膜室是由骨、骨间膜、肌间膜和深筋膜形成的密闭腔隙。骨折时，骨折部位骨筋膜室内的压力增高，导致肌肉和神经因急性缺血而产生一系列早期综合征，主要表现为"5P"征：疼痛（pain）、苍白（pallor）、感觉异常（paresthesia）、麻痹（paralysis）及脉搏消失（pulseless）。

骨折的愈合过程及影响愈合的因素参见本节肱骨干骨折的相关内容。

3. 病因与诱因

尺桡骨干双骨折多由于直接暴力、间接暴力和扭转暴力致伤。

（1）直接暴力：多由于重物直接打击、挤压或刀伤引起。特点为两骨同一平面的横形或粉碎性骨折，多伴有不同程度的软组织损伤，包括肌肉、肌腱断裂、神经血管损伤等，整复对位不稳定。

（2）间接暴力：常为跌倒时手掌着地，由于桡骨负重较多，暴力作用向上传到后首先使桡骨骨折，继而残余暴力通过骨间膜向内下方传导，引起低位尺骨斜形骨折。

（3）扭转暴力：跌倒时手掌着地，同时前臂发生旋转，导致不同平面的尺桡骨螺旋形骨折或斜形骨折，尺骨的骨折线多高于桡骨的骨折线。

4. 临床表现

（1）症状：受伤后，患侧前臂出现疼痛、肿胀、畸形及功能障碍。

（2）体征：可发现畸形、反常活动、骨摩擦感。尺骨上 1/3 骨干骨折可合并桡骨小头脱位，称为孟氏（Monteggia）骨折。桡骨干下 1/3 骨干骨折合并尺骨小头脱位，称为盖氏（Galeazzi）骨折。

5. 辅助检查

X 线拍片检查应包括肘关节或腕关节，可发现骨折部位、类型、移位方向以及是否合并有桡骨头脱位或尺骨小头脱位。

6. 治疗原则

（1）手法复位外固定：手法复位成功后采用石膏固定，即用上肢前、后石膏夹板固定，待肿胀消退后改为上肢管型石膏固定，一般 8～12 周可达到骨性愈合。也可以采用小夹板固定，即在前臂掌侧、背侧、尺侧和桡侧分别放置四块小夹板并捆扎，将前臂放在防旋板上固定，再用三角巾悬吊患肢。

（2）切开复位内固定：在骨折部位选择切口，在直视下准确对位，用加压钢板螺钉固定或髓内针固定。

（二）护理评估

1. 一般评估

（1）健康史。①一般情况：了解患者的年龄、职业特点、运动爱好、日常饮食结构、有无酗酒等。②受伤情况：了解患者受伤的原因、部位和时间，受伤时的体位和环境，外力作用的方式、方向与性质，骨折轻重程度，急救处理的过程等。③既往史：重点了解与骨折愈合有关的因素，如患者有无骨折史，有无药物滥用、服用特殊药物及药物过敏史，有无手术史等。

（2）生命体征（T、P、R、BP）：按护理常规监测生命体征。

（3）患者主诉：受伤的原因、时间、外力方式与性质，骨折轻重程度及有无合并桡神经损伤、受伤时的体位和环境、急救处理的过程等。

（4）相关记录：外伤情况及既往史；X线拍片及实验室检查等结果记录。

2. 身体评估

1）术前评估。

（1）视诊：患侧前臂出现肿胀、皮下瘀斑。

（2）触诊：患肢有触痛、骨摩擦音或骨擦感。

（3）动诊：可见反常活动。

（4）量诊：患肢有无短缩、双侧上肢周径大小、关节活动度。

2）术后评估。

（1）视诊：患侧前臂出现肿胀、皮下瘀斑减轻或消退；外固定清洁、干燥，保持有效固定。

（2）触诊：患侧触痛减轻或消退；骨摩擦音或骨擦感消失。

（3）动诊：反常活动消失。

（4）量诊：患肢无短缩，双侧上肢周径大小相等、关节活动度无差异。

3. 心理－社会评估

患者突然受伤骨折，患侧肢体活动障碍，生活自理能力下降，疼痛刺激以及外固定的使用，易产生焦虑、紧张及自身形象紊乱等心理变化。

4. 辅助检查阳性结果评估

肘关节或腕关节 X 线拍片结果确定骨折类型、移位方向以及是否合并有桡骨头脱位或尺骨小头脱位。

5. 治疗效果的评估

（1）局部无压痛及纵向叩击痛。

（2）局部无反常活动。

（3）X 线拍片显示骨折处有连续骨痂通过，骨折线已模糊。

（4）拆除外固定后，成人上肢能平举 1 kg 重物持续达 1 min。

（5）连续观察：2 周骨折处不变形。

（三）护理诊断（问题）

1. 疼痛

与骨折、软组织损伤、肌痉挛和水肿有关。

2. 外周神经血管功能障碍的危险

与骨和软组织损伤、外固定不当有关。

3. 潜在并发症

肌萎缩、关节僵硬。

（四）主要护理措施

1. 病情观察与体位护理

（1）疼痛护理：及时评估患者疼痛程度，遵医嘱给予止痛药物。

（2）体位：用吊带或三角巾将患肢托起，以促进静脉回流，减轻肢体肿胀疼痛。

（3）患肢缺血护理：观察石膏绷带或夹板固定的松紧度，必要时及时调整，以免神经、血管受压，影响有效组织灌注。观察前臂肿胀程度及手的感觉运动功能，如出现高张力肿胀、手指发凉、感觉异常、手指主动活动障碍、被动伸直剧痛、桡动脉搏动减弱或消失，即可确定骨筋膜室高压存在，须立即通知医生，并做好手术准备。如已出现5P征，及时手术也难以避免缺血性肌挛缩，从而遗留爪形手畸形。

（4）局部制动：支持并保护患肢在复位后体位，防止腕关节旋前或旋后。

2. 饮食护理

指导患者进食高蛋白、高维生素、高热量、高钙和高铁的食物。

3. 生活护理

指导患者进行力所能及的活动，必要时提供帮助。

4. 心理护理

向患者和家属解释骨折的愈合是一个循序渐进的过程，充分固定能为骨折断端连接提供良好的条件。正确的功能锻炼可以促进断端生长愈合和患肢功能恢复。

5. 健康教育

（1）指导功能锻炼：复位固定后尽早开始手指伸屈和用力握拳活动，并进行上臂和前臂肌肉的主动舒缩运动。2周后局部肿胀消退，开始练习腕关节活动。4周以后开始练习肘关节和肩关节活动。8～10周后拍片证实骨折已愈合，才可进行前臂旋转活动。

（2）复查：告知患者及家属若骨折远端肢体肿胀或疼痛明显加重，肢体感觉麻木、肢端发凉，夹板或外固定松动，应立即到医院复查并评估功能恢复情况。

（3）安全指导：指导患者及家属评估家庭环境的安全性，妥善放置可能影响患者活动的障碍物。

（五）护理效果评估

（1）患者是否主诉骨折部位疼痛减轻或消失，感觉舒适。

（2）患侧肢端能否维持正常的组织灌注，皮肤温度和颜色正常，末梢动脉搏动有力。

（3）能否避免因缺血性肌挛缩导致爪形手畸形的发生。一旦发生骨筋膜室综合征，能否及时发现和处理。

（4）患者在指导下能否按计划进行有效的功能锻炼，患肢功能恢复情况及有无活动障碍。

四、桡骨远端骨折

（一）疾病概述

1. 概念

桡骨远端骨折是指距桡骨远端关节面 3 cm 以内的骨折，常见于有骨质疏松的中老年妇女。

2. 相关病理生理

骨折的愈合过程及影响愈合的因素参见本节肱骨骨折的相关内容。

3. 病因与分类

多为间接暴力引起。根据受伤的机制不同，可发生伸直型骨折和屈曲型骨折。

4. 临床表现

（1）症状：伤后腕关节局部疼痛和皮下瘀斑、肿胀、功能障碍。

（2）体征：患侧腕部压痛明显，腕关节活动受限。伸直型骨折由于远折端向背侧移位，从侧面看腕关节呈"银叉"畸形；又由于其远折端向桡侧移位，从正面看呈"枪刺样"畸形。屈曲型骨折者受伤后腕部出现下垂畸形。

5. 辅助检查

X 线拍片可见典型移位。

6. 治疗原则

（1）手法复位外固定：对伸直型骨折者，手法复位后在旋前、屈腕、尺偏位用超腕关节石膏绷带固定或小夹板固定 2 周。水肿消退后，在腕关节中立位改用前臂管型石膏或继续用小夹板固定。屈曲型骨折处理原则基本相同，复位手法相反。

（2）切开复位内固定：严重粉碎性骨折移位明显、手法复位失败或复位后外固定不能维持复位者，可行切开复位，用松质骨螺钉、T 形钢板或钢针固定。

（二）护理评估

1. 一般评估

（1）健康史。①一般情况：了解患者的年龄、职业特点、运动爱好、日常饮食结构、有无酗酒等。②受伤情况：了解患者受伤的原因、部位和时间，受伤时的体位和环境，外力作用的方式、方向与性质，骨折轻重程度，急救处理的过程等。③既往史：重点了解与骨折愈合有关的因素，如患者有无骨折史，有无药物滥用、服用特殊药物及药物过敏史，有无手术史等。

（2）生命体征（T、P、R、BP）：按护理常规监测生命体征。

（3）患者主诉：受伤的原因、时间、外力方式与性质，骨折轻重程度及有无合并桡神经损伤、受伤时的体位和环境、急救处理的过程等。

（4）相关记录：外伤情况及既往史；X 线拍片及实验室检查等结果记录。

2. 身体评估

1）术前评估。

（1）视诊：患侧腕关节出现肿胀、皮下瘀斑；伸直型骨折从侧面看腕关节呈"银叉"畸形，从正面看呈"枪刺样"畸形；屈曲型骨折者受伤后腕部出现下垂畸形。

（2）触诊：患侧腕关节压痛明显。

（3）动诊：患侧腕关节活动受限。

（4）量诊：患肢有无短缩、双侧上肢周径大小、关节活动度。

2）术后评估。

（1）视诊：患侧腕关节出现肿胀、皮下瘀斑减轻或消退；外固定清洁、干燥，保持有效固定。

（2）触诊：患侧腕关节压痛减轻或消退。

（3）动诊：患侧腕关节活动改善或恢复正常。

（4）量诊：患肢无短缩，双侧上肢周径大小相等、关节活动度无差异。

3. 心理－社会评估

患者突然受伤骨折，患侧肢体活动障碍，生活自理能力下降，疼痛刺激以及外固定的使用，易产生焦虑、紧张及自身形象紊乱等心理变化。

4. 辅助检查阳性结果评估

肘腕关节 X 线拍片结果确定骨折类型、移位方向。

5. 治疗效果的评估

（1）局部无压痛。

（2）局部无反常活动。

（3）X 线拍片显示骨折处有连续骨痂通过，骨折线已模糊。

（4）拆除外固定后，成人上肢能胸前平举 1 kg 重物持续达 1 min。

（5）连续观察：2 周骨折处不变形。

（三）护理诊断（问题）

1. 疼痛

与骨折、软组织损伤、肌痉挛和水肿有关。

2. 外周神经血管功能障碍的危险

与骨和软组织损伤、外固定不当有关。

（四）主要护理措施

1. 病情观察与体位护理

（1）疼痛护理：及时评估患者疼痛程度，遵医嘱给予止痛药物。

（2）体位：用吊带或三角巾将患肢托起，以促进静脉回流，减轻肢体肿胀疼痛。

（3）患肢缺血护理：观察石膏绷带或夹板固定的松紧度，必要时及时调整，以免神经、血管受压，影响有效组织灌注。观察前臂肿胀程度及手的感觉运动功能，如出现高张力肿胀、手指发凉、感觉异常、手指主动活动障碍、被动伸直剧痛、桡动脉搏动减弱或消失，即可确定骨筋膜室高压存在，须立即通知医生，并做好手术准备。

（4）局部制动：支持并保护患肢在复位后体位，防止腕关节旋前或旋后。

2. 饮食护理

指导患者进食高蛋白、高维生素、高热量、高钙和高铁的食物。

3. 生活护理

指导患者进行力所能及的活动，必要时提供帮助。

4. 心理护理

向患者和家属解释骨折的愈合是一个循序渐进的过程，充分固定能为骨折断端连接提供良好的条件。正确的功能锻炼可以促进断端生长愈合和患肢功能恢复。

5. 健康教育

（1）指导功能锻炼：复位固定后尽早开始手指伸屈和用力握拳活动，并进行前臂肌肉的主动舒缩运动。4～6 周后可去除外固定，逐渐开始关节活动。

（2）复查：告知患者及家属若骨折远端肢体肿胀或疼痛明显加重，肢体感觉麻木、肢端发凉，夹板或外固定松动，应立即到医院复查并评估功能恢复情况。

（3）安全指导：指导患者及家属评估家庭环境的安全性，妥善放置可能影响患者活动的障碍物。

（五）护理效果评估

（1）患者是否主诉骨折部位疼痛减轻或消失，感觉舒适。

（2）患侧肢端能否维持正常的组织灌注，皮肤温度和颜色正常，末梢动脉搏动有力。

（3）能否避免因缺血性肌挛缩的发生。一旦发生，能否及时发现和处理。

（4）患者在指导下能否按计划进行有效的功能锻炼，患肢功能恢复情况及有无活动障碍。

五、股骨颈骨折

（一）疾病概述

1. 概念

股骨颈骨折多发生在中老年人，以女性多见。常出现骨折不愈合（约占 15%）和股骨头缺血性坏死（约占 20%～30%）。

2. 相关病理生理

股骨颈骨折的发生常与骨质疏松导致骨质量下降有关，使患者在遭受轻微扭转暴力时即发生骨折。

骨折的愈合过程及影响愈合的因素参见本节肱骨干骨折的相关内容。

3. 病因与分类

患者多在走路时滑倒，身体发生扭转倒地，间接暴力传导致股骨颈发生骨折。青少年股骨颈骨折较少见，常需较大暴力才会引起，且多为不稳定型。

按骨折线部位分类：股骨头下骨折、经股骨颈骨折和股骨颈基底骨折。

按 X 线表现分类：内收骨折、外展骨折。

按移位程度分类：常采用 Garden 分型，可分为：不完全骨折、完全骨折但不移位、完全骨折部分移位且股骨头与股骨颈有接触、完全移位的骨折。

4. 临床表现

（1）症状：中老年人有摔倒受伤史，伤后感髋部疼痛，下肢活动受限，不能站立和行走。嵌插骨折患者受伤后仍能行走，但是数日后髋部疼痛逐渐加强，活动后更痛，甚至完全不能行走，提示可能由受伤时的稳定骨折发展为不稳定骨折。

（2）体征：患肢缩短，出现外旋畸形，一般在 45°～60°。患侧大转子突出，局部压痛和轴向叩击痛。患者较少出现髋部肿胀和瘀斑。

5. 辅助检查

髋部正侧位 X 线拍片可见明确骨折的部位、类型、移位情况，是选择治疗方法的重要依据。

6．治疗原则

1）非手术治疗：无明显移位的骨折、外展型或嵌插型等稳定性骨折者，年龄过大、全身情况差。或合并有严重心、肺、肾、肝等功能障碍者，可选择非手术治疗。患者可穿防旋鞋，下肢30°外展中立位皮肤牵引，卧床6～8周。对全身情况很差的高龄患者应以挽救生命和治疗并发症为主，骨折可不进行特殊治疗。尽管可能发生骨折不愈合，但患者仍能扶拐行走。

2）手术治疗：对内收型骨折和有移位的骨折，65岁以上老年人的股骨头下型骨折、青少年股骨颈骨折、股骨陈旧骨折不愈合以及影响功能的畸形愈合等，应采用手术治疗。

（1）闭合复位内固定：对所有类型股骨颈骨折患者均可进行闭合复位内固定术。闭合复位成功后，在股骨外侧打入多根空心加压螺钉内固定或动力髋钉板固定。

（2）切开复位内固定：对闭合复位困难或复位失败者可行切开复位内固定术。经切口在直视下复位，用加压螺钉。

（3）人工关节置换术：对全身情况尚好的高龄患者股骨头下骨折，已合并骨关节炎或股骨头坏死者，可选择单纯人工股骨头置换术或全髋关节置换术。

（二）护理评估

1．一般评估

（1）健康史。①一般情况：了解患者的年龄、职业特点、运动爱好、日常饮食结构、有无酗酒等。②受伤史：有摔倒受伤后感髋部疼痛，下肢活动受限，不能站立和行走。③既往史：重点了解与骨折愈合有关的因素，如患者有无骨折史，有无药物滥用、服用特殊药物及药物过敏史，有无手术史等。

（2）生命体征（T、P、R、BP）：根据病情定时监测生命体征。

（3）患者主诉：受伤的原因、时间、外力方式与性质，骨折轻重程度及有无合并桡神经损伤、受伤时的体位和环境、急救处理的过程等。

（4）相关记录：外伤情况及既往史；X线拍片及实验室检查等结果记录。

2．身体评估

1）术前评估。

（1）视诊：患肢出现外旋畸形，股骨大转子突出。

（2）触诊：患肢局部压痛。

（3）叩诊：患肢局部纵向压痛。

（4）动诊：患肢活动受限。

（5）量诊：患肢有无短缩、双侧下肢周径大小、关节活动度。

2）术后评估。

（1）视诊：患肢保持外展中立位；外固定清洁、干燥，保持有效固定。

（2）触诊：患肢局部压痛减轻或消退。

（3）叩诊：患肢局部纵向压痛减轻或消退。

（4）动诊：患肢根据愈合情况进行相应活动。

（5）量诊：患肢无短缩，双侧下肢周径大小相等、关节活动度无差异。

3．心理－社会评估

患者受伤骨折，患侧肢体活动障碍，生活自理能力下降，疼痛刺激以及外固定的使用，易产生焦虑、紧张及自身形象紊乱等心理变化。

4. 辅助检查阳性结果评估

髋部正侧位 X 线拍片结果确定骨折的部位、类型、移位方向。

5. 治疗效果的评估

（1）局部无压痛及叩击痛。

（2）局部无反常活动。

（3）内固定治疗者，X 线拍片显示骨折处有连续骨痂通过，骨折线已模糊。

（4）X 线拍片证实骨折愈合后可正常行走或负重行走。

（三）护理诊断（问题）

1. 躯体活动障碍

与骨折、牵引或石膏固定有关。

2. 失用综合征的危险

与骨折、软组织损伤或长期卧床有关。

3. 潜在并发症

下肢深静脉血栓、肺部感染、压疮、股骨头缺血坏死、骨折不愈合、关节脱位、关节感染等。

（四）主要护理措施

1. 病情观察与并发症预防

（1）搬运与移动：尽量避免搬运和移动患者。搬运时将髋关节与患肢整体托起，防止关节脱位或骨折断端移位造成新的损伤。在病情允许的情况下，指导患者借助吊架或床栏更换体位、坐起、转移到轮椅上以及使用助行器、拐杖行走的方法。

（2）疼痛护理：及时评估患者疼痛程度，遵医嘱给予止痛药物。人工关节置换术后患者有中度至重度疼痛，术后用患者自控性止痛治疗、静脉或硬膜外止痛治疗可以控制疼痛。疼痛将逐渐减轻，到术后第 3 天，口服止痛药就可以充分缓解疼痛。口服止痛药在运动或体位改变前 1.5 h 服用为宜。

（3）下肢深静脉血栓的预防：指导患者卧床时多做踝关节运动，鼓励患者术后早期运动和行走。人工关节置换术后患者要穿抗血栓长袜或充气压力长袜，术后第 1 天鼓励患者下床取坐位。

（4）压疮的预防：保持床单的清洁、干燥，定时翻身并按摩受压的骨突部位，避免剪切力、摩擦力等损伤。

（5）肺部感染的预防：鼓励患者进行主动咳嗽，可指导患者使用刺激性肺活量测定器（一种显示一次呼吸气量多少的塑料装置）来逐步增加患者的呼吸深度，调节深呼吸和咳嗽过程，防止肺炎。

（6）关节感染的预防：保持关节腔内有效的负压吸引，引流管留置不应超过 72 h，24 h 引流量少于 20 mL 后才可拔管。若手术后关节持续肿胀疼痛、伤口有异常体液溢出、皮肤发红、局部皮温较高，应警惕是否为关节感染。关节感染虽然少见，但是最严重的并发症。

2. 饮食护理

指导患者进食高蛋白、高维生素、高热量、高钙和高铁的食物。对于手术或进食困难者，予以静脉营养支持。

3. 生活护理

指导患者进行力所能及的活动，必要时为其帮助，如协助进食、进水、排便和翻身等。

4. 心理护理

向患者和家属解释骨折的愈合是一个循序渐进的过程，充分固定能为骨折断端连接提供良好的条件。正确的功能锻炼可以促进断端生长愈合和患肢功能恢复。对可能遗留残疾的患者，应鼓励其表达自己的思想，减轻患者及其家属的心理负担。

5. 健康教育

（1）非手术治疗：卧床期间保持患肢外展中立位，即平卧时两腿分开 30°，腿间放枕头，脚尖向上或穿"丁"字鞋。不可使患肢内收或外旋，坐起时不能交叉盘腿，以免发生骨折移位。翻身过程应由护士或家属协助，使患肢在上且始终保持外展中立位，然后在两大腿之间放 1 个枕头以防内收。指导患肢股四头肌等长收缩、踝关节和足趾屈伸旋转运动，在非睡眠状态下每小时练习1次，每次 5~20 min，以防止下肢深静脉血栓、肌萎缩和关节僵硬。在锻炼患肢的同时，指导患者进行双上肢及健侧下肢全范围关节活动和功能锻炼。

一般 8 周后复查 X 线片，若无异常可去除牵引后在床上坐起；3 个月后骨折基本愈合，可先双扶拐患肢不负重活动，后逐渐单拐部分负重活动；6 个月后复查 X 线检查显示骨折愈合牢固后，可完全负重行走。

（2）内固定治疗：卧床期间不可使患肢内收，坐起不能交叉盘腿。若骨折复位良好，术后早期即可扶双拐下床活动，逐渐增加负重重量，X 线检查证实骨折愈合后可弃拐负重行走。

（3）人工关节置换术：卧床期间两腿间垫枕，保持患肢外展中立位，同时进行患肢股四头肌等长收缩、踝关节和足趾屈伸旋转运动。骨水泥型假体置换术后第 1 d 后，即可遵医嘱进行床旁坐、站及扶双拐行走练习。生物型假体置换者一般于术后 1 周开始逐步进行行走练习。根据患者个体情况不同，制订具体康复计划，如果活动后感觉到关节持续疼痛和肿胀，说明练习强度过大。

在术后 3 个月内，关节周围软组织没有充分愈合，为避免关节脱位，应尽量避免屈髋大于 90°和下肢内收超过身体中线。因此，避免下蹲、坐矮凳、坐沙发、跪姿、盘腿、过度内收或外旋、交叉腿站立、跷二郎腿或过度弯腰拾物等动作；侧卧时应健侧在下，患肢在上，两腿间夹枕头；排便时使用坐便器。可以坐高椅、散步、骑车、跳舞和游泳等，上楼时健肢先上，下楼时患肢先下。另外，嘱患者尽量不做或少做有损人工关节的活动，如爬山、爬楼梯和跑步等；避免在负重状态下反复做髋关节屈伸运动，或做剧烈跳跃和急转急停运动。肥胖患者应控制体重，预防骨质疏松，避免过多负重。

警惕术后关节感染的发生。人工关节置换多年后关节松动或磨损，可在活动时出现关节疼痛、跛行、髋关节功能减退。患者摔倒或髋关节扭伤后髋部不能活动，伴有疼痛，双下肢不等长，可能出现了关节脱位。嘱患者出现以上情况应尽快就诊。

严格定期随诊，术后 1、2、3、6、12 个月以及以后每年，以便指导锻炼和了解康复情况。

（4）安全指导：指导患者及家属评估家庭环境的安全性，妥善放置可能影响患者活动的障碍物。指导患者安全使用步行辅助器械或轮椅。行走练习时需有人陪伴，以防摔倒。

（五）护理效果评估

（1）患者是否主诉骨折部位疼痛减轻或消失，感觉舒适。

（2）患侧肢端能否维持正常的组织灌注，皮肤温度和颜色正常，末梢动脉搏动有力。

（3）能否避免下肢深静脉血栓、肺部感染、压疮、股骨头缺血坏死、骨折不愈合、关节脱位、关节感染等并发症的发生。一旦发生，能否及时发现和处理。

（4）患者在指导下能否按计划进行有效的功能锻炼，患肢功能恢复情况及有无活动障碍。

六、股骨干骨折

（一）疾病概述

1. 概念

股骨干骨折是至股骨转子以下、股骨髁以上部位的骨折，包括粗隆下 2～5 cm 至股骨髁上 2～5 cm 的骨干。约占全身骨折 6%。

2. 相关病理生理

股骨是人体最粗、最长、承受应力最大的管状骨，股骨干血运丰富，一旦骨折，常有大量失血。股骨干为三组肌肉所包围，其中伸肌群最大，由股神经支配；屈肌群次之，由坐骨神经支配；内收肌群最小，由闭孔神经支配，由于大腿的肌肉发达，骨折后多有错位及重叠。股骨干周围的外展肌群，与其他肌群相比其肌力稍弱，外展肌群位于臀部附着在大粗隆上，由于内收肌的作用，骨折远端常有向内收移位的倾向，已对位的骨折，常有向外弓的倾向，这种移位和成角倾向，在骨折治疗中应注意纠正和防止。

一般股骨上 1/3 骨折时，其移位方向比较规律，骨折近端因受外展、外旋肌群和髂腰肌的作用而出现外展、外旋和屈曲等向前、外成角突起移位，骨折远端则向内、向后、向上重叠移位。股骨中 1/3 骨折时，除原骨折端向上重叠外，移位多随暴力方向而异，一般远折端多向后向内移位。股骨下 1/3 骨折时，近折端因受内收肌的牵拉而向后倾斜成角突起移位，有损伤腘窝部动、静脉及神经的危险。

3. 病因与分类

多数骨折由强大的直接暴力所致，如撞击、挤压等；一部分骨折由间接暴力所致，如杠杆作用、扭转作用、由高处跌落等。正常股骨干在遭受强大外力才发生骨折。多数原因是车祸、行人相撞、摩托车车祸、坠落伤与枪弹伤等高能量损伤。

股骨干骨折由于部位不同可分为上 1/3 骨折，中 1/3 骨折和下 1/3 骨折，以中下 1/3 交界处骨折最为多见。

4. 临床表现

（1）症状：受伤后患肢疼痛、肿胀，远端肢体异常扭曲，不能站立和行走。

（2）体征：患肢明显畸形，可出现反常活动、骨擦音。单一股骨干骨折因失血较多者，可能出现休克前期表现；若合并多处骨折，或双侧股骨干骨折，发生休克的可能性很大，甚至可以出现休克表现。若骨折损伤腘动脉、腘静脉、胫神经或腓总神经，可出现远端肢体相应的血液循环、感觉和运动障碍。

5. 辅助检查

X 线正、侧位拍片可明确骨折部位、类型和移位情况。

6. 治疗原则

1）非手术治疗。

（1）牵引法。①皮牵引：适用于 3 岁以下儿童。②骨牵引：适于成人各类型股骨骨折。由于需长期卧床、住院时间长、并发症多，目前已逐渐少用。牵引现在更多的是作为常规的术前准备或其他治疗前使用。

（2）石膏支具：离床治疗和防止髋人字石膏引起膝关节、髋关节挛缩导致石膏支具的发展。石膏支具在理论上有许多特点，它允许逐渐负重，可以改善肌肉和关节的功能，增加骨骼的应力刺激，促进骨折愈合。

2）手术治疗：采用切开复位内固定。由于内固定器械的改进，手术技术的提高以及人们对骨折治疗观念的改变，股骨干骨折多趋向于手术治疗。内固定的选择应考虑到患者的全身情况、软组织情况及骨折损伤类型。内固定材料包括钢板螺钉固定和髓内钉固定。

（二）护理评估

1. 一般评估

（1）健康史。①一般情况：了解患者的年龄、职业特点、运动爱好、日常饮食结构、有无酗酒等。②受伤情况：了解患者受伤的原因、部位和时间，受伤时的体位和环境，外力作用的方式、方向与性质，骨折轻重程度，急救处理的过程等。③既往史：重点了解与骨折愈合有关的因素，如患者有无骨折史，有无药物滥用、服用特殊药物及药物过敏史，有无手术史等。

（2）生命体征（T、P、R、BP）：密切观察患者的生命体征及神志，警惕休克发生。

（3）患者主诉：受伤的原因、时间、外力方式与性质，骨折轻重程度及有无合并血管神经损伤、受伤时的体位和环境、急救处理的过程等。

（4）相关记录：外伤情况及既往史；X线拍片及实验室检查等结果记录。

2. 身体评估

1）术前评估。

（1）视诊：肢体肿胀，缩短，由于肌肉痉挛，常有明显的扭曲畸形。

（2）触诊：局部皮温可偏高，明显压痛。完全骨折有骨擦音。触诊患肢足背动脉、腘窝动脉搏动情况。

（3）动诊：可见反常活动，膝、髋关节活动受限，不能站立和行走。

（4）量诊：患肢有无短缩、双侧下肢周径大小、关节活动度。

2）术后评估。

（1）视诊：牵引患者患肢保持外展中立位；外固定清洁、干燥，保持有效固定。

（2）触诊：患肢局部压痛减轻或消退。

（3）动诊：患肢根据愈合情况进行如活动足部、踝关节及小腿。

（4）量诊：患肢无短缩，双侧上肢周径大小相等、关节活动度无差异。

3. 心理－社会评估

评估心理状态，了解患者社会背景，致伤经过及家庭支持系统，对疾病的接受程度，是否承受心理负担，能否有效调节角色转换。

4. 辅助检查阳性结果评估

X线拍片结果明确骨折具体部位、类型、稳定性及损伤程度。

5. 治疗效果的评估

1）非手术治疗评估要点。

（1）消肿处理效果的评估：观察患肢肿胀变化；使用冷疗技术后效果；末梢感觉异常者避免冻伤。联合药物静脉使用时密切观察穿刺部位，谨防药物外渗引起局部组织损害。

（2）保持有效牵引效果评估：骨牵引穿刺的针眼有无出现感染征，注意观察患者有无足下垂情况，并注意膝关节外侧腓总神经有无受压。小儿悬吊牵引时无故哭闹时仔细查找原因，调整牵引带，经常检查双足的血液循环和感觉有无异常，皮肤有无破损、溃疡。

（3）观察石膏松紧情况，有无松脱、过紧、污染、断裂。长期固定有无出现关节僵硬、肌肉萎缩、肺炎、压疮、泌尿系统感染等并发症。

2）手术治疗评估要点。

（1）评估术区伤口敷料有无渗血、渗液，评估早期功能锻炼的掌握情况。

（2）观察患肢末梢血液循环、活动、感觉，及早发现术后并发症。

（三）护理诊断（问题）

1.疼痛

与骨折有关。

2.躯体移动障碍

与骨折或牵引有关。

3.潜在并发症

低血容量休克。

（四）主要护理措施

1.病情观察与并发症预防

（1）病情观察：由于股骨干骨折失血量较大，观察患者有无脉搏增快、皮肤湿冷、血压下降等低血容量性休克表现。因骨折可损伤下肢重要神经或血管，观察患肢血液供应，如足背动脉搏动和毛细血管充盈情况，并与健肢比较，同时观察患肢是否出现感觉和运动障碍等。一旦发生异常，及时报告医生并协助处理。

（2）疼痛护理：及时评估患者疼痛程度，遵医嘱给予止痛药物。

（3）牵引护理：①保持有效牵引，定期测量下肢的长度和力线，以免造成过度牵引和骨端旋转。②注意牵引针是否有移位，若有移位应消毒后调整。③预防腓总神经损伤，在膝外侧腓骨头处垫纱布或棉垫，防止腓总神经受压，经常检查足部背伸运动，询问是否有感觉异常等情况。④长期卧床者，骶尾处皮肤受压易发生压疮，给予睡气垫床，定时按摩受压处皮肤，足跟悬空。

2.饮食

给予患者高热量、高蛋白、高纤维素、高钙、富含维生素及果胶成分饮食。如牛奶、鸡蛋、海米、虾皮、鱼汤、骨头汤、新鲜蔬菜和水果等。

3.用药护理

了解药物不良反应，对症处理用药时观察其用药后效果。根据疼痛程度使用止痛药，并评估副作用。

4.心理护理

向患者和家属解释骨折的愈合是一个循序渐进的过程，充分固定能为骨折断端连接提供良好的条件。正确的功能锻炼可以促进断端生长愈合和患肢功能恢复。鼓励患者表达自己的思想，减轻患者及其家属的心理负担。

5. 健康教育

（1）指导功能锻炼：患肢固定后，可在持续牵引下做股四头肌等长舒缩运动，并活动足部、踝关节和小腿。卧床期间鼓励患者利用牵引架拉手环或使用双肘、健侧下肢三点支撑抬起身体使局部减轻压力。在 X 线拍片证实有牢固的骨折愈合后，才能取消牵引，进行较大范围的运动。有条件时，也可在 8～10 周后，有外固定架保护，早起不负重活动，以后逐渐增加负重。股骨中段以上骨折，下床活动时始终应注意保持患肢的外展体位，以免因负重和内收肌的作用而发生继发性向外成角突起畸形。

（2）复查：告知患者及家属若骨折远端肢体肿胀或疼痛明显加重，肢体感觉麻木、肢端发凉，应立即到医院复查并评估功能恢复情况。

（3）安全指导：指导患者及家属评估家庭环境的安全性，妥善放置可能影响患者活动的障碍物。

（五）护理效果评估

（1）患者是否主诉骨折部位疼痛减轻或消失，感觉舒适。

（2）患侧肢端能否维持正常的组织灌注，皮肤温度和颜色正常，末梢动脉搏动有力。

（3）能否避免低血容量休克等并发症的发生。一旦发生，能否及时发现和处理。

（4）患者在指导下能否按计划进行有效的功能锻炼，患肢功能恢复情况及有无活动障碍。

七、胫腓骨干骨折

（一）疾病概述

1. 概念

胫腓骨干骨折指胫骨平台以下至踝以上部分发生的骨折。约占全身骨折的 13%～17%。

2. 相关病理生理

胫腓骨是长管状骨中最常发生骨折的部位，10 岁以下儿童尤为多见，其中以胫腓骨双骨折最多，胫骨骨折次之，单纯腓骨骨折最少。胫腓骨由于部位的关系，遭受直接暴力打击、压轧的机会较多，又因胫骨前内侧紧贴皮肤，所以开放性骨折较多见。严重外伤、创口面积大、骨折粉碎、污染严重、组织遭受挫裂伤为本病的特点。

3. 病因与分类

（1）病因。①直接暴力：多为重物撞击伤、车轮碾轧等直接暴力损伤，可引起胫腓骨同一平面的横形、短斜形或粉碎性骨折。②间接暴力：多为高处坠落后足着地，身体发生扭转所致。可引起胫骨、腓骨螺旋形或斜形骨折，软组织损伤较小，腓骨的骨折线高于胫骨骨折线。儿童胫腓骨干骨折常为青枝骨折。

（2）分类。胫腓骨干骨折可分为：①胫腓骨干双骨折。②单纯胫骨干骨折。③单纯腓骨骨折。

4. 临床表现

（1）症状：患肢局部疼痛、肿胀，不敢站立和行走。

（2）体征：患肢可有反常活动和明显畸形。由于胫腓骨表浅，骨折常合并软组织损伤，形成开放性骨折，可见骨折端外露。胫骨上 1/3 骨折可致胫后动脉损伤，引起下肢严重缺血甚至坏死。胫骨中 1/3 骨折可引起骨筋膜室压力升高，胫前区和腓肠肌区可有张力增加。胫骨下

1/3骨折由于血运差，软组织覆盖少，容易发生延迟愈合或不愈合。腓骨颈有移位的骨折可损伤腓总神经，可出现相应感觉和运动功能障碍。骨折后期，若骨折对位对线不良，使关节面失去平行，改变了关节的受力面，易发生创伤性关节。小儿青枝骨折表现为不敢负重和局部压痛。

5. 辅助检查

X线检查应包括膝关节和踝关节，可确定骨折的部位、类型和移位情况。

6. 治疗原则

1）非手术治疗。

（1）手法复位外固定：稳定的胫腓骨骨干横形骨折或短斜形骨折可在手法复位后用小夹板或长腿石膏固定，6～8周可扶拐负重行走。单纯胫骨干骨折由于有完整腓骨的支撑，石膏固定6～8周后可下地活动。单纯胫骨干骨折若不伴有胫腓上、下关节分离，也无需特殊治疗。为减少下地活动时疼痛，用石膏固定3～4周。

（2）牵引复位：不稳定的胫腓骨干双骨折可采用腿骨结节牵引，纠正缩短畸形后手法复位，小夹板固定。6周后去除牵引，改用小腿功能支架固定，或行长腿石膏固定，可下地负重行走。

2）手术治疗：手法复位失败、损伤严重或开放性骨折者应切开复位，选择钢板螺钉或髓内针固定。若固定牢固，手术4～6周后可负重行走。

（二）护理评估

1. 一般评估

（1）健康史。①一般情况：了解患者的年龄、职业特点、运动爱好、日常饮食结构、有无酗酒等。②受伤情况：了解患者受伤的原因、部位和时间，受伤时的体位和环境，外力作用的方式、方向与性质，骨折轻重程度，急救处理的过程等。③既往史：重点了解与骨折愈合有关的因素，如患者有无骨折史，有无药物滥用、服用特殊药物及药物过敏史，有无手术史等。

（2）生命体征（T、P、R、BP）。①发热：骨折患者体温一般在正常范围。损伤严重或因血肿吸收，可出现低热但一般不超过38℃。开放性骨折出现高热，多由感染引起。②休克：因骨折部位大量出血、剧烈疼痛或合并内脏损伤引起失血性或创伤性休克，多见于严重的开放性骨折。

（3）患者主诉：受伤的原因、时间、外力方式与性质，骨折轻重程度及有无合并血管神经损伤、受伤时的体位和环境、急救处理的过程等。

（4）相关记录：外伤情况及既往史；X线拍片及实验室检查等结果记录。

2. 身体评估

1）术前评估。

（1）视诊：肢体肿胀，有明显畸形。

（2）触诊：局部皮温可偏高，明显压痛；有骨擦音。

（3）动诊：可见反常活动，不能站立和行走。

（4）量诊：患肢有无短缩、双侧下肢周径大小、关节活动度。

2）术后评估。

（1）视诊：牵引患者患肢保持外展中立位；外固定清洁、干燥，保持有效固定。

（2）触诊：患肢局部压痛减轻或消退。

（3）动诊：患肢根据愈合情况进行如活动足部、踝关节及小腿。

（4）量诊：患肢无短缩，双侧上肢周径大小相等、关节活动度无差异。

3. 心理－社会评估

评估心理状态，了解患者社会背景，致伤经过及家庭支持系统，对疾病的接受程度，是否承受心理负担，能否有效调节角色转换。

4. 辅助检查阳性结果评估

X 线拍片结果明确骨折具体部位、类型、稳定性及损伤程度。

5. 治疗效果的评估

（1）局部无压痛及叩击痛。

（2）局部无反常活动。

（3）内固定治疗者，X 线拍片显示骨折处有连续骨痂通过，骨折线已模糊。

（4）X 线拍片证实骨折愈合后可正常行走或负重行走。

（5）连续观察：2 周骨折处不变形。

（三）**护理诊断（问题）**

1. 疼痛

与骨折、软组织损伤、肌痉挛和水肿有关。

2. 外周神经血管功能障碍的危险

与骨和软组织损伤、外固定不当有关。

3. 潜在并发症

肌萎缩、关节僵硬。

（四）**主要护理措施**

1. 病情观察与并发症预防

（1）病情观察：因骨折可损伤下肢重要神经或血管，观察患肢血液供应，如足背动脉搏动和毛细血管充盈情况，并与健肢比较，同时观察患肢是否出现感觉和运动障碍等。一旦发生异常，及时报告医生并协助处理。

（2）疼痛护理：及时评估患者疼痛程度，遵医嘱给予止痛药物。

（3）牵引护理：①保持有效牵引，定期测量下肢的长度和力线，以免造成过度牵引和骨端旋转。②注意牵引针是否有移位，若有移位应消毒后调整。③预防腓总神经损伤，经常检查足部背伸运动，询问是否有感觉异常等情况。④长期卧床者，骶尾处皮肤受压易发生压疮，给予睡气垫床，定时按摩受压处皮肤，足跟悬空。

2. 饮食

给予患者高热量、高蛋白、高纤维素、高钙、富含维生素及果胶成分饮食。如牛奶、鸡蛋、海米、虾皮、鱼汤、骨头汤、新鲜蔬菜和水果等。

3. 用药护理

了解药物不良反应，对症处理用药时观察其用药后效果。根据疼痛程度使用止痛药，并评估副作用。

4. 心理护理

向患者和家属解释骨折的愈合是一个循序渐进的过程，充分固定能为骨折断端连接提供良好的条件。正确的功能锻炼可以促进断端生长愈合和患肢功能恢复。鼓励患者表达自己的思想，减轻患者及其家属的心理负担。

5. 健康教育

（1）指导功能锻炼：复位固定后尽早开始趾间和足部关节的屈伸活动，做四头肌等长舒缩运动以及髌骨的被动运动。有夹板外固定者可进行踝关节和膝关节活动，但禁止在膝关节伸直情况下旋转大腿，以防发生骨不连。去除牵引或外固定后遵医嘱进行膝关节和踝关节的屈伸练习和髋关节各种运动，逐渐下地行走。

（2）复查：告知患者及家属若骨折远端肢体肿胀或疼痛明显加重，肢体感觉麻木、肢端发凉，应立即到医院复查并评估功能恢复情况。

（3）安全指导：指导患者及家属评估家庭环境的安全性，妥善放置可能影响患者活动的障碍物。

（五）护理效果评估

（1）患者是否主诉骨折部位疼痛减轻或消失，感觉舒适。

（2）患侧肢端能否维持正常的组织灌注，皮肤温度和颜色正常，末梢动脉搏动有力。

（3）能否避免低血容量休克等并发症的发生。一旦发生，能否及时发现和处理。

（4）患者在指导下能否按计划进行有效的功能锻炼，患肢功能恢复情况及有无活动障碍。

第二节　脊柱骨折

一、疾病概述

（一）概念

脊柱骨折又称脊椎骨折，约占全身各类骨折的 $5\%\sim6\%$。脊柱骨折可以并发脊髓或马尾神经损伤，特别是颈椎骨折－脱位合并有脊髓损伤时能严重致残甚至丧失生命。

（二）相关病理生理

脊柱分为前、中、后 3 柱。中柱和后柱包裹了脊髓和马尾神经，该区的损伤可以累及神经系统，特别是中柱损伤，碎骨片和髓核组织可以突入椎管的前半部而损伤脊髓。胸腰段脊柱（ $T_{10}\sim L_2$ ）处于两个生理弧度的交汇处，是应力集中之处，也是常见骨折之处。

（三）病因与诱因

主要原因是暴力，多数由间接暴力引起，少数因直接暴力所致。当从高处坠落时，头、肩、臀部或足部着地，地面对身体的阻挡，使身体猛烈屈曲，所产生的垂直分力可导致椎体压缩性骨折，水平分力较大时则可同时发生脊椎脱位。直接暴力所致的脊椎骨折，多见于战伤、爆炸伤、直接撞伤等。

1. 病理和分类

暴力的方向可以通过 X、Y、Z 轴，牵拉和旋转；在 X 轴上有屈、伸和侧方移动；在 Z 轴上则有侧屈和前后方向移动。因此，胸腰椎骨折和颈椎骨折分别可以有六种类型损伤。

2. 胸、腰椎骨折的分类

（1）单纯性楔形压缩性骨折：脊柱前柱损伤，椎体成楔形，脊柱仍保持稳定。

（2）稳定性爆破型：前柱、中柱损伤。通常是高处坠落时，脊柱保持正直，胸腰段脊柱的椎体因受力、挤压而破碎；后柱不损伤，脊柱稳定。但破碎的椎体与椎间盘可突出于椎管前方，损伤脊髓而产生神经症状。

（3）不稳定性爆破型：前柱、中柱、后柱同时损伤。由于脊柱不稳定，可出现创作后脊柱后突和进行性神经症状。

（4）Chance 骨折：椎体水平状撕裂性损伤。如从高空仰面落下，背部被物体阻挡，脊柱过伸，椎体横形裂开；脊柱不稳定。

（5）屈曲－牵拉型：前柱部分因受压缩力而损伤，而中柱、后柱同时因牵拉的引力而损伤，造成后纵韧带断裂，脊椎关节囊破裂，关节突脱位，半脱位或骨折；是潜在性不稳定型骨折。

（6）脊柱骨折－脱位：又名移动性损伤。脊柱沿横面移位，脱位程度重于骨折。此类损伤较严重，伴脊髓损伤，预后差。

3. 颈椎骨折的分类

（1）屈曲型损伤：前柱因受压缩力而损伤，而后柱因牵拉的张力而损伤。

前方半脱位（过屈型扭伤）：后柱韧带完全或不完全性破裂。完全性者可有棘突上韧带、棘间韧带、脊椎关节囊破裂和横韧带撕裂。不完全性者仅有棘上韧带和部分棘间韧带撕裂。

双侧脊椎间关节脱位：因过度屈曲，中后柱韧带断裂，脱位的关节突超越至下一个节段小关节的前方与上方。大多数患者伴有脊髓损伤。

单纯椎体楔形（压缩性）骨折：较常见，除椎体压缩性骨折外，还不同程度的后方韧带结构破裂。

（2）垂直压缩损伤：多数发生在高空坠落或高台跳水者。第一颈椎双侧前、后弓骨折：也称 Jefferson 骨折。爆破型骨折：颈椎椎体粉碎骨折，多见于第 5、6 颈椎椎体。破碎的骨折片可凸向椎管内，瘫痪发生率高达 80％。

（3）过伸损伤。

过伸性脱位：前纵韧带破裂，椎体横行裂开，椎体向后脱位。

损伤性枢椎椎弓骨折：暴力来自颏部，使颈椎过度仰伸，枢椎椎弓垂直状骨折。

（4）齿状突骨折：机制不清，暴力可能来自水平方向，从前向后经颅骨至齿状突。

（四）临床表现

有严重的外伤史，如高空坠落、重物撞击腰背部、塌方事件被泥土、矿石掩埋等。

胸腰椎损伤后，主要症状为局部疼痛，站立及翻身困难。腹膜后血肿刺激了腹腔神经节，合并肠蠕动减慢，常出现腹痛、腹胀甚至肠麻痹症状。

检查时要详细询问病史、受伤方式、受伤时姿势、伤后有无感觉及运动障碍。

注意多发伤：多发伤患者往往合并有颅脑、胸、腹脏器的损伤。要先处理紧急情况，抢救生命。

检查脊柱时暴露面应足够，必须用手指从上至下逐个按压棘突，如发现位于中线部位局部肿胀和明显的局部压痛，提示后柱已有损伤；胸腰段脊柱骨折常可摸到后凸畸形。

（五）辅助检查

1. 影像学检查

（1）X 线检查：有助于明确脊椎骨折的部位、类型和移位情况。

（2）CT 检查：用于检查椎体的骨折情况，椎管内有无出血及碎骨片。

（3）MRI 检查：有助于观察及确定脊髓损伤的程度和范围。

2. 肌电图

测量肌的电传导情况，鉴别脊髓完整性的水平。

3. 实验室检查

除常规检查外，血气分析检查可判断有通气不足危险患者的呼吸状况。

（六）治疗原则

1. 抢救生命

脊柱损伤患者伴有颅脑、胸、腹脏器损伤或并发休克时，首先处理紧急问题，抢救生命。

2. 卧硬板床

胸腰椎骨折和脱位，单纯压缩骨折椎体压缩不超过 1/3 者，可仰卧于木板床，在骨折部加枕垫，使脊柱过伸。

3. 复位固定

较轻的颈椎骨折和脱位者用枕颌带做卧位牵引复位；明显压缩移位者做持续颅骨牵引复位。牵引重量 3～5 kg，复位后用头颈胸支具固定 3 个月。胸腰椎复位后用腰围支具固定。也可用两桌法或双踝悬吊法复位，复位后不稳定或关节交锁者，可手术治疗，做植骨和内固定。

4. 腰背肌锻炼

胸腰椎单纯压缩骨折，椎体压缩不超过 1/3 者，在受伤后 1～2 d 开始进行，利用背伸肌的肌力及背伸姿势，使脊柱过伸，借椎体前方的前纵韧带和椎间盘纤维环的张力，使压缩的椎体自行复位，恢复原形状。严重的胸、腰椎骨折和骨折脱位，可通过腰背肌功能锻炼，使骨折获一定程度的复位。

二、护理评估

（一）一般评估

1. 健康史

（1）一般情况：了解患者的年龄、职业特点、运动爱好、日常饮食结构、有无酗酒等。

（2）受伤情况：了解患者受伤的原因、部位和时间，受伤时的体位、症状和体征、搬运方式、现场及急诊室急救情况，有无昏迷史和其他部位复合伤等。

（3）既往史与服药史：有无脊柱受伤或手术史。

2. 生命体征（T、P、R、BP）与意识

评估患者的呼吸、血压、脉搏、体温及意识情况。包括呼吸型态、节律、频率、深浅、呼吸道是否通畅、患者能否有效咳嗽和排除分泌物；有无心动过缓和低血压；有无出汗，患者皮肤的颜色、温度；有无体温调节障碍。对伴有颅脑损伤的患者，可用格拉斯昏迷量表评估患者

的意识情况。排尿和排便情况：患者有无尿潴留或充盈性尿失禁；尿液颜色、量和比重；有无便秘或大便失禁。

3. 患者主诉

受伤的时间、原因和部位，受伤时的体位、症状和体征，搬运方式，现场及急诊室急救的情况，有无昏迷史和其他部位的合并伤。患者既往健康情况，有无脊柱受伤或手术史，近期有无因其他疾病而服用药物，应用剂量、时间和疗程。

4. 相关记录

疼痛评分、全身皮肤及其他外伤情况。

（二）身体评估

1. 视诊

受伤部位有无皮肤组织破损，局部肤色和温度，有无活动性出血及其他复合性损伤的迹象。

2. 触诊

评估感觉和运动情况：患者的痛、温、触及位置觉的丧失平面及程度。

3. 叩诊

患肢神经反射是否正常。

4. 动诊

肢体感觉，活动和肌力的变化，双侧有无差异，有无腹胀和麻痹性肠梗阻征象。

（三）心理—社会评估

评估患者有无恐惧、紧张心理；评估患者和亲属对疾病的心理承受能力和对相关康复知识的认知程度，家庭及社会支持情况。

（四）辅助检查阳性结果评估

评估患者的影像学检查和实验室检查结果有无异常，以帮助判断病情和预后。

（五）治疗效果的评估

手术治疗评估要点。

1. 术前评估要点

（1）术前实验室检查结果评估：血常规及血生化、腰椎片、心电图等。

（2）术前术区皮肤、饮食、肠道、用药准备情况。

（3）患者准备：评估患者对手术过程的了解程度，有无过度焦虑或者担忧；对预后的期望值等。

2. 术后评估要点

（1）生命体征的评估：术后 24 h 内，密切观察生命体征的变化，进行床边心电监护，每 30 min～1 h 记录 1 次，观察有无因术中出血、麻醉等引起血压下降。

（2）体位评估：是否采取正确的体位，以保持脊柱功能位及舒适为标准。

（3）术后感觉，运动和各项功能恢复情况。

（4）功能锻炼情况，如患者是否按计划进行功能锻炼及有无活动障碍引起的并发症出现。

三、护理诊断（问题）

（一）有皮肤完整性受损的危险

与活动障碍和长期卧床有关。

（二）潜在并发症

脊髓损伤。

（三）有失用综合征的危险

与脊柱骨折长期卧床有关。

四、主要护理措施

（一）病情观察与并发症预防

1. 脊髓损伤的观察和预防

观察患者肢体感觉、运动、反射和括约肌功能是否随着病情发展而变化，及时发现脊髓损伤征象，报告医生并协助处理。尽量减少搬动患者，搬运时保持患者的脊柱中立位，以免造成或加重脊髓损伤。对已发生脊髓损伤者做好相应护理。

2. 疼痛护理

及时评估患者疼痛程度，遵医嘱给予止痛药物。

3. 预防压疮

（1）定时翻身：间歇性解除压迫是有效预防压疮的关键，故在卧床期间应每2～3 h翻身1次。翻身时采用轴线翻身法：胸腰段骨折者双臂交叉放于胸前，两护士分别托扶患者肩背部和腰腿部翻至侧卧位；颈段骨折者还需1人托扶头部，使其与肩同时翻动。患者自行翻身时，应先挺直腰背部再翻身，以利用绷紧的躯干肌肉形成天然内固定夹板。侧卧时，患者背后从肩到臀用枕头抵住以免胸部脊柱扭转，上腿屈髋屈膝而下腿伸直。两腿间垫枕以防髋内收。颈椎骨折患者不可随意低头、抬头或转动颈部，遵医嘱决定是否垫枕及枕头放置位置。避免在床上拖拽患者，以减少局部皮肤剪切力。

（2）合适的床铺：床单清洁干燥和舒适，有条件的可使用特制翻身床、明胶床垫、充气床垫、波纹气垫等。注意保护骨突出部位，使用气垫或棉圈等使骨突部位悬空，定时对受压的骨突部位进行按摩。保持个人清洁卫生和床单清洁干燥。

（3）增加营养：保证足够的营养素摄入，提高机体抵抗力。

4. 牵引护理

（1）颅骨牵引时，每班检查牵引，并拧紧螺母，防止牵引弓脱落。

（2）牵引重锤保持悬空，不可随意增减或移去牵引重量，定期测量下肢的长度和力线，以免造成过度牵引和骨端旋转。

（3）注意牵引针是否有移位，若有移位应消毒后调整。

（4）保持对抗牵引力：颅骨牵引时，应抬高床头，若身体移位，抵住了床头，及时调整，以免失去反牵引作用。

（5）告知患者和家属牵引期间牵引方向与肢体方向应成直线，以达到有效牵引。

（二）饮食

给予患者高热量、高蛋白、高纤维素、高钙、富含维生素及果胶成分饮食。如牛奶、鸡蛋、海米、虾皮、鱼汤、骨头汤、新鲜蔬菜和水果等。

（三）用药护理

了解药物不良反应，对症处理用药时观察其用药后效果。根据疼痛程度使用止痛药，并评估副作用。

（四）心理护理

向患者和家属解释骨折的愈合是一个循序渐进的过程，充分固定能为骨折断端连接提供良好的条件。正确的功能锻炼可以促进断端生长愈合和患肢功能恢复。鼓励患者表达自己的思想，减轻患者及其家属的心理负担。

（五）健康教育

1. 指导功能锻炼

脊柱损伤后长期卧床可导致失用综合征，故应根据骨折部位、程度和康复治疗计划，指导和鼓励患者早期活动和功能锻炼。单纯压缩骨折患者卧床 3 d 后开始腰背部肌肉锻炼，开始臀部左右活动，然后要求做背伸动作，使臀部离开床面，随着腰背肌力量的增加，臀部离开床面的高度也逐渐增高。2 个月后骨折基本愈合，第 3 个月可以下地少量活动，但仍以卧床休息为主。3 个月后逐渐增加下地活动时间。除了腰背肌锻炼，还应定时进行全身各个关节的全范围被动或主动活动，每天数次，以促进血液循环，预防关节僵硬和肌萎缩。鼓励患者适当进行日常活动能力的训练，以满足其生活需要。

2. 复查

告知患者及家属局部疼痛明显加重，或不能活动，应立即到医院复查并评估功能恢复情况。

3. 安全指导

指导患者及家属评估家庭环境的安全性，妥善放置可能影响患者活动的障碍物。

五、护理效果评估

（1）患者是否主诉骨折部位疼痛减轻或消失，感觉舒适。

（2）患者皮肤是否保持完整，能否避免压疮发生。

（3）能否避免脊髓损伤等并发症的发生，一旦发生，能否及时发现和处理。

（4）患者在指导下能否按计划进行有效的功能锻炼，能否避免失用综合征的发生。

第三节　脊髓损伤

一、疾病概述

（一）概念

脊髓损伤是脊柱骨折最严重的并发症，由于椎体的移位或碎骨片突出于椎管内，是脊髓或马尾神经产生不同程度的损伤，多发生于颈椎下部和胸腰段。

（二）相关病理生理

按脊髓损伤和马尾损伤的程度可有不同的病理生理变化。

1. 脊髓震荡

属最轻微的脊髓损伤，损伤后脊髓有暂时性功能抑制，呈弛缓性瘫痪，损伤平面以下的感觉、运动、反射及括约肌功能全部丧失，常在数分钟或数小时内逐渐恢复，最后可完全恢复。无组织形态学病理变化。

2. 脊髓挫伤和出血

为脊髓的实质性破坏，脊髓外观完整，但内部可有出血、水肿、神经细胞破坏和神经传导纤维束的中断。脊髓挫伤的程度很大，轻者少量点状出血、水肿，重者有成片脊髓挫伤和出血，导致脊髓软化及瘢痕形成，预后差。

3. 脊髓断裂

脊髓的连续性中断可为完全性或不完全性。不完全性常伴挫伤，又称挫裂伤，脊髓断裂者预后极差。

4. 脊髓受压

骨折移位或破碎的椎间盘和碎骨片挤入椎管可直接压迫脊髓，而后方皱褶的黄韧带与血肿便可压迫脊髓，产生一系列病理变化，若能及时解除脊髓压迫，脊髓功能可望得到部分或完全恢复；若压迫时间过久可发生脊髓软化，萎缩或瘢痕形成，瘫痪难以恢复。

5. 马尾神经损伤

马尾神经起自第 2 腰椎的骶脊髓，一般终止于第 1 骶椎下缘。第 2 腰椎以下的骨折脱位可引起马尾神经损伤，受伤平面以下出现弛缓性瘫痪。

除上述各种病理生理变化外，在各种较重的脊髓损伤后均可立即发生损伤平面以下的弛缓性瘫痪，属失去高级中枢控制的一种病理生理现象，称之为脊髓休克。2～4 周后，随脊髓实质性损伤程度不同而发生损伤平面以下不同程度的痉挛性瘫痪。

（三）病因与诱因

常见于各种外伤（如交通事故、高空坠落等）所致的椎体移位或碎骨片突出于椎管内，使脊髓或马尾神经产生不同程度的损伤。

（四）临床表现

脊髓损伤可因损伤部位和程度不同而有不同表现。

1. 脊髓损伤

主要表现为受伤平面以下单侧或双侧感觉、运动、反射的全部或部分丧失，可出现随意运动功能丧失。因膀胱平滑肌麻痹和排尿反射消失，可有尿潴留或充盈性尿失禁。C_8 以上水平损伤者可出现四肢瘫，C_8 以下水平损伤可出现截瘫。弛缓性瘫痪患者为肌张力降低和反射减弱；痉挛性瘫痪患者为肌张力增强和反射亢进，瘫痪的早期呈弛缓性瘫痪，胸髓及颈髓损伤患者常在伤后 3～6 周逐渐转变为痉挛性瘫痪。

2. 脊髓半横切损伤时

损伤平面以下同侧肢体的运动和深感觉消失，对侧肢体的痛觉和温觉消失；称脊髓半切征。

3. 脊髓圆锥损伤

第 1 腰椎骨折可造成脊髓圆锥损伤。表现为会阴部皮肤鞍状感觉缺失，括约肌功能丧失，大小便不能控制，性功能障碍。两下肢的感觉、运动正常。

4. 马尾神经损伤

第 2 腰椎以下骨折脱位可马尾神经损伤，表现为受伤平面以下弛缓性瘫痪，感觉和运动障碍，括约肌功能丧失，腱反射消失。

（五）辅助检查

参见本章第二节脊柱骨折部分相关内容。

（六）治疗原则

1. 非手术治疗

（1）固定和制动：一般先采用枕颌带牵引或持续颅骨牵引，以防因损伤部位移位而产生脊髓再损伤。

（2）减轻脊髓水肿和继发性损害。①激素治疗：地塞米松 10～20 mg 静脉滴注，连续 5～7 d 后，改为口服，0.75 mg/次，3 次/天，维持 2 周左右。②脱水：20％甘露醇 250 mL 静脉滴注，2 次/天，连续 5～7 d。③甲泼尼龙冲击治疗：只适用于受伤 8 h 内者。每公斤体重 30 mg 剂量 1 次给药，15 min 内静脉注射完毕，休息 45 min，在以后 23 h 内以 5.4 mg/（kg·h)剂量持续静脉滴注。④高压氧治疗：一般在伤后 4～6 h 内应用。

2. 手术治疗

目前在于尽早解除对脊髓的压迫和稳定脊柱，手术方式和途径需视骨折的类型和受压部位而定。手术指征包括以下 4 种。

（1）脊柱骨折－脱位有关节交锁者。

（2）脊柱骨折复位后不满意或仍有不稳定因素存在者。

（3）影像学显示有碎骨片突至椎管内压迫脊髓者。

（4）截瘫平面不断上升，提示椎管内有活动性出血者。

二、护理评估

（一）一般评估

1. 健康史

（1）一般情况：了解患者的年龄、职业特点、运动爱好、日常饮食结构、有无酗酒等。

（2）受伤情况：了解患者受伤的原因、部位和时间，受伤时的体位、症状和体征、搬运方式、现场及急诊室急救情况，有无昏迷史和其他部位复合伤等。

（3）既往史与服药史：有无脊柱受伤或手术史，近期是否因其他疾病而服用激素类药物，以及应用的剂量、时间和疗程。

2. 生命体征（T、P、R、BP）与意识

评估患者的呼吸、血压、脉搏、体温及意识情况。包括呼吸型态、节律、频率、深浅，呼吸道是否通畅，患者能否有效咳嗽和排除分泌物；有无心动过缓和低血压；有无出汗，患者皮肤的颜色、温度；有无体温调节障碍。对伴有颅脑损伤的患者，可用格拉斯昏迷量表评估患者的意识情况。排尿和排便情况：患者有无尿潴留或充盈性尿失禁；尿液颜色、量和比重；有无便秘或大便失禁。

3. 患者主诉

受伤的时间、原因和部位，受伤时的体位、症状和体征、搬运方式、现场及急诊室急救的情况，有无昏迷史和其他部位的合并伤。

4. 相关记录

疼痛评分、全身皮肤及其他外伤情况。

（二）身体评估

1. 视诊

受伤部位有无皮肤组织破损，局部肤色和温度，有无活动性出血及其他复合性损伤的迹象。

2. 触诊

评估感觉和运动情况：患者的痛、温、触及位置觉的丧失平面及程度。

3. 叩诊

患肢神经反射是否正常。

4. 动诊

肢体感觉，活动和肌力的变化，双侧有无差异，有无腹胀和麻痹性肠梗阻征象。

5. 神经系统检查

躯体痛觉、温度觉、触觉及位置觉的丧失平面及程度，肢体运动、反射和括约肌功能损伤情况。

脊髓功能丧失程度评估：可以用截瘫指数来表示。"0"代表功能完全或接近正常；"1"代表功能部分丧失；"2"代表完全或者接近完全瘫痪。一般记录肢体的自主运动，感觉及两便的三项功能情况，相加即为该患者的截瘫指数，范围在0～6之间。

（三）心理—社会评估

评估患者有无恐惧、紧张心理；评估患者和亲属对疾病的心理承受能力和对相关康复知识

的认知程度，家庭及社会支持情况。

（四）辅助检查阳性结果评估

评估患者的影像学检查和实验室检查结果有无异常，以帮助判断病情和预后。

（五）治疗效果的评估

（1）患者躯体感觉、运动和各项生理功能康复情况。

（2）患者有无呼吸系统或泌尿系统功能障碍、压疮等并发症发生。

（3）患者是否按计划进行功能锻炼，有无活动障碍引起的并发症。

三、护理诊断（问题）

（一）低效性呼吸型态

与脊髓损伤、呼吸肌无力、呼吸道分泌物存留有关。

（二）体温过高或体温过低

与脊髓损伤、自主神经系统功能紊乱有关。

（三）尿潴留

与脊髓损伤、逼尿肌无力有关。

（四）便秘

与脊髓神经损伤、液体摄入不足、饮食和活动受限有关。

（五）有皮肤完整性受损的危险

与肢体感觉及活动障碍有关。

（六）体象紊乱

与受伤后躯体运动障碍或肢体萎缩变形有关。

四、主要护理措施

（一）甲泼尼龙冲击治疗的护理

1. 适应证

只适用于受伤 8 h 内者。

2. 用法及用量

每公斤体重 30 mg 剂量，1 次给药，15 min 内静脉注射完毕，休息 45 min，在以后 23 h 内以 5.4 mg/（kg·h）剂量持续静脉滴注。

3. 注意事项

严格遵医嘱按要求输液，同时必须使用心电监护仪和输液泵，密切观察患者的生命体征变化，同时观察患者有无消化道出血、心律失常等并发症。

（二）术后护理

1. 体位

瘫痪肢体保持关节于功能位，防止关节屈曲、过伸或过展。用矫正鞋或支足板固定足部，以防足下垂。

2. 观察感觉与运动功能

脊髓受手术刺激易出现水肿反应，术后严密观察躯体及肢体感觉、运动情况，当出现瘫痪平面上升、肢体麻木、肌力减弱或不能活动时，应立即通知医生，及时处理。

3. 引流管护理

观察引流量与引流液颜色，保持引流通畅，以防积血压迫脊髓。

4. 活动

对于瘫痪肢体每天被动的全范围关节活动和肌肉按摩，以防止肌萎缩和关节僵硬，减少截瘫后并发症。对于未瘫痪部位，可以通过举哑铃和拉拉力器等方法增强上肢力量，通过挺胸和俯卧撑等增加背部力量，为今后的自理活动准备，增强患者的信心和对生活的热爱。

（三）并发症的预防与护理

1. 呼吸衰竭与呼吸道感染

（1）病情观察：观察患者的呼吸功能，如呼吸频率、节律、深浅，有无异常呼吸音、呼吸困难等。若患者呼吸＞22 次/分钟、鼻翼扇动、摇头挣扎、嘴唇发绀等，则立即吸氧，寻找和解除原因，必要时协助医生气管插管、气管切开或呼吸机辅助呼吸等。

（2）给氧：给予氧气吸入，根据血气分析结果调整给氧浓度、流量和持续时间，改善机体的缺氧状态。及时处理肠胀气、便秘，不用沉棉被压盖胸腹，以免影响患者呼吸。

（3）减轻脊髓水肿：遵医嘱给予地塞米松、甘露醇、甲泼尼龙等治疗，以避免因进一步脊髓损伤而抑制呼吸功能。

（4）保持呼吸道通畅：预防因气道分泌物阻塞而并发坠积性肺炎和肺不张。指导患者深呼吸和咳嗽咳痰，每 2 h 协助翻身叩背 1 次，遵医嘱雾化吸入，经常做深呼吸和上肢外展运动，以促进肺膨胀和有效排痰。对不能自行咳嗽咳痰或有肺不张者及时吸痰。对气管插管或气管切开者做好相应护理。

（5）控制感染：已经发生肺部感染者应遵医嘱选用合适的抗生素，注意保暖。

2. 高热和低温

颈脊髓损伤后，自主神经系统功能紊乱，受伤平面以下毛细血管网舒张而无法收缩，皮肤不能出汗，对气温的变化丧失了调解和适应能力。室温＞32 ℃时，闭汗使患者容易出现高热（＞40 ℃）；若未有效保暖，大量散热也可使患者出现低温（＜35 ℃），这些都是病情危险的征兆。

患者体温升高时，以物理降温为主，如冰敷、酒精或温水擦浴、冰盐水灌肠等，必要时予输液和冬眠药物。夏季将患者安置在阴凉或设有空调的房间。对低温患者以物理复温为主，如使用电热毯、热水袋或电烤架等逐渐复温，但要防止烫伤，同时注意保暖。

3. 泌尿系感染和结石

（1）留置导尿或间歇导尿：在脊髓休克期间应留置导尿，持续引流尿液并记录尿量，以防膀胱过度膨胀。2～3 周后改为每 4～6 h 开放 1 次尿管，或白天每 4 h 导尿 1 次，晚间 6 h 导尿 1 次，以防膀胱萎缩。

（2）排尿训练：根据脊髓损伤部位和程度不同，3 周后部分患者排尿功能可逐渐恢复，但是脊髓完全损伤者则需要进行排尿功能训练。当膀胱胀满时，鼓励患者增加腹压，用右手由外向内按摩下腹部，待膀胱缩成球状，紧按膀胱底向前下方挤压，在膀胱排尿后用左手按在右手背上加压，待尿不再排出时，可松手再加压 1 次，待尿排尽，训练自主性膀胱排尿，争取早日拔去导尿管，这种方法对马尾神经损伤者特别有效。同时，根据患者病情训练膀胱的反射排尿功能。

（3）预防感染：鼓励患者每天饮水量最好达 3000 mL 以上，以稀释尿液；尽量排尽尿液，减少残余尿；每天清洁会阴部；根据需要更换尿袋及导尿管；必要时做膀胱冲洗，以冲出膀胱中积存的沉渣；定期检查残余尿量、尿常规和中段尿培养，及时发现泌尿系感染征象。一旦发生感染，抬高床头，增加饮水或输液量，持续开放导尿管，遵医嘱使用广谱抗生素。需长期留置尿管而又无法控制泌尿系感染者，教会患者遵循无菌操作方法进行间歇导尿，也可作永久性耻骨上膀胱造瘘术。

4. 便秘

指导患者多食富含膳食纤维的食物、新鲜水果和蔬菜，多饮水。在餐后 30 min 做腹部按摩，从左到右，沿大肠行走的方向，以刺激肠蠕动。对顽固性便秘者可遵医嘱给予灌肠或缓泻剂。部分患者通过持续的训练可逐渐建立起反射性排便，方法为用手指按压肛门周围或者扩张肛门，刺激括约肌，反射性引起肠蠕动。当反射建立后用手指按压肛门时即可有大便排出。

5. 压疮预防

参见本章第二节脊柱骨折的相关内容。

（四）心理护理

帮助患者掌握正确的应对技巧，提高其自我护理能力，发挥其最大潜能。家庭成员和医务人员相信并认真倾听患者的诉说。可让患者和家属参与制订护理计划，帮助患者建立有效的社会支持系统，包括家庭成员、亲属、朋友、医务人员和同事等。

（五）健康教育

（1）指导患者出院后继续康复锻炼，并预防并发症的发生。

（2）指导患者练习床上坐起，使用轮椅、拐杖或助行器等移动工具，练习上下床和行走方法。

（3）指导患者和家属应用清洁导尿术进行间歇导尿，预防长期留置导尿管而引起泌尿系感染。

（4）告知患者需定期返院检查，进行理疗有助于刺激肌肉收缩和功能恢复。

五、护理效果评估

（1）患者能否保持呼吸道通畅，维持正常呼吸功能。

（2）患者的体温能否维持在正常范围。

（3）患者是否能有效排尿或建立膀胱的反射性排尿功能。

（4）患者是否能有效排便。

（5）患者的皮肤是否清洁、完整，未发生压疮。

（6）患者是否能接受身体及生活改变的现实。

第四节　颈椎病

一、疾病概述

（一）概念

颈椎病指因颈椎间盘退行性变及其继发性改变，刺激或压迫相邻脊髓、神经、血管和食管组织，并引起相应症状和体征。颈椎病是 50 岁以上人群的常见病，男性居多，好发部位依次为 $C_{5\sim6}$，$C_{6\sim7}$。

（二）相关病理生理

颈椎病的发生和发展必须具备以下条件：一是以颈椎间盘为主的退行性变；二是退变的组织和结构必须对颈部脊髓或血管或神经或气管等器官或组织构成压迫或刺激，从而引起临床症状。椎间盘是无血运的组织，由于软骨板营养代谢的改变，致使髓核、纤维环发生退变。一方面退变的髓核后突，穿过破裂的纤维环直接压迫脊髓；另一方面髓核脱水使椎间隙高度降低，椎体间松动，刺激椎体后缘骨赘形成；而且椎节的松动还使钩椎关节、后方小关节突以及黄韧带增生。

从病理角度看，颈椎病是一个连续的病理反应过程，可将其分为 3 个阶段：椎间盘变性阶段、骨刺形成阶段和脊髓损害阶段。

（三）病因与分类

1. 病因

（1）颈椎间盘退行性变：是颈椎病发生和发展的最基本原因。颈椎活动度大，随年龄增长，椎间盘逐渐发生退行性变，使椎间隙狭窄，关节囊、韧带松弛，脊柱活动时稳定性下降，进一步发展引起椎体、椎间关节及其周围韧带发生变性、增生、钙化，最后致相邻脊髓、神经、血管受到刺激或压迫。

（2）先天性颈椎管狭窄：颈椎管的矢状内径对颈椎病的发病有密切关系。椎管矢状内径＜正常（14~16 mm）时，即使退行性变比较轻，也可产生临床症状和体征。

（3）损伤：急性损伤可使原已退变的椎体，椎间盘和椎间关节损害加重而诱发颈椎病；慢性损伤可加速其退行性变的过程。

2. 分型

根据受压部位的临床表现不同，一般分为 4 类。但有些患者以某型为主，同时伴有其他型的部分表现，称为复合型颈椎病。

（1）神经根型颈椎病：在颈椎病中发病率最高，约占 50%~60%，是由于椎间盘向后外侧突出，致钩椎关节或椎间关节增生、肥大，刺激或压迫单侧或双侧神经根所致。

（2）脊髓型颈椎病：约占颈椎病的 10%~15%。由于后突的髓核、椎体后缘的骨赘、增生肥厚的黄韧带及钙化的后纵韧带等压迫或刺激脊髓所致。

（3）椎动脉型颈椎病：由于颈椎横突孔增生狭窄、颈椎稳定性下降、椎间关节活动移位等直接压迫或刺激椎动脉，使椎动脉狭窄或痉挛，造成椎－基底动脉供血不足所致。

（4）交感神经型颈椎病：由于颈椎各种结构病变的刺激或压迫颈椎旁的交感神经节后纤维所致。

（四）临床表现

根据颈椎病的类型可有不同表现。

1. 神经根型颈椎病

（1）症状：患者常先有颈痛及颈部僵硬，短期内加重并向肩部及上肢放射。用力咳嗽、打喷嚏及颈部活动时疼痛加剧。皮肤可有麻木、过敏等感觉改变；上肢肌力减退、肌萎缩，以大小鱼际肌和骨间肌最为明显，手指动作不灵活。

（2）体征：颈部肌痉挛，颈肩部有压痛，颈部和肩关节活动有不同程度受限。上肢肌腱反射减弱或消失，上肢牵拉试验阳性。

2. 脊髓型颈椎病

（1）症状：手部麻木，运动不灵活，特别是精细活动失调、握力减退、下肢无力、步态不稳、有踩棉花样的感觉、躯干有紧束感等；后期出现大小便功能障碍，表现为尿频或排尿、排便困难。

（2）体征：肌力减退，四肢腱反射活跃或亢进，腹部反射、提睾反射和肛门反射减弱或消失。Hoffmann 征、髌阵挛及 Babinski 征等阳性。

3. 椎动脉型颈椎病

（1）症状。①眩晕：最常见，多伴有复视、耳鸣、耳聋、恶心呕吐等症状，头颈部活动或姿势改变可诱发或加重眩晕。②猝倒：本型特有的症状，表现为四肢麻木、软弱无力而跌倒，多在头部突然活动后姿势改变时发生，倒地后再站立起来可继续正常活动。③头痛：表现为发作性胀痛，以枕部、顶部为主，发作时可有恶心、呕吐、出汗、流涎、心慌、憋气以及血压改变等自主神经功能紊乱症状。

（2）体征：颈部疼痛，活动受限。

4. 交感神经型颈椎病

表现为一系列交感神经症状。①交感神经兴奋症状：如头痛或偏头痛、视物模糊、眼球胀痛、耳鸣、听力下降、心前区疼痛、心律失常、血压升高等。②交感神经抑制症状，如畏光、流泪、头晕、眼花、血压下降等。

（五）辅助检查

1. 影像学检查

（1）X 线检查：神经根型颈椎病患者和脊髓型颈椎病患者，X 线正侧位摄片可显示颈椎生理前凸减小、消失或反常，椎间隙变窄，椎体后缘骨赘形成，椎间孔狭窄。

（2）脊髓造影、CT、MRI：可显示颈椎间盘突出，颈椎管矢状径变小，脊髓受压情况。

2. 实验室检查

脑脊液动力学试验：脊髓型颈椎病患者显示椎管有梗阻现象。

（六）治疗原则

神经根型、椎动脉型和交感型颈椎病以非手术治疗为主；脊髓型颈椎病由于疾病自然史逐渐发展使症状加重，故确诊后应及时行手术治疗。

1. 非手术治疗

原则是去除压迫因素，消炎止痛，恢复颈椎稳定性。

（1）颌枕带牵引：取坐位或卧位，头前屈 10°左右，牵引重量 2～6 kg，每天 2 次，每次 1～1.5 h，也可作持续牵引，每天 6～8 h，2 周为 1 疗程。脊髓型颈椎病一般不宜作此牵引。

（2）颈托或颈领：限制颈椎过度活动。如充气型颈托除可固定颈椎，还有牵张作用。

（3）推拿按摩：可减轻肌痉挛，改善局部血液循环。脊髓型颈椎病不宜采用此疗法。

（4）理疗：采用热疗、磁疗、超声疗法等，可改善颈部血液循环，促进局部水肿消退和肌肉松弛。

（5）药物治疗：目前无治疗颈椎病的特效药物，所用药物皆属对症治疗，如非甾体抗炎药、肌松弛剂及镇静剂等。

2. 手术治疗

适用于诊断明确，且出现以下情况时考虑手术。

（1）保守治疗半年无效或影响正常生活和工作。

（2）神经根性剧烈疼痛，保守治疗无效。

（3）上肢某些肌肉、尤其手内在肌无力、萎缩，经保守治疗 4～6 周后仍有发展趋势。

手术的目的是通过切除对脊髓、神经造成压迫的组织、骨赘、椎间盘和韧带，或椎管扩大成形，使脊髓和神经得到充分减压；或通过植骨，内固定行颈椎融合，获得颈椎稳定性。手术可分前路、前外侧和后路手术。常用的术式有颈椎间盘摘除、椎间植骨融合术、前路侧方减压术、颈椎半椎板切除减压或全椎板切除术、椎管成形术等。

二、护理评估

（一）术前评估

1. 健康史

（1）一般情况：了解患者的性别、年龄、职业、营养状况、生活自理能力、大小便情况等。

（2）既往史：有无颈肩部急慢性损伤和肩部长期固定史，以往的治疗方法和效果。以往是否有高血压，以及病糖尿病等病史。

（3）家族史：家中有无类似病史。

2. 生命体征（T、P、R、BP）

按护理常规监测生命体征。

3. 患者主诉

有无颈肩痛，肢体麻木、无力，大、小便障碍等症状。

4. 相关记录

疼痛部位及程度，疼痛与活动、体位有无明显关系，有无颈部活动受限，四肢感觉运动情况等。有无眩晕、头痛、视物模糊、耳鸣、心跳加速或猝倒等，导致症状加重或减轻的因素。

（二）身体评估

1. 术前评估

（1）视诊：观察步态有无跛行、摇摆步态等；椎旁皮肤有无红肿、破损；脊柱有无畸形。

（2）触诊：棘突、椎旁有无压痛，评估患者躯干、四肢感觉功能。

（3）叩诊：局部有无叩击痛，肢体腱反射。

（4）动诊：颈椎及肢体活动度、肌力、肌张力情况，观察对比双侧有无差异。

（5）特殊试验：臂丛牵拉试验、压颈试验、椎间孔挤压、分离试验，病理征（Hoffmann 征，Babinski 征等）。

2. 术后评估

（1）视诊：手术切口、步态。

（2）触诊：评估患者躯干、四肢感觉功能。

（3）叩诊：四肢腱反射。

（4）动诊：肢体肌力、肌张力情况。

（三）心理—社会评估

患者及家属对该病的认识、心理状态，有无焦虑及焦虑的原因，家庭及社会对患者的支持程度。

（四）辅助检查阳性结果评估

X 线片显示颈椎曲度改变、椎间隙变窄、椎间孔狭窄等。CT、MRI 显示椎间盘突出的部位、程度及有无神经根受压。

（五）治疗效果的评估

1. 非手术治疗评估要点

（1）病史评估：了解与患者相关的情况，例如职业、有无外伤、发病时间、治疗经过等。

（2）影像资料评估：查看 CT、MRI，了解椎管形态、观察颈椎间盘突出、颈椎管狭窄、脊髓受压情况。

2. 手术治疗评估要点

（1）心理评估：向患者介绍与疾病相关的知识，说明手术的重要性，解释手术的方式、术前术后的配合事项及目的，耐心解答问题，消除不良心理，使其增加战胜疾病的信心，积极配合治疗。

（2）既往史：了解患者全身的情况，是否有心脏病、高血压、糖尿病等，如有异常积极治疗，减少术后并发症的发生。

（3）疼痛评估：评估患者疼痛诱发因素、部位、性质、程度和持续时间，并进行疼痛评分。

（4）神经功能评估：严密观察四肢感觉运动及会阴部神经功能情况，并进行术前术后对比，可了解神经受压症状有无改善或加重。

三、护理诊断（问题）

（一）低效型呼吸型态

与颈髓水肿、植骨块脱落或术后颈部水肿有关。

（三）有受伤害的危险

与肢体无力及眩晕有关。

（三）潜在并发症

术后出血、脊髓神经损伤。

（四）躯体活动障碍

与颈肩痛及活动受限有关。

四、主要护理措施

（一）术前护理

1. 心理护理

向患者解释病情，告知其治疗的周期较长，术后恢复可能需要数月甚至更长时间，让患者做好充分的思想准备。对患者焦虑的心情表示理解，向患者介绍治疗方案及手术的必要性、手术目的及优点、目前医院的医疗护理情况和技术水平，使其产生安全感，愉快地、充满信心的接受手术。重视社会支持系统的影响，尤其是亲人的关怀和鼓励。

2. 术前训练

（1）呼吸功能训练：术前指导患者练习深呼吸、行吹气泡或吹气球等训练，以增加肺的通气功能。

（2）气管食管推移训练：适用于颈椎前路手术患者。指导患者用自己的 2～4 指插入切口侧的内脏鞘与血管神经鞘间隙处，持续将气管、食管向非手术侧推移。用力要缓和，如出现头晕、恶心、呕吐等不适，可休息后再继续。

（3）俯卧位训练：适用于后路手术的患者，以适应术中长时间俯卧位并预防呼吸受阻。开始每次 30～40 min，每天 3 次；以后逐渐增至每次 3～4 h，每天 1 次。

3. 安全护理

患者存在肌力下降致四肢无力时，应防烫伤和跌倒，指导患者不要自行倒开水，穿防滑鞋，在干燥地面、有人陪同的情况下行走。

（二）术后护理

1. 密切监测生命体征

注意呼吸频率、深度的改变，脉搏节律、速率的改变，保持呼吸道通畅，低流量给氧。呼吸困难是前路手术最危急的并发症，多发生在术后 1～3 d 内。因此，颈椎手术患者床旁应常规准备气管切开包。

2. 体位护理

行内固定植骨融合的患者，加强颈部制动。患者取平卧位，颈部稍前屈，两侧颈肩部置砂袋以固定头部，侧卧位时枕与肩宽同高，在搬动或翻身时，保持头、颈和躯干在同一平面上，维持颈部相对稳定。下床活动时，需行头颈胸支架固定颈部。

3. 并发症的观察与护理

（1）术后出血：注意观察生命体征、伤口敷料及引流液。如 24 h 出血量超过 200 mL，检查是否有活动性出血；若引流量多且呈淡红色，考虑脑脊液漏发生，及时报告医生处理。注意观察颈部情况，检查颈部软组织张力。若发现患者颈部明显肿胀，并出现呼吸困难、烦躁、发绀等表现时，报告并协助医生剪开缝线、清除血肿。若血肿清除后，呼吸仍不改善应实施气管切开术。

（2）脊髓神经损伤：手术牵拉和周围血肿压迫均可损伤脊髓及神经，患者出现声嘶、四肢感觉运动障碍以及大小便功能障碍。手术牵拉所致的神经损伤为可逆的，一般在术后 1～2 d 内明显好转或消失；血肿压迫所致的损伤为渐进的，术后应注意观察，以便及时发现问题并处理。

（3）植骨块脱落、移位：多发生在术后 5～7 d 内，系颈椎活动不当时椎体与植骨块间产生界面间的剪切力使骨块移位、脱落。所以，颈椎术后应重视体位护理。

4. 功能训练

指导肢体能活动的患者做主动运动，以增强肢体肌肉力量；肢体不能活动者，病情许可时，协助并指导其做各关节的被动运动，以防肌肉萎缩和关节僵硬。一般术后第 1 天，开始进行各关节的主被动功能锻炼；术后 3～5 d，引流管拔出后，可戴支架下地活动，坐位和站立位平稳训练及日常生活能力的训练。

（三）健康教育

1. 纠正不良姿势

在日常生活、工作、休息时注意纠正不良姿势，保持颈部平直，以保护头、颈、肩部。

2. 保持良好睡眠体位

理想的睡眠体位应该是使头颈部保持自然仰伸位、胸部及腰部保持自然曲度、双髋及双膝略呈屈曲，使全身肌肉、韧带及关节获得最大限度的放松和休息。

3. 选择合适枕头

以中间低两端高、透气性好、长度超过肩宽 10～16 cm、高度以颈部压下一拳头高为宜。

4. 避免外伤

行走或劳动时注意避免损伤颈肩部。一旦发生损伤，尽早诊治。

5. 加强功能锻炼

长期伏案工作者，宜定期远视，以缓解颈部肌肉的慢性劳损。

五、护理效果评估

（1）患者维持正常、有效的呼吸。

（2）患者安全，未发生眩晕和意外伤害、能陈述预防受伤的方法。

（3）患者术后未发生相关并发症，或并发症发生后得到及时的治疗处理。

（4）患者肢体感觉和活动能力逐渐恢复正常。

第五节 腰椎间盘突出症

一、疾病概述

（一）概念

腰椎间盘突出症是腰椎间盘变性，纤维环破裂，髓核突出刺激或压迫神经根、马尾神经所表现的一种综合征，是腰腿疼痛最常见的原因之一。腰椎间盘突出中以腰 4～5、腰 5～骶 1 间隙发病率最高，约占 90％～96％，多个椎间隙同时发病者仅占 5％～22％。

（二）分型及病理

腰椎间盘突出症的分型方法较多，各有其根据及侧重面。从病理变化及 CT、MRI 发现，结合治疗方法可作如下分型。

1. 膨隆型

纤维环有部分破裂，而表层完整，此时髓核因压力而向椎管局限性隆起，但表面光滑。这一类型经保守治疗大多数可缓解或治愈。

2. 突出型

纤维环完全破裂，髓核突向椎管，但有后纵韧带或一层纤维膜覆盖，表面高低不平或呈菜花状。常需手术治疗。

3. 脱垂游离型

破裂突出的椎间盘组织或碎块脱入椎管内或完全游离。此型不单可引起神经根症状，还易压迫马尾神经。非手术治疗往往无效。

4. Schmorl 结节及经骨突出型

前者是指髓核经上、下软骨终板的发育性或后天性裂隙突入椎体松质骨内；后者是髓核沿椎体软骨终板和椎体之间的血管通道向前纵韧带方向突出，形成椎体前缘的游离骨块。这两型临床上仅出现腰痛，而无神经根症状，无需手术治疗。

（三）病因

1. 椎间盘退行性变

椎间盘退行性变是椎间盘突出的基本病因。随年龄增长，纤维环和髓核含水量逐渐减少，使髓核张力下降，椎间盘变薄。同时，透明质酸钠及角化硫酸盐减少，低分子量糖蛋白增加，原纤维变性及胶原纤维沉积增加，髓核失去弹性，椎间盘结构松弛、软骨板囊性变。

2. 损伤

积累伤力是椎间盘变性的主要原因，也是椎间盘突出的诱因。积累伤力中，反复弯腰、扭转动作最易引起椎间盘损伤，故本症与某些职业、工种有密切关系，例如：驾驶员、举重运动员和从事重体力劳动者。

3. 遗传因素

有色人种本症发病率较低；＜20 岁的青少年患者中约 32％有阳性家族史。

4. 妊娠

妊娠期盆腔、下腰部组织充血明显，各种结构相对松弛，而腰骶部又承受较平时更大的重力，这样就增加了椎间盘损害的机会。

5. 其他

如遗传、吸烟以及糖尿病等诸多因素。

上腰段椎间盘症少见，其发生多存在下列因素：①脊柱滑脱症。②病变间隙原有异常。③过去有脊柱骨折或脊柱融合术病史。

（四）临床表现

腰椎间盘突出症常见于 20～50 岁患者，男女之比约为 4～6∶1。20 岁以内占 6％左右，老人发病率最低。患者多有弯腰劳动或长期坐位工作室，首次发病常是半弯腰持重或突然扭腰动作过程中，其症状、体征如下所述。

1. 症状

（1）腰痛：是大多数本症患者最先出现的症状，发生率约 91％。由于纤维环外层及后纵韧带受到突出髓核刺激，经窦椎神经而产生的下腰部感应痛，有时亦影响到臀部。

（2）坐骨神经痛：虽然高位腰椎间盘突出（腰 2～3，3～4）可引起股神经痛，但其发病率不足 5％。绝大多数患者是腰 4～5、腰 5～骶 1 间隙突出，故坐骨神经痛最为多见，发生率达 97％左右。典型坐骨神经痛是从下腰部向臀部、大腿后方、小腿外侧直到足部的放射痛。约 60％患者在喷嚏或咳嗽时由于增加腹压而使疼痛加剧。早期为痛觉过敏，病情较重者出现感觉迟钝或麻木。少数患者可有双侧坐骨神经痛。

（3）马尾神经受压：向正后方突出的髓核或脱垂、游离椎间盘组织可压迫马尾神经，出现大小便障碍、鞍区感觉异常。发生率约占 0.8％～24.4％。

2. 体征

（1）腰椎侧凸：是一种为减轻疼痛的姿势性代偿畸形，具有辅助诊断价值。如髓核突出在神经根外侧，上身向健侧弯曲，腰椎侧凸向患侧可松弛受压的神经根；当突出的髓核在神经根内侧时，上身向患侧弯曲，腰椎凸向健侧可缓解疼痛。如神经根与脱出的髓核已有粘连，则无论腰椎凸向何侧均不能缓解疼痛。

（2）腰部活动受限：几乎全部患者都有不同程度的腰部活动受限。其中以前屈受限最明显，是由于前屈位时进一步促使髓核向后移位并增加对受压神经根的牵张之故。

（3）压痛及骶棘肌痉挛：89％患者在病变间隙的棘突间有压痛，其旁侧 1 cm 处压之有沿坐骨神经的放射痛。约 1/3 患者有腰部骶棘肌痉挛，使腰部固定于强迫体位。

（4）直腿抬高试验及加强试验：患者仰卧、伸膝、被动抬高患肢。正常人下肢抬高到 60°～70°始感腘窝不适。本症患者神经根受压或粘连，下肢抬高在 60°以内即可出现坐骨神经痛，成为直腿抬高试验阳性。其阳性率约 90％。在直腿抬高试验阳性时，缓慢降低患肢高度，待放射痛消失，这时再被动背屈患肢踝关节以牵拉坐骨神经，如又出现放射痛成为加强试验阳性。有时因突出髓核较大，抬高健侧下肢也可因牵拉硬脊膜而累及患侧诱发患侧坐骨神经发生放射痛。

（五）辅助检查

1. X 线平片

单纯 X 线平片不能直接反应是否存在椎间盘突出。片上所见脊柱侧凸，椎体边缘增生及椎间隙变窄等均提示退行性改变。如发现腰骶椎结构异常（移行椎、椎弓根崩裂、脊椎滑脱等），说明相邻椎间盘将会由于应力增加而加快变性，增加突出的机会。

2. CT 和 MRI

CT 可显示骨性椎管形态，黄韧带是否增厚及椎间盘突出的大小、方向等，对本病有较大诊断价值，目前已普遍采用。MRI 可全面地观察各腰椎间盘是否病变，也可在矢状面上了解髓核突出的程度和位置，并鉴别是否存在椎管内其他占位性病变。

3. 其他

电生理检查（肌电图、神经传导速度及诱发电位）可协助确定神经损害的范围及程度，观察治疗效果。

（六）治疗原则

1. 非手术治疗

腰椎间盘突出症中多数患者可经非手术疗法缓解或治愈。其目的是使椎间盘突出部分和受到刺激的神经根的炎性水肿加速消退，从而减轻或解除对神经根的刺激或压迫。非手术治疗主要适用于：①年轻、初次发作或病程较短者。②休息后症状可自行缓解者。③X 线检查无椎管狭窄。方法包括：绝对卧床休息，持续牵引，理疗、推拿、按摩，封闭，髓核化学溶解法等。

2. 经皮髓核切吸术

经皮髓核切吸术是通过椎间盘镜或特殊器械在 X 线监视下直接进入椎间隙，将部分髓核搅碎吸出，从而减轻了椎间盘内压力达到缓解症状的目的。主要适用于膨出或轻度突出型的患者，且不合并侧隐窝狭窄者。对明显突出或髓核已脱入椎管者仍不能回纳。与本方法原理和适应证类似的尚有髓核激光气化术。

3. 手术治疗

已确诊的腰椎间盘突出症患者，经严格非手术治疗无效，马尾神经受压者或伴有椎管狭窄者可考虑行髓核摘除术。手术治疗有可能发生椎间盘感染、血管或神经根损伤，以及术后粘连症状复发等并发症，故应严格掌握手术指征及提高手术技巧。

近年来采用微创外科技术使手术损伤减小，取得良好效果。

（七）预防

由于腰椎间盘突出症是在退行性变基础上受到积累伤力所致，而积累伤又是加速退变的重要因素，故减少积累伤就显得非常重要。长期坐位工作者需注意桌、椅高度，定时改变姿势。职业工作中常弯腰劳动者，应定时伸腰、挺胸活动，并使用宽腰带。治疗后患者在一定期间内佩戴腰围，但应同时加强腰背肌训练，增加脊柱的内在稳定性。长期使用腰围而不锻炼腰背肌，反可因失用性肌萎缩带来不良后果。如需弯腰取物，最好采用屈髋、屈膝下蹲方式，减少对椎间盘后方的压力。

二、护理评估

（一）一般评估

1. 健康史

（1）一般情况：了解患者的性别、年龄、职业、营养状况、生活自理能力等。

（2）既往史：是否有先天性的椎间盘疾病、既往有无腰部外伤、慢性损伤史，是否做过腰部手术。

（3）外伤史：评估患者有无急性腰扭伤或损伤史。询问受伤时患者的体位、外来撞击的着力点，受伤后的症状和腰痛的特点和程度、致腰痛加剧或减轻的相关因素、有无采取制动和治疗措施。

（4）家族史：家中有无类似病史。

2. 生命体征（T、P、R、BP）

按护理常规监测生命体征。

3. 患者主诉

有无腰背痛、下肢痛、麻木、大小便障碍等症状。

4. 相关记录

疼痛部位及程度，疼痛与腹压、活动、体位有无明显关系，有无跛行、脊柱畸形及活动受限，有无压痛、反射痛，双下肢肢体感觉运动情况等。

（二）身体评估

1. 术前评估

（1）视诊：观察步态有无跛行、摇摆步态等；椎旁皮肤有无破损，肢体有无肿胀或肌萎缩；脊柱有无畸形。

（2）触诊：棘突、椎旁有无压痛，下肢、肛周感觉有无减退，肛门括约肌功能等。

（3）动诊：腰椎活动范围，腰部有无叩击痛，双下肢的运动功能、肌力、肌张力的变化，对比双侧有无差异等。

（4）量诊：肢体长度测量、肢体周径测量及腰椎活动度测量。

（5）特殊检查试验：直腿抬高试验、股神经牵拉试验、肛门反射等。

2. 术后评估

（1）视诊：患者手术切口、步态、肢体有无肿胀或肌萎缩等。

（2）触诊：切口周围皮温有无增高，下肢有无肌肉萎缩，下肢、肛周感觉情况。

（3）动诊：双下肢的运动功能、肌力的变化，双侧有无差异，腰椎活动范围。

（4）量诊：肢体长度测量、肢体周径测量。

（5）特殊检查试验：直腿抬高试验、股神经牵拉试验、肛门反射等。

（三）心理—社会评估

观察患者的情绪变化，了解其对疾病的认知程度及对手术的了解程度，有无紧张、恐惧心理；评估患者的家庭及支持系统对患者的支持帮助能力等。

（四）辅助检查阳性结果评估

X 线片显示腰椎生理曲度消失，侧突畸形、椎间隙变窄及椎体边缘骨质增生等。CT、

MRI 显示椎间盘突出的部位、程度及与有无神经根受压。

（五）治疗效果的评估

1. 非手术治疗评估要点

（1）病史评估：了解与患者相关的情况，例如职业、有无外伤、发病时间、治疗经过等。

（2）影像资料评估：查看 CT、MRI，了解椎管形态、观察腰椎间盘髓核突出的程度和位置等，分析是否需要手术治疗。

2. 手术治疗评估要点

（1）心理评估：向患者介绍与疾病相关的知识，说明手术的重要性，解释手术的方式、术前术后的配合事项及目的，耐心解答问题，消除不良心理，使其增加战胜疾病的信心，积极配合治疗。

（2）既往史：了解患者全身的情况，是否有心脏病、高血压、糖尿病等，如有异常，积极治疗，减少术后并发症的发生。

（3）疼痛评估：评估患者疼痛诱发因素、部位、性质、程度和持续时间，并进行疼痛评分。

（4）神经功能评估：严密观察双下肢感觉运动及会阴部神经功能情况，并进行术前术后对比，可了解神经受压症状有无改善或加重。

三、护理诊断（问题）

（一）疼痛

与髓核受压水肿、神经根受压及肌痉挛有关。

（二）躯体移动障碍

与椎间盘突出或手术有关。

（三）便秘

与马尾神经受压或长期卧床有关。

（四）知识缺乏

与对疾病的认识有关。

（五）潜在并发症

脑脊液漏、椎间隙感染。

四、主要护理措施

（一）减轻疼痛

1. 休息

长时间站立或坐立使腰椎负荷增加，神经根受压症状加重，故减轻腰椎负荷的方法就是卧床休息，卧硬板床，采取舒适、腰背肌放松体位。翻身时保持脊柱成一直线。

2. 心理护理

指导患者放松心情，可让患者听音乐、看电视或与人聊天，分散其注意力。

3. 药物镇痛

根据医嘱使用镇痛药或非甾体类消炎止痛药。

（二）患者活动能力改善、舒适度增加

（1）体位护理：术后平卧 2 h 后即可协助患者轴线翻身，四肢成舒适体位摆放。

（2）按摩受压部位，避免压疮发生，更换床单时避免拖、拉、推等动作。指导患者进行功能锻炼。

（3）协助患者做好生活护理。

（三）预防便秘

1. 排便训练

多数患者不习惯床上排便而导致便秘，应指导患者床上使用便盆，指导床上排便。

2. 饮食指导

指导患者多饮水，给予富含膳食纤维的易消化饮食，多食新鲜蔬菜、水果。

3. 药物通便

根据医嘱使用开塞露、麻仁软胶囊等通便药物。

4. 适宜环境及心理疏导

可在患者排便时挡上屏风，尽可能减少病房人员，并给患者予心理支持，给其提供适宜的环境和时间。

（四）功能锻炼

向患者说明术后功能锻炼对预防深静脉血栓、防止神经根粘连及恢复腰背肌功能的重要性。功能锻炼的原则：幅度由小到大、次数由少到多，以身体无明显不适为宜。

1. 术后第 1 天

（1）踝泵运动：全范围地伸屈踝关节或 360°旋转踝关节，在能承受的范围内尽可能多做，200～300 次/天，以促进血液循环，防止深静脉血栓的形成。

（2）股四头肌舒缩运动：主动收缩和放松大腿肌肉，每次持续 5～10 s，如此反复进行，100～200 次/天，锻炼下肢肌力。

2. 术后第 2 天

（1）直腿抬高运动：患者平卧于床上，伸直膝关节并收缩股四头肌后抬高患肢，抬到最高点时停留 10～15 s，再缓慢放下，双下肢交替进行，每天 3～4 次，每次 20 min。

（2）屈膝屈髋运动：患者平卧于床上，下肢屈曲，双手抱住膝关节，使其尽可能向胸前靠近。

3. 术后 1 周

腰背肌锻炼：采用 5 点支撑法，患者仰卧，屈肘伸肩，然后屈膝伸髋，以双脚双肘及头部为支点，使腰部离开床面，每天坚持数十次。

（五）并发症的护理

1. 脑脊液漏

表现为恶心、呕吐和头痛等，伤口引流量大、色淡。给予去枕平卧、头低脚高位，伤口局部用沙袋压迫，同时放松引流负压，将引流瓶放置于床缘水平，遵医嘱补充大量液体。必要时探查伤口，行裂口缝合或修补硬膜。

2. 椎间隙感染

椎间隙感染是椎节深部的感染，表现为腰背部疼痛和肌肉痉挛，并伴有体温升高。一般采用抗生素治疗。

（六）用药护理

遵医嘱按时、按量口服止痛药、神经营养药物。

（七）健康教育

1. 起卧方法

术后坐位或下床时需戴腰围，起床时先平卧戴好腰围，然后侧卧，用双上肢慢慢撑起身体坐立。禁止平卧位突然起床的动作。由坐位改为卧位时先双手支撑慢慢侧卧，然后平卧，松开腰围。

2. 维持正常体重

因肥胖会加重腰椎的负荷，超重或肥胖者必要时应控制饮食和减轻体重。

3. 休息

术后注意劳逸结合，避免长时间坐位或站立，三个月内避免弯腰负重、提重物等活动，戴腰围 6～8 周。

五、护理效果评估

（1）患者舒适度增加，疼痛症状减轻或消失。
（2）患者躯体活动能力改善。
（3）患者下肢肌力增强。
（4）患者无并发症发生，或发生后得到及时处理。

第六节　骨盆骨折

一、疾病概述

（一）概念

骨盆骨折多由直接暴力挤压骨盆所致，多伴有合并症和多发伤。

（二）相关病理生理

骨盆的血管及静脉丛丰富，内有重要脏器和血管，骨折常合并静脉丛、动脉出血及盆腔内脏器损伤并导致相应的病理生理变化。

（三）病因

常见原因有交通事故、意外摔倒或高处坠落等。年轻人骨盆骨折主要是由于交通事故和高处坠落引起。老年人骨盆骨折最常见的原因是摔倒。

（四）分类

目前国际上常用的骨盆骨折分类为：Young&Burgess 分类，共 4 种类型。

1. 分离型（APC）

由前后挤压伤所致，常见耻骨联合分离，严重时造成骶髂前后韧带损伤；根据骨折严重程度不同又分为Ⅰ、Ⅱ、Ⅲ 3 个亚型。

2. 压缩型（LC）

由侧方挤压伤所致，常造成骶骨骨折（侧后方挤压）及半侧骨盆内旋（侧前方挤压）；也根据骨折严重程度不同又分为Ⅰ、Ⅱ、Ⅲ 3 个亚型。

3. 垂直型（VS）

剪切外力损伤，由垂直或斜行外力所致，常导致垂直或旋转方向不稳定。

4. 混合外力（CM）

侧方挤压伤及剪切外力损伤，导致骨盆前环及前后韧带的损伤占骨盆骨折的 14%。

该分类的优点是有助于损伤程度的判断及对合并损伤的估计可以指导抢救判断预后，根据文献统计，分离型骨折合并损伤最严重，死亡率也最高，压缩型次之，垂直型较低；而在出血量上的排序依次是分离型、垂直型、混合型、压缩型。

Tile's/AO 分类。

A 型：稳定，轻度移位。

B 型：纵向稳定，旋转不稳定，后方及盆底结构完整。

B_1：前后挤压伤，外旋，耻骨联合>2.5 cm，骶髂前韧带和骶棘韧带损伤。

B_2：侧方挤压伤，内旋。

$B_{2.1}$：侧方挤压伤，同侧型。

$B_{2.2}$：侧方挤压伤，对侧型。

B_3：双侧 B 型损伤。

C 型：旋转及纵向均不稳定（纵向剪力伤）。

C_1：单侧骨盆。

$C_{1.1}$：髂骨骨折。

$C_{1.2}$：骶髂关节脱位。

$C_{1.3}$：骶骨骨折。

C_2：双侧骨盆。

C_3：合并髋臼骨折。

（五）临床表现

1. 症状

患者髋部肿胀、疼痛，不敢坐起或站立。有畸形、疼痛、肿胀、瘀斑、活动障碍、休克、后腹膜后血肿、直肠肛管及女性生殖道损伤、尿道膀胱损伤、神经损伤、脏器损伤。

2. 体征

（1）骨盆分离试验与挤压试验阳性：检查者双手交叉撑开患者的两髂嵴，使两骶髂关节的关节面更紧贴，而骨折的骨盆前环产生分离，如出现疼痛即为骨盆分离试验阳性。双手挤压患者的两髂嵴，伤处仍出现疼痛为骨盆挤压试验阳性。

（2）肢体长度不对称：用皮尺测量胸骨剑突与两髂前上棘之间的距离，骨盆骨折向上移位的一侧长度较短。也可测量脐孔与两侧内踝尖端的距离。

（3）会阴部瘀斑：是耻骨和坐骨骨折的特有体征。

（六）辅助检查

X线和CT检查能直接反映是否存在骨盆骨折及其类型。

1. X线检查

（1）骨盆正位片：常规、必须的基本检查，90％的骨盆骨折可经正位片检查发现。

（2）骨盆入口位片：拍摄时球管向头端倾斜40°，可以更好地观察髂骨翼骨折、骶髂关节脱位、骨盆前后及旋转移位、耻骨支骨折、耻骨联合分离等。

（3）骨盆出口位片：拍摄时球管向尾端倾斜40°，可以观察骶骨、骶孔是否有骨折，骨盆是否有垂直移位。

2. CT是对于骨盆骨折最准确的检查方法

一旦患者的病情平稳，应尽早行CT检查。对于骨盆后方的损伤尤其是骶骨骨折及骶髂关节损伤，CT检查更为准确，伴有髋臼骨折时也应行CT检查，CT三维重建可以更真实的显示骨盆的解剖结构及骨折之间的位置关系，形成清晰逼真的三维立体图像，对于判断骨盆骨折的类型和决定治疗方案均有较高价值。CT还可以同时显示腹膜后及腹腔内出血的情况。

（七）治疗原则

首先处理休克和各种危及生命的合并症，再处理骨折。

1. 非手术治疗

（1）卧床休息：骨盆边缘性骨折、骶尾骨骨折应根据损伤程度卧硬板床休息3～4周，以保持骨盆的稳定。髂前上棘骨折患者置于屈髋位；坐骨结节骨折置于伸髋位。

（2）复位与固定：不稳定骨折可用骨盆兜带悬吊牵引、髋人字石膏、骨牵引等方法达到复位与固定的目的。

2. 手术治疗

（1）骨外固定架固定术：适用于骨盆环双处骨折患者。

（2）切开复位钢板内固定术：适用于骨盆环两处以上骨折患者，以保持骨盆的稳定。

二、护理评估

（一）一般评估

1. 健康史

（1）一般情况：了解患者的年龄、职业特点、运动爱好、日常饮食结构、有无酗酒等。

（2）受伤情况：了解患者受伤的原因、部位和时间，受伤时的体位和环境，外力作用的方式、方向与性质等。

（3）既往史：有无药物滥用、服用特殊药物及药物过敏史，有无手术史等。

2. 生命体征（T、P、R、BP）

每1h监测体温、脉搏、呼吸、血压1次，详细记录，特别是血压情况，以防发生低血容量休克，为抢救提供有力的依据。

3. 患者主诉

有无疼痛、排尿、排便等情况。

4. 相关记录

皮肤完整性、排尿及排便情况、双下肢感觉、运动、末梢血运、肿胀、畸形等情况。

（二）身体评估

1. 术前评估

（1）视诊：有无活动受限。会阴部、腹股沟、臀部有无淤血、瘀斑。有无骨盆变形、肢体不等长等现象。

（2）触诊：有无按压痛。有无异常活动及骨擦音等。

（3）叩诊：有无叩击痛。

（4）动诊：骨盆分离试验与挤压试验。

（5）量诊：肢体长度是否对称。用皮尺测量胸骨剑突与两髂前上棘之间的距离。向上移位的一侧长度较短。也可测量脐孔与两侧内踝尖端之间的距离。

2. 术后评估

（1）视诊：观察患者神志，局部伤口有无红肿热痛、有无渗血、渗液情况，引流液的颜色、量、性质。

（2）触诊：足背及股动脉搏动情况、肢端皮温、颜色、毛细血管充盈情况。

（3）动诊：进行相应的感觉运动检查，有无麻木异样感、部位、程度；观察踝关节及足趾的活动情况。

（4）量诊：肢体长度是否对称。

（三）心理—社会评估

患者在疾病治疗过程中的心理反应与需求，家庭及社会支持情况，引导患者正确配合疾病的治疗与护理。

（四）辅助检查阳性结果评估

（1）骨盆 X 片、CT 等可显示骨折的损伤机制。

（2）血常规检验提示有无血容量不足、肝肾功能、电解质等。

（五）治疗效果的评估

1. 非手术治疗评估要点

复位固定好，疼痛减轻，骨折端愈合良好。

2. 手术治疗评估要点

对旋转不稳定骨折提供足够的稳定，以促使骨折愈合，并为早期负重提供所需的稳定。

三、护理诊断（问题）

（一）组织灌注量不足

与骨盆损伤、出血等有关。

（三）排尿和排便形态异常

与膀胱、尿道、腹内脏器或直肠损伤有关。

（三）有皮肤完整性受损的危险

与骨盆骨折和活动障碍有关。

（四）躯体活动障碍

与骨盆骨折有关。

（五）疼痛

与骨折、软组织创伤等有关。

（六）潜在并发症

（1）术后感染：与损伤机制及手术有关。

（2）深静脉血栓：与盆腔静脉的损伤及制动有关。

（3）神经损伤：与骶髂关节脱位时的骶神经受牵拉和骶骨骨折时嵌压损伤有关。

（4）肺部感染：与长期卧床、无法改变体位有关。

（5）泌尿系统感染：与长期卧床、泌尿系统损伤有关。

四、主要护理措施

（一）术前护理

1. 急救护理

有危及生命时应先抢救生命，对休克患者进行抗休克治疗，然后处理骨折。

（1）观察生命体征：骨盆骨折常合并静脉丛及动脉出血，出现低血容量休克。应注意观察患者的意识、脉搏、血压和尿量，及时发现和处理血容量不足。

（2）建立静脉输液通路：及时按医嘱输血和补液，纠正血容量不足。

（3）及时止血和处理腹腔内脏器官损伤：若经抗休克治疗和护理仍不能维持血压，应及时通知医生，并协助做好手术准备。

2. 维持排尿、排便通畅

（1）观察：患者有无排尿困难、尿量及色泽；有无腹胀和便秘。

（2）导尿护理：对于尿道损伤致排尿困难者，予以导尿或留置导尿，并加强尿道口和导尿管的护理；保持导尿管通畅。

3. 饮食护理

术前加强饮食营养，宜高蛋白、高维生素、高钙、高铁、粗纤维食物，以补充失血过多导致的营养失调。食物应易消化，且根据受伤程度决定膳食种类，若合并直肠损伤或有腹胀腹痛，则应酌情禁食。必要时静脉高营养治疗。

4. 卧位

不影响骨盆环完整的骨折，可取仰卧与侧卧交替，侧卧时健侧在下，严禁坐立，伤后应平卧硬板床，且应减少搬动。必须搬动时则由多人平托，以免引起疼痛，增加出血。

（二）术后护理

1. 病情观察

（1）生命体征：术后严密观察生命体征及神志，与麻醉科医生交班，了解患者术中情况，心电监护；留置导尿，准确记录尿量。

（2）切口护理：观察切口敷料情况及切口愈合情况，有无红肿热痛、渗液。若切口感染者，协助做好分泌物培养，加强换药。

（3）切口引流管护理：

妥善固定，变换体位时注意牵拉，保持通畅；观察引流液的量、色、性质。及时记录。

（4）导尿管的护理：观察尿液的量、色、性状。如无膀胱尿道损伤应间歇夹尿管，训练膀胱功能，尽早停尿管。如有膀胱尿道损伤，术后需持续开放尿管，根据医嘱停尿管。留置尿管者一天 2 次会阴护理，鼓励患者每天饮水 1500 mL 以上。

2. 皮肤护理

（1）保持个人卫生清洁：注意卧床患者的皮肤护理，保持皮肤清洁、健康和床单平整干燥；按时按摩受压部位；防止发生压疮。

（2）体位：协助患者更换体位，绝对卧床，根据医嘱决定是否可以抬高床头或下床。可适当翻身，骨折愈合后方可向患侧卧位。

3. 协助指导患者合理活动

根据骨折的稳定性和治疗方案，与患者一起制订适宜的锻炼计划并指导其实施。部分患者在手术后几天内即可完全负重，行牵引的患者需 12 周以后才能负重。长时间卧床的患者须练习深呼吸、进行肢体肌的等长舒缩；每天多次，每次 5～20 min。允许下床后，可使用助行器或拐杖，以使上下肢共同分担体重。

4. 疼痛护理

（1）有效控制疼痛，保证足够的睡眠。

（2）宣教疼痛的评分方法，疼痛引起的原因及减轻疼痛的方法，如正确翻身、放松疗法、转移注意力、药物控制，提高患者疼痛阈值，减轻心理负担。

（3）疼痛＞5 分，分析疼痛原因，针对疼痛引起的原因，给予相应的处理。如调整体位，解除局部皮肤卡压。

（4）疼痛原因明确按医嘱尽早给予止痛药，30 min 后观察止痛效果。

5. 饮食护理

术后 6 h 可进食，多饮水、多吃水果、蔬菜；高蛋白饮食，保持大便通畅。

6. 功能锻炼

（1）不影响骨盆环完整的骨折：①单纯一处骨折，无合并伤，又不需复位者，卧床休息，仰卧与侧卧交替（健侧在下）。早期在床上做上肢伸展运动、下肢肌肉收缩以及足踝活动。②伤后 1 周后半卧及坐位练习，并作髋关节、膝关节的伸屈运动。③伤后 2～3 周，如全身情况尚好，可下床站立并缓慢行走，逐渐加大活动量。④伤后 3～4 周，不限制活动，练习正常行走及下蹲。

（2）影响骨盆环完整的骨折：①伤后无合并症者，卧硬板床休息，并进行上肢活动。②伤后第 2 周开始半坐位，进行下肢肌肉收缩锻炼，如股四头肌收缩、踝关节背伸和跖屈、足趾伸屈等活动。③伤后第 3 周在床上进行髋、膝关节的活动，先被动，后主动。④伤后第 6～8 周（即骨折临床愈合），拆除牵引固定，扶拐行走。⑤伤后第 12 周逐渐锻炼，并弃拐负重步行。

（三）术后并发症的观察及护理

1. 神经损伤

了解有无神经损伤，并观察各神经支配的感觉运动的进展情况。骶骨管骨折脱位可损伤支配括约肌及会阴部的马尾神经。骶骨孔部骨折可损伤坐骨神经根，骶1侧翼骨折可损伤腰5神经，坐骨大切迹部或坐骨骨折可伤及坐骨神经，耻骨支骨折偶可损伤闭孔神经或股神经。髂前上棘撕脱骨折可伤及骨外皮神经。

2. 感染

观察生命体征、血象，观察创面有无红肿热痛、渗液，有局部引流时，观察引流液的量、色、性状，保持局部引流通畅。及早发现处理合并伤，合理适用抗生素。直肠肛管损伤常常是盆腔感染的主要来源，可形成化脓性骨髓炎、骨盆周围脓肿、包括髋关节在内的一侧骨盆、臀部、腹股沟的严重化脓感染；阴道破裂与骨折相同，可引起深部感染。

3. 肺栓塞

观察神志、生命体征、氧饱和度、胸闷、胸痛情况。典型表现为咳嗽、胸痛、呼吸困难、低氧血症、意识改变。但大部分患者缺乏典型症状或以一种症状为主或无症状，不注意时易被忽略。小心搬运，患肢抬高放置，预防感染和防治休克，纠正酸中毒，给氧。如有严重骨折创伤、明显低血氧，又不能用其他原因解释者，有明显的诊断次要指标（如贫血、血小板减少等）可以初步诊断，应及时通知医生，密切观察，立即展开治疗。

4. 下肢深静脉血栓形成

观察下肢有无疼痛、肿胀、静脉扩张、腓肠肌压痛等。加强小腿肌肉静态收缩和踝关节的活动、理疗、预防性抗凝治疗。血栓形成后，避免患肢活动，忌做按摩、理疗等，按医嘱予抗凝溶栓治疗，注意观察抗凝药的副作用。

5. 肌肉萎缩、关节僵硬

早期进行肌肉收缩锻炼。根据患者的活动能力，尽早进行股四头肌收缩和踝关节伸屈等活动。

6. 压疮

观察患者疼痛的部位，皮牵引或石膏支具对皮肤的卡压情况，注意牵引部位或边缘皮肤有无破损或出现水疱。注意尾骶部皮肤情况。卧床患者定时翻身、抬臀，及时调整皮牵引，皮牵引时可在足跟部预防性贴水胶体敷料。

7. 便秘

评估患者的饮食结构、排便习惯、目前的排便情况、活动情况。很多患者不习惯床上排便，怕造成别人麻烦，应消除患者的心理顾虑，宣教便秘及便秘防治的相关知识，宣教保持大便通畅的重要性；多吃含粗纤维多的蔬菜、水果，多饮水；予手法按摩腹部；必要时给予药物治疗。

（四）心理护理

（1）术前了解患者家庭支持情况，心理、社会、精神状况；患者对疾病的认知程度；患者伤势较重，易产生恐惧心理。应以娴熟的抢救技术控制病情发展，减少患者的恐惧。病情稳定后，可让患者和家属与同种手术成功的患者交谈，从心理上认清接受手术治疗的必要性，对手术要达到的目的及可能发生的并发症与意外事项，有一定的心理准备。

（2）术后心理支持，鼓励患者保持良好的心态，正确对待疾病。

（五）健康教育

（1）体位与活动：卧床，按医嘱循序渐进功能锻炼。不同部位的骨折，愈合时间不同，须严格按医嘱，不能自行过早负重。

（2）饮食：鼓励进高热量、高蛋白、富含维生素易消化的饮食。

（3）心理支持：鼓励患者保持良好精神状态。

（4）劝导戒烟。

（5）介绍药物的名称、剂量、用法、作用和副作用。

（6）出院后继续功能锻炼。

（7）指导患者定时门诊复查，并说明复查的重要性。如出现病情变化，及时来医院就诊。

五、护理效果评估

（1）生命体征平稳，疼痛缓解。

（2）牵引复位或手术固定有效。

（3）合并腹膜后血肿和腹内脏器损伤得到有效处理，无相关并发症出现。

（4）根据指导适当有效的功能锻炼。

第七节　关节脱位

一、肩关节脱位

（一）疾病概述

1. 概念

肩关节脱位最常见，占全身关节脱位的45％，多发生于青壮年，男性多于女性。肩关节由肩胛骨的关节盂和肱骨头构成，属球窝关节，关节盂面积小而浅，肱骨头相对大而呈球形，其面积为关节盂的4倍，关节囊薄而松弛，周围韧带较薄弱，关节结构不稳定，运动范围大，故易于发生脱位。

2. 相关病理生理

创伤性关节脱位后，主要表现为构成关节的骨端移位、关节囊破裂、关节腔周围积血。血肿机化后，形成肉芽组织，继而发展成为纤维组织，与关节周围组织粘连。脱位可伴关节附近韧带、肌和肌腱损伤，也可伴撕脱性骨折及周围血管、神经损伤。

3. 病因和分类

创伤是肩关节脱位的主要原因，多由间接暴力引起。当身体侧位跌倒时，手掌撑地，肩关节呈外展外旋位，肱骨头在外力作用下突破关节囊前壁，滑出肩胛盂而致脱位；也可由于上臂过度外展外旋后伸时，肱骨颈或肱骨大结节抵触于肩峰时构成杠杆支点，使肱骨头向盂下滑出发生脱位。直接暴力可致肩关节后方直接受到撞伤，使肱骨头向前脱位。

肩关节脱位分为前脱位、后脱位、下脱位和盂上脱位。由于肩关节前下方组织薄弱，因此以前脱位多见。因脱位后肱骨头所在的位置不同，前脱位又分为喙突下脱位、盂下脱位和锁骨下脱位。脱位后常合并肱骨大结节骨折和肩袖的撕裂，严重者可合并肱骨外科颈骨折及臂丛神经损伤。

4. 临床表现

（1）症状：肩关节脱位后，患肩肿胀、疼痛、主动和被动活动受限。患肢呈弹性固定于轻度外展内旋位，肘关节屈曲，患肢较对侧长，常以健侧手托住患侧前臂、头和躯干向患侧倾斜。

（2）体征：肩关节脱位后，关节盂空虚，肩峰突出，肩部失去原有圆隆曲线，呈方肩畸形；肩胛盂处有空虚感；在腋窝、喙突下或锁骨下可触及移位的肱骨头；搭肩试验（Dugas）阳性，即肩关节脱位后，患侧手掌搭到健侧肩部时，患肘部不能贴近胸壁；患侧肘部紧贴胸部时，患侧手掌不能搭到健肩。

5. 辅助检查

X 线检查可明确脱位的类型、移位方向、有无合并肱骨大结节撕脱性及肱骨外科颈骨折。对怀疑有肱骨头骨折者可行 CT 扫描。

6. 治疗原则

1）非手术治疗。

（1）手法复位：脱位后要尽快复位，选择臂丛神经麻醉或全身麻醉，使肌肉松弛，在无痛下进行复位。常用手牵足蹬法（Hippocrates 法）和悬垂法（Stimson 法）。

（2）固定：单纯肩关节前脱位，复位后腋窝处垫棉垫，用三角巾悬吊上肢，保持肘关节屈曲90°；关节囊破损明显或仍有肩关节半脱位者，应将患侧手置于对侧肩上，上肢贴靠胸壁，腋下垫棉垫，用绷带将患肢固定于胸壁前，固定于内收内旋位。肩关节后脱位，复位后用人字石膏或外展架固定在外展、后伸、外旋位。一般固定 3～4 周，合并大结节骨折者适当延长1～2 周；40 岁以上的患者，固定时间可相应缩短，因为年长患者关节制动时间越长，越容易发生关节僵硬。有习惯性脱位病史的年轻人适当延长固定期。

（3）功能锻炼：固定期间活动腕部和手指，并做上臂、前臂肩关节肌群的收缩运动；疼痛肿胀缓解后，可指导患者用健侧手缓慢推动患肢外展与内收活动，活动范围以不引起患侧肩部疼痛为限；3 周后，指导患者进行弯腰、垂臂、甩肩锻炼。具体方法：患者弯腰 90°，患肢自然下垂，以肩为顶点作圆锥形环转，范围由小到大；4 周后，指导患者做手指爬墙外展、爬墙上举、滑车带臂上举、举手摸顶锻炼，使肩关节功能完全恢复。

2）手术治疗：手术切开复位术适用于肩关节新鲜脱位合并肱骨颈、肱骨干骨折，或肩盂骨折块嵌入关节内，或肱二头肌长头嵌于关节间，或合并血管、神经损伤的患者；习惯性肩关节脱位；儿童及青年人的陈旧性脱位等。

（二）护理评估

1. 一般评估

（1）健康史：一般情况：如年龄、出生时情况、对运动的喜好等；外伤史：评估患者有无突发外伤史、受伤后的症状和疼痛的特点、受伤后的处理方法；既往史：患者以前有无类似外伤病史、有无关节脱位习惯、既往脱位后的治疗及恢复情况等。

（2）生命体征（T、P、R、BP）：创伤性脱位合并血管损伤时，可能导致血压下降等，观察有无休克。

（3）患者主诉：脱位原因、时间；有无外伤史；导致脱位的外力方式、性质；脱位后处理措施；疼痛性质及程度。

（4）相关记录：疼痛评分、全身皮肤及其他部位外伤情况。

2. 身体评估

1）术前评估。

（1）视诊：患者有无被迫性体位；脱位关节有无肿胀、皮下瘀斑、畸形；有无血管及神经受压的表现、皮肤有无受损。

（2）触诊：有无压痛、是否触及脱出的关节头及空虚的关节盂、患肢动脉搏动的情况、有无感觉异常。

（3）叩诊：患肢神经反射是否正常。

（4）动诊：脱位关节活动能力，患肢肌力。

（5）量诊：患肢有无短缩、双侧肢体周径大小、关节活动度。

（6）特殊检查：Dugas 征（肩关节脱位）。

（7）术前准备评估：术前实验室检查结果评估：血常规及血生化、胸片、心电图等；术区皮肤、饮食、肠道、用药准备；评估患者对手术过程的了解程度，有无过度焦虑或者担忧；对预后的期望值等。

2）术后评估：了解麻醉和手术方法、手术经过是否顺利、术中出血情况；了解术后生命体征、切口及引流情况等；观察有无并发血管、神经损伤。

（1）视诊：手术切口有无红肿；术区敷料有无渗血、渗液；患肢的颜色及有无肿胀。

（2）触诊：患肢动脉搏动是否可扪及；患肢感觉有无异常。

（3）动诊：观察患肢关节主动活动及被动活动情况，有无关节僵硬。

（4）量诊：使用疼痛评分尺进行疼痛评分；使用皮尺及量角器分别测量患肢肿胀度及关节活动度。

3）心理－社会评估：评估患者的心理状况，了解患者及家属对疾病、治疗及预后的认知程度，家庭的经济承受能力，对患者的支持态度及其他社会支持系统情况。

4）辅助检查阳性结果评估：X线检查结果，确定脱位类型及骨折情况。

5）治疗效果评估。

（1）非手术治疗效果评估要点：①评估外固定是否有效，松紧度是否适宜，患肩是否固定于关节功能位，有无相关并发症，如皮肤压疮、关节僵硬等。②评估患肢末梢血运感觉、患肢动脉搏动是否可扪及；肢端活动是否正常；皮温是否正常；有无异常感觉，如麻木等。③评估患者功能锻炼情况，如肌力、关节活动范围等，锻炼进程有无按计划进行。

（2）手术治疗效果评估要点。①生命体征的评估：是否能维持生命体征的平稳。②体位评估：是否采取正确的体位，以保持关节功能位及舒适为标准。③手术切口评估：敷料是否干洁、固定，弹性绷带包扎松紧是否适宜。④术肢末梢血运评估：术肢桡动脉搏动是否可扪及；手指活动是否正常；术肢皮温是否正常；有无异常感觉，如麻木等。⑤功能锻炼程度评估：患者是否按计划进行康复训练，效果如何。⑥相关并发症评估：关节僵硬、臂丛神经损伤（肩关节脱位）等。

（三）护理诊断（问题）

1. 疼痛

与关节脱位引起局部组织损伤及神经受压有关。

2．躯体活动障碍

与关节脱位、疼痛、制动有关。

3．知识缺乏

与缺乏有关复位后继续治疗及正确功能锻炼的知识有关。

4．焦虑

与担忧预后有关。

5．潜在并发症

（1）关节僵硬：与关节脱位后复位需固定关节有关。

（2）血管、神经受损。

（四）主要护理措施

1．术前护理

1）休息与体位：急性期患者应适当休息、抬高患肢，促进局部血液回流和减轻肿胀；保持患肩于功能位，以预防关节畸形及病理性脱位；关节脱位复位后外固定时间一般为3～4周，合并骨折者适当延长外固定时间。

2）饮食：易消化食物，多进含蛋白质、维生素、钙、铁丰富的食物；预防便秘者选用富含植物纤维食物，如粗粮、蔬菜、水果等；多饮水，每天饮水量大于3000 mL，防止粪便干燥；多食酸奶，以促进肠蠕动；避免食用刺激性食物，如辣椒等。

3）用药护理：遵医嘱及时用药，观察药效及副作用，及时记录及处理。

4）专科护理。

（1）疼痛的护理：评估患者疼痛程度，及时合理给予非药物止痛，如早期局部冷疗、心理疗法等，疼痛评分为4分以上者，按需予药物止痛。及时评估用药后的疼痛缓解情况。

（2）肿胀的护理：早期冷敷，减轻损伤部位的出血和水肿；24 h后热敷，以减轻肌肉的痉挛；后期理疗，改善血液循环，促进渗出液的吸收。

（3）外固定的护理：密切观察固定位置有无移动，保持有效固定；有无局部压迫症状及皮肤情况；让患者了解固定时限。

（4）患肢末梢血运观察：注意观察肢端末梢血运、运动、感觉情况。如发现肢体远端苍白、厥冷、发绀、疼痛、感觉减退及麻木等异常情况，应及时通知医生妥善处理。

2．术后护理

（1）生命体征的测量：术后24 h内，密切观察生命体征的变化，进行床边心电监护，每30 min～1 h记录1次，观察有无因术中出血、麻醉等引起血压下降。

（2）体位的护理：全身麻醉术后应去枕平卧6 h，6 h后可予适当摇高床头或取半卧位，术后1～2 d可根据患者情况考虑起床活动；术后患肢用三角巾悬吊于胸前，保持肘关节屈曲90°。

（3）切口的观察：保持切口敷料清洁干燥，一旦被血液渗透应及时更换，以防止切口感染。

（4）患肢肢端血液循环的观察：密切观察患肢桡动脉搏动及手指的感觉活动情况，注意有无血管神经的损伤，出现异常时及时通知医生处理。

3．术后并发症护理

（1）肩关节僵硬的护理：循序渐进进行康复训练。固定期间行肌肉等长缩，如前臂肌肉收缩、股四头肌收缩训练；远端关节早期活动，如手指抓捏、握拳活动、前臂伸展运动等，促进血液循环；去除外固定后，练习脱位关节的活动及关节周围肌力训练，以主动锻炼为主，以不引起剧烈疼痛为度，切忌粗暴进行被动活动。

（2）血管、神经受损的护理：肩关节脱位或术后发生神经损伤并不多见，但如果出现患肢无力，肩外展功能丧失，要考虑有臂丛神经损伤，应及时通知医生，予神经营养药物，局部理疗，加强手指各关节及腕关节的主、被动活动，防止肌肉萎缩和关节僵硬。一般采用非手术治疗可恢复，观察 3 个月，如无恢复迹象应行手术探查。

4. 心理护理

关节脱位多由意外事故造成，患者常焦虑、恐惧以及自信心不足等，在生活上给予帮助，加强沟通，耐心开导，使之心情舒畅，从而愉快地接受配合治疗及康复。

5. 健康教育

向患者及家属讲解肩关节脱位治疗和康复的知识。说明复位后固定的目的、方法、重要意义及注意事项，使其充分了解固定的重要性、必要性及复位后必须固定的时限。讲述功能锻炼的重要性和必要性，并指导其进行康复锻炼，使患者能自觉按计划实施。固定期间进行肌肉舒缩活动及邻近关节主动活动，切忌被动运动；固定拆除后，逐步进行肢体的全范围功能锻炼，防止关节粘连和肌萎缩。习惯性反复脱位者，须保持有效固定并严格遵医嘱坚持功能锻炼，避免各种导致再脱位的原因。

（五）护理效果评估

（1）患者疼痛是否得到有效控制，疼痛主诉减少。

（2）患者是否掌握关节功能康复训练相关知识，关节功能恢复程度，能否满足日常活动需要。

（3）有无血管、神经损伤或发生时能否及时发现和护理。

（4）手术切口能否保持清洁干燥，有无切口感染的发生。

（5）有无相关并发症发生。

二、髋关节脱位

（一）疾病概述

1. 概念

髋关节由股骨头和髋臼构成，是杵臼关节。髋臼为半球形，深而大，周围有坚韧带与肌群，结构相当稳定，故往往只有强大暴力才能导致髋关节脱位；约 50% 髋关节脱位同时合并有骨折。

2. 相关病理生理

创伤性关节脱位后，主要表现为构成关节的骨端移位，关节囊破裂，关节腔周围积血。血肿机化后，形成肉芽组织，继而发展成为纤维组织，与关节周围组织粘连。脱位可伴关节附近韧带、肌和肌腱损伤，也可伴撕脱性骨折及周围血管、神经损伤。

3. 病因和分类

髋关节脱位根据股骨头的位置可分为以下 3 种脱位。

（1）髋关节后脱位：髋关节于屈曲、内收位时，股骨头顶在髋臼后上缘，若暴力由前向后冲击膝部，并经股骨干纵轴传递到股骨头，使股骨头冲破关节囊后上部分而发生脱位。如撞车、高处坠落或弯腰姿势时重物打击于腰背部时。

（2）髋关节前脱位：髋关节处于过度外展外旋位时，遭到外展暴力使大转子顶端与髋臼上缘相撞击，使股骨头冲破前方关节囊而脱出到闭孔或耻骨处，也称闭孔部脱位或耻骨部脱位。

（3）髋关节中心脱位：当暴力作用于大转子外侧时，使股骨头冲击髋臼底部，引起髋臼底部骨折，如外力继续作用，股骨头连同髋臼骨折片一齐向盆腔内移位时，为中心脱位。

以后脱位最常见，约占全部髋关节脱位的85%～90%。脱位时常造成关节囊撕裂、髋臼后缘或股骨头骨折。有时合并坐骨神经挫伤或牵拉伤。

4. 临床表现

1）症状：患侧髋关节疼痛，主动活动功能丧失，被动活动时引起剧烈疼痛。

2）体征。

（1）髋关节后脱位时，患肢呈屈曲、内收、内旋或缩短畸形。臀部可触及脱出的股骨头，大粗隆上移。髋部疼痛、关节功能障碍明显，肿胀不明显；可合并坐骨神经损伤，大多为挫伤，主要原因为股骨头压迫。表现为大腿后侧、小腿后侧及外侧和足部全部感觉消失，膝关节的屈肌，小腿和足部全部肌瘫痪，足部出现神经营养性改变。

（2）髋关节前脱位时，患肢呈轻度屈髋、过度外展、外旋畸形。耻骨脱位时患肢极度外旋90°畸形，髋外侧较平，患肢屈髋15～20°外展畸形，腹股沟区可触及股骨头；会阴部脱位时在会阴部可触及股骨头。

（3）髋关节中心脱位时，如股骨头移位不多者只有局部疼痛、肿胀及活动障碍，无特殊体位畸形；股骨头移位严重者患肢有轻度缩短畸形，大转子因内移而不易摸到。

5. 辅助检查

X线检查可了解脱位的类型及有无合并髋臼或股骨头骨折。

6. 治疗原则

1）非手术治疗。

（1）手法复位：髋关节脱位后宜尽早复位，最好在24 h内，超过24 h后再复位，十分困难。髋关节前脱位，常用的复位方法为提拉法（Allis）。

（2）固定：复位后，用持续皮牵引或穿丁字鞋固定患肢，保持患肢于伸直、外展位，防止髋关节屈曲、内收、内旋，禁止患者坐起。一般固定2～3周。

（3）功能锻炼：①固定期间患者可进行股四头股收缩锻炼，患肢距小腿关节的活动及其余未固定关节的活动。②3周后开始活动关节；4周后，去除皮牵引，指导患者扶双拐下地活动。③3个月内，患肢不负重，以免发生股骨头缺血性坏死或因受压而变形。④3个月后，经X线检查证实股骨头血液供应良好者，可尝试去拐步行，进行步态训练。

2）手术治疗：对手法复位失败者或髋臼后上缘有大块骨片复位不良或不稳者，应选择早期髋关节切开复位内固定术。

（二）护理评估

1. 一般评估

（1）健康史：评估患者受伤的原因、时间；受伤的姿势；外力的方式、性质；脱位的轻重程度；评估患者受伤时的身体状况及病情发展情况；了解伤后急救处理措施。

（2）生命体征（T、P、R、BP）；评估意识等，观察有无休克。

（3）患者主诉：外伤史及脱位的原因、时间；疼痛的程度。

（4）相关记录：疼痛评分、全身皮肤及其他部位外伤情况。

2. 身体评估

1）术前评估。

（1）视诊：患者有无被迫性体位；患肢有无短缩、屈曲、内收内旋或外展外旋畸形；脱位关节有无肿胀、皮下瘀斑；有无血管及神经受压的表现、皮肤有无受损。

（2）触诊：有无压痛、是否触及脱出的关节头；患肢足背动脉搏动的情况、有无感觉异常。

（3）叩诊：患肢神经反射是否正常。

（4）动诊：脱位关节活动能力，患肢肌力。

（5）量诊：患肢有无短缩、双侧肢体周径大小、关节活动度。

（6）术前准备评估：术前实验室检查结果评估：血常规及血生化、胸片、心电图等；术区皮肤、饮食、肠道、用药准备；评估患者对手术过程的了解程度，有无过度焦虑或者担忧；对预后的期望值等。

2）术后评估：了解麻醉和手术方法、手术经过是否顺利、术中出血情况；了解术后生命体征、切口及引流情况等；观察有无并发血管神经损伤。

（1）视诊：手术切口有无红肿；术区敷料有无渗血、渗液；患肢的颜色及有无肿胀。

（2）触诊：患肢动脉搏动是否可扪及；患肢感觉有无异常。

（3）动诊：观察患肢关节主动活动及被动活动情况，有无关节僵硬。

（4）量诊：使用疼痛评分尺进行疼痛评分；使用皮尺及量角器分别测量患肢肿胀度及关节活动度。

3. 心理－社会评估

评估患者的心理状况，了解患者及家属对疾病、治疗及预后的认知程度，家庭的经济承受能力，对患者的支持态度及其他社会支持系统情况。

4. 辅助检查阳性结果评估

X线检查结果，确定脱位类型及骨折情况，并与股骨颈骨折鉴别。

5. 治疗效果评估

1）非手术治疗效果评估要点。

（1）评估外固定是否有效，松紧度是否适宜，患髋是否固定于关节功能位，有无相关并发症，如皮肤压疮、下肢深静脉血栓形成等。

（2）评估患肢末梢血运感觉，患肢动脉搏动是否可扪及；肢端活动是否正常；皮温是否正常；有无异常感觉，如麻木、感觉消退等。

（3）评估患者功能锻炼情况，如肌力、关节活动范围等，锻炼进程有无按计划进行。

2）手术治疗效果评估要点。

（1）生命体征的评估：是否能维持生命体征的平稳，有无发生出血性休克等。

（2）体位评估：是否采取正确的体位，以保持关节功能位及舒适为标准。

（3）手术切口评估：敷料是否干洁固定，弹性绷带包扎松紧是否适宜。

（4）术肢末梢血运评估：术肢桡动脉搏动是否可扪及；足趾活动是否正常；术肢有无肿胀，皮温是否正常；有无异常感觉，如麻木、感觉消退等。

（5）功能锻炼程度评估：患者是否按计划进行康复训练，效果如何。

（6）相关并发症评估：便秘、压疮、下肢深静脉血栓形成、坠积性肺炎等。

（三）护理诊断（问题）

1. 疼痛

与关节脱位引起局部组织损伤及神经受压有关。

2. 身体活动障碍

与关节脱位、疼痛、制动有关。

3. 知识缺乏

与缺乏有关复位后继续治疗及正确功能锻炼的知识有关。

4. 焦虑

与担忧预后有关。

5. 潜在并发症

便秘、压疮、下肢深静脉血栓形成、坠积性肺炎、血管神经受损。

（四）主要护理措施

1. 术前护理

1）体位：髋关节后脱位患者固定于轻度外展，前脱位固定于内收、内旋、伸直位，中心脱位固定于外展位。抬高患肢并保持患肢于关节功能位，以利静脉回流，减轻肿胀。

2）缓解疼痛。

（1）局部冷热敷：受伤 24 h 内局部冷敷，达到消肿止痛的目的；受伤 24 h 后，局部热敷以减轻肌肉痉挛引起的疼痛。

（2）避免加重疼痛的因素：进行护理操作或移动患者时，托住患肢，动作轻柔，避免不适活动加重疼痛。

（3）镇痛：应用心理暗示、转移注意力或松弛疗法等非药物镇痛方法缓解疼痛，必要时遵医嘱应用镇痛剂。

3）外固定护理：使用石膏固定或牵引的患者，密切观察固定是否有效，固定物压迫处皮肤有无受损；患肢末梢血运感觉情况。

4）皮肤护理：髋关节脱位固定后需长期卧床的患者，鼓励其经常更换体位，保持床单整洁，预防压疮产生。对于皮肤感觉功能障碍的肢体，防止烫伤和冻伤。

2. 术后护理

（1）生命体征的测量：术后 24 h 内，密切观察生命体征的变化，进行床边心电监护，每 30 min～1 h 记录 1 次，观察有无因术中出血、麻醉等引起血压下降。

（2）体位的护理：全身麻醉术后应去枕平卧 6 h，6 h 后可予适当摇高床头或取半卧位，保持患肢外展中立位。

（3）切口的观察：保持切口敷料清洁干燥，一旦被血液渗透应及时更换，以防止切口感染。

（4）患肢肢端血液循环的观察：密切观察患肢足背动脉搏动及足趾的感觉活动情况，注意有无血管神经的损伤，出现异常时及时通知医生处理。

3. 术后并发症护理

(1) 便秘：重建正常排便形态：定时排便，注意便意，食用促进排泄的食物，如粗粮、蔬菜、水果、豆类及其他粗糙食物；摄取充足水分，进行力所能及的活动等；必要时使用甘油栓、开塞露等塞肛或进行灌肠。

(2) 压疮。①预防压疮：原则是防止组织长时间受压，改善营养及血液循环情况；重视局部护理；加强观察，对发生压疮危险度高的患者进行预防。②护理措施：采用 Braden 评分法来评估发生压疮的危险程度，评分值越小，说明器官功能越差，发生压疮的危险性越高；间歇性解除压迫，卧床患者每 2～3 h 翻身 1 次，有条件者可使用减压贴、气垫床等；保持皮肤清洁和完整；加强营养，补充丰富蛋白质、足量热量、维生素 C 和维生素 A 及矿物质。③发生压疮后，评估压疮分期，进行对应处理。

(3) 下肢深静脉血栓。①评估危险因素：手术种类、创伤程度、手术时间及术后卧床时间；年龄，年龄越大，发病率明显增高；制动时间，固定姿势；既往史，既往有静脉血栓形成者的发病率为无既往史者的 5 倍；恶性肿瘤；其他，如肥胖、血管内插管等。②预防措施：活动，卧床者至少每 2～3 h 翻身 1 次；手术患者术后抬高患肢高于心脏水平，利于静脉回流；鼓励尽早床上行踝泵运动、股四头肌舒缩运动等；鼓励早期下床活动；穿弹力长袜或弹性绷带包扎，可减少静脉淤滞和增加回流，降低末端腓肠静脉血栓；使用间歇外部回压装置，增加血流速度；尽量避免下肢血管穿刺；遵医嘱使用抗凝药物，如低分子肝素钙、利伐沙班片等。③下肢深静脉血栓形成后处理：绝对卧床休息，抬高患肢 20°～30°；床上活动时避免动作过大，禁止患肢按摩，避免用力排便，以防血栓脱落而致肺栓塞；观察患肢肿胀程度、末梢循环等变化；遵医嘱使用抗凝、溶栓药物，并观察有无出血倾向，监测凝血功能；警惕肺栓塞的形成，临床无症状肺栓塞多见，一般在血栓形成1～2周内发生，且多发生在久卧开始活动时，当下肢深静脉血栓患者出现气促、咳嗽、呼吸困难、咯血样泡沫痰等症状时应及时处理。

(4) 坠积性肺炎：鼓励患者有效咳嗽及咳痰；翻身叩击背部每 2 h 1 次；痰液黏稠不易咯出时行雾化吸入，以稀释痰液，利于引流；指导行深呼吸训练等。

4. 心理护理

关节脱位多由意外事故造成，患者常焦虑、恐惧以及自信心不足等，在生活上给予帮助，加强沟通，耐心开导，使之心情舒畅，从而愉快地接受配合治疗及康复。

5. 健康教育

向患者及家属讲解髋关节脱位治疗和康复的知识。说明复位后固定的目的、方法、重要意义及注意事项，使其充分了解固定的重要性、必要性及复位后必须固定的时限。讲述功能锻炼的重要性和必要性，并指导其进行康复锻炼，使患者能自觉按计划实施。固定期间进行肌肉舒缩活动及邻近关节主动活动，切忌被动运动；固定拆除后，逐步进行肢体的全范围功能锻炼，防止关节粘连和肌萎缩。

(五) 护理效果评价

(1) 患者疼痛是否得到有效控制，疼痛主诉减少。

(2) 患者是否掌握关节功能康复训练相关知识，关节功能恢复程度，能否满足日常活动需要。

(3) 患者有无发生血管神经损伤，能否得到及时发现及处理。

(4) 手术切口能否保持清洁干燥，有无感染的发生。

（5）有无发生相关并发症。

三、肘关节脱位

（一）疾病概述

1. 概念

肘关节脱位发病率仅次于肩关节，多发生于10～20岁青少年，男性多于女性，多为运动损伤。

2. 相关病理生理

脱位后局部肿胀明显，如不及时复位，易导致前臂缺血性痉挛。

3. 病因和分类

多由间接暴力引起。根据脱位的方向可分为后脱位、前脱位、侧方脱位。后脱位为最常见的肘关节脱位，当肘关节处于伸直位，前臂旋后位跌倒时，暴力经前臂传递至尺、桡骨上端，在尺骨鹰嘴处产生杠杆作用，导致前方关节囊撕裂，使尺、桡骨近端同时脱向肱骨远端的后方，发生肘关节后脱位；当肘关节处于内翻或外翻位时遭受暴力，可发生尺侧或桡侧侧方脱位；当肘关节处于屈曲位时，肘后方受到直接暴力作用，可产生尺骨鹰嘴骨折和肘关节前脱位，此类相对少见。

4. 临床表现

1）症状：肘关节局部疼痛、肿胀、弹性固定，功能受限。肘关节处于半屈近于伸直位，患者以健手支托患肢前臂。

2）体征：脱位后，肘部变粗后突，前臂短缩，肘后凹陷，鹰嘴后突显著，肘后三角关系失常。鹰嘴突高出内外髁，可触及肱骨下端。若局部明显肿胀，则可能出现正中神经或尺神经损伤，亦可出现动脉受压的临床表现。

3）后脱位时，可合并正中神经或尺神经损伤，偶尔可损伤肱动脉。

（1）正中神经损伤表现为拇指、示指、中指的感觉迟钝或消失，不能屈曲，拇指不能外展和对掌，形成典型的"猿手"畸形。

（2）尺神经损伤主要表现为手部尺侧皮肤感觉消失、小鱼际肌及骨间肌萎缩、掌指关节过伸、拇指不能内收、其他四指不能外展及内收，呈"爪状手"畸形。

（3）动脉受压可出现患肢血液循环障碍，主要表现为患肢苍白、发冷、大动脉搏动减弱或消失等。

5. 辅助检查

X线检查可明确脱位的类型、移位情况及有无合并骨折。对于陈旧性关节脱位，能明确有无骨化性肌炎或缺血性骨坏死。

6. 治疗原则

1）非手术治疗方法。

（1）复位：一般情况下，通过闭合方法可完成脱位关节的复位。复位方法：助手配合沿畸形关节方向行前臂和上臂牵引和反牵引，术者从肘后用双手握住肘关节，以指推压尺骨鹰嘴向前下，同时矫正侧方移位，助手在复位过程中维持牵引并逐渐屈肘，出现弹跳感表示复位成功。

（2）固定：复位后，用超过关节夹板或长臂石膏托固定于屈肘90°位，再用三角巾悬吊于胸前，一般固定2～3周。

（3）功能锻炼：固定期间，可做伸掌、握拳、手指屈伸等活动，同时在外固定保护下做肩、腕关节、手指活动。去除固定后，练习肘关节的屈伸、前臂旋转活动及锻炼肘关节周围肌力，通常需要3～6个月方可恢复。

2）手术治疗方法：手法复位失败时，不可强行复位，应采取手术复位。合并有神经损伤者，手术时先探查神经，在保护神经的前提下进行手术复位。

（二）护理评估

1. 一般评估

（1）健康史：评估患者的一般情况，如年龄、性别；评估患者受伤的原因、时间；受伤的姿势；外力方式、性质；评估患者受伤时的身体状况及病情发展情况；了解伤后急救处理措施。

（2）生命体征（T、P、R、BP）：创伤性脱位合并血管损伤时，可能导致血压下降等，观察有无休克。

（3）患者主诉：脱位原因、时间；有无外伤史；导致脱位的外力方式、性质；脱位后处理措施；疼痛性质及程度。

（4）相关记录：疼痛评分、全身皮肤及其他外伤情况。

2. 身体评估

1）术前评估。

（1）视诊：患肢局部情况，脱位关节有无肿胀、皮下瘀斑、畸形。

（2）触诊：有无压痛、是否触及脱出的关节头及空虚的关节盂、患肢动脉搏动的情况、有无感觉异常。

（3）叩诊：患肢神经反射是否正常。

（4）动诊：脱位关节活动能力，患肢肌力。

（5）量诊：患肢有无短缩、双侧肢体周径大小、关节活动度。

（6）术前准备评估：术前实验室检查结果评估：血常规及血生化、胸片、心电图等；术前术区皮肤、饮食、肠道、用药准备。患者准备：评估患者对手术过程的了解程度，有无过度焦虑或者担忧；对预后的期望值等。

2）术后评估：了解麻醉和手术方法、手术经过是否顺利、术中出血情况；了解术后生命体征、切口及引流情况等；观察有无并发血管神经损伤。

（1）视诊：手术切口有无红肿；术区敷料有无渗血、渗液；患肢的颜色及有无肿胀。

（2）触诊：患肢动脉搏动是否可扪及；患肢感觉有无异常。

（3）动诊：观察患肢关节主动活动及被动活动情况，有无关节僵硬。

（4）量诊：使用疼痛评分尺进行疼痛评分；使用皮尺及量角器分别测量患肢肿胀度及关节活动度。

3. 心理－社会评估

评估患者有无恐惧、紧张心理；家庭及社会支持情况；患者对预后的认知程度等，引导患者正确配合疾病的治疗与护理。

4. 辅助检查阳性结果评估

X线检查结果，确定脱位类型及骨折情况。

5. 治疗效果的评估

1）非手术治疗效果评估要点。

（1）评估外固定（夹板、石膏）是否有效，松紧度是否适宜，有无相关并发症，如皮肤压疮、前臂缺血性坏死、关节僵硬等。

（2）评估患肢末梢血运感觉，患肢桡动脉搏动是否可扪及；肢端活动是否正常；皮温是否正常；有无异常感觉，如麻木等。

（3）评估患者功能锻炼情况，如肌力、关节活动范围等，锻炼进程有无按计划进行。

2）手术治疗评估要点。

（1）生命体征的评估：能否维持生命体征平稳。

（2）术区切口评估：敷料是否干洁固定，弹性绷带包扎松紧是否适宜。

（3）术肢末梢血运评估：术肢桡动脉搏动是否可扪及；手指活动是否正常；术肢皮温是否正常；有无异常感觉，如麻木等。

（4）体位评估：是否采取正确的体位，以保持关节功能位及舒适为标准。

（5）功能锻炼程度评估：患者是否按计划进行康复训练，效果如何。

（6）相关并发症评估：关节僵硬、前臂缺血性坏死等。

（三）护理诊断（问题）

1. 疼痛

与关节脱位引起局部组织损伤及神经受压有关。

2. 躯体活动障碍

与关节脱位、疼痛，制动有关。

3. 知识缺乏

与缺乏有关复位后继续治疗及正确功能锻炼的知识有关。

4. 焦虑

与担忧预后有关。

5. 潜在并发症

（1）前臂缺血性坏死：与肘关节脱位外固定装置压迫血管、神经等有关。

（2）关节僵硬：与关节脱位后复位需固定关节有关。

（四）主要护理措施

1. 术前护理

1）休息：急性期患者应适当休息、抬高患肢，促进局部血液回流和减轻肿胀；保持患肢于功能位，以预防关节畸形及病理性脱位。

2）饮食：易消化食物，多进含蛋白质、维生素、钙、铁丰富的食物。

3）体位：肘关节脱位复位后肘关节固定于90°，前臂固定于旋前、旋后中间位，用三角巾或前臂吊带固定患侧肩，避免前臂下垂。

4）用药护理：遵医嘱及时用药，观察药效及副作用，及时记录及处理。

5）专科护理。

（1）疼痛的护理：评估患者疼痛程度，及时合理给予非药物止痛如早期局部冷疗、心理疗法等，疼痛评分为4分以上者，按需予药物止痛。及时评估用药后的疼痛缓解情况。

（2）肿胀的护理：早期冷敷，减轻损伤部位的出血和水肿；24 h 后热敷，以减轻肌肉的痉挛；后期理疗，改善血液循环，促进渗出液的吸收。

（3）外固定的护理：根据外固定方式（夹板、石膏等）进行对应护理；密切观察固定位置有无移动，保持有效固定；有无局部压迫症状及皮肤情况；让患者了解固定时限（一般为 4 周，如合并骨折可适当延长时间），若固定时间过长易发生关节僵硬，过短，损伤的关节囊、韧带得不到充分修复，易发生再脱位。

（4）患肢末梢血运观察：注意观察肢端末梢血运、运动、感觉情况。如发现肢体远端苍白、厥冷、发绀、疼痛、感觉减退及麻木等异常情况，应及时通知医生妥善处理。

2. 术后护理

（1）生命体征的测量：术后 24 h 内，密切观察生命体征的变化，进行床边心电监护，每 30 min～1 h 记录 1 次，观察有无因术中出血、麻醉等引起血压下降。

（2）体位的护理：全身麻醉术后应去枕平卧 6 h，6 h 后可予适当摇高床头或取半卧位，保持患肢抬高位，利于血液回流，减轻肿胀。

（3）切口的观察：保持切口敷料清洁干燥，一旦被血液渗透予及时更换，以防止切口感染。

（4）患肢肢端血液循环的观察：密切观察患肢桡动脉搏动及手指的感觉活动情况，注意有无血管神经的损伤，出现异常时及时通知医生处理。

3. 术后并发症护理

（1）前臂缺血性坏死的护理：密切观察外固定装置的松紧度，随时调整，避免前臂血管、神经受压；密切观察手的感觉、运动和循环情况，出现麻木、疼痛、皮温凉时，及时报告医生处理。

（2）关节僵硬的护理：循序渐进进行康复训练。固定期间行肌肉等长收缩，如前臂肌肉收缩；远端关节早期活动，如手指抓捏、握拳活动、前臂伸展运动等，促进血液循环；去除外固定后，练习脱位关节的活动及关节周围肌力训练，以主动锻炼为主，以不引起剧烈疼痛为度，切忌粗暴进行被动活动，以免引起骨化性肌炎而加重肘关节僵硬。

4. 心理护理

关节脱位多由意外事故造成，患者常焦虑、恐惧以及自信心不足等，在生活上给予帮助，加强沟通，耐心开导，使之心情舒畅，从而愉快地接受配合治疗及康复。

5. 健康教育

向患者及家属讲解肘关节脱位治疗和康复的知识。说明复位后固定的目的、方法、重要意义及注意事项，使其充分了解固定的重要性、必要性及复位后必须固定的时限。讲述功能锻炼的重要性和必要性，并指导其进行康复锻炼，使患者能自觉按计划实施。固定期间进行肌肉舒缩活动及邻近关节主动活动，切忌被动运动；固定拆除后，逐步进行肢体的全范围功能锻炼，防止关节粘连和肌萎缩。

（四）主要护理措施

1. 术前护理

1）休息：急性期患者应适当休息、抬高患肢，促进局部血液回流和减轻肿胀；保持患肢于功能位，以预防关节畸形及病理性脱位。

2）饮食：易消化食物，多进含蛋白质、维生素、钙、铁丰富的食物。

3）体位：肘关节脱位复位后肘关节固定于 90°，前臂固定于旋前、旋后中间位，用三角巾或前臂吊带固定患侧肩，避免前臂下垂。

4）用药护理

遵医嘱及时用药，观察药效及副作用，及时记录及处理。

5）专科护理。

（1）疼痛的护理：评估患者疼痛程度，及时合理给予非药物止痛如早期局部冷疗、心理疗法等，疼痛评分为 4 分以上者，按需予药物止痛。及时评估用药后的疼痛缓解情况。

（2）肿胀的护理：早期冷敷，减轻损伤部位的出血和水肿；24 h 后热敷，以减轻肌肉的痉挛；后期理疗，改善血液循环，促进渗出液的吸收。

（3）外固定的护理：根据外固定方式（夹板、石膏等）进行对应护理；密切观察固定位置有无移动，保持有效固定；有无局部压迫症状及皮肤情况；让患者了解固定时限（一般为 4 周，如合并骨折可适当延长时间），若固定时间过长易发生关节僵硬，过短，损伤的关节囊、韧带得不到充分修复，易发生再脱位。

（4）患肢末梢血运观察：注意观察肢端末梢血运、运动、感觉情况。如发现肢体远端苍白、厥冷、发绀、疼痛、感觉减退及麻木等异常情况，应及时通知医生妥善处理。

2. 术后护理

（1）生命体征的测量：术后 24 h 内，密切观察生命体征的变化，进行床边心电监护，每 30 min～1 h 记录 1 次，观察有无因术中出血、麻醉等引起血压下降。

（2）体位的护理：全身麻醉术后应去枕平卧 6 h，6 h 后可予适当摇高床头或取半卧位，保持患肢抬高位，利于血液回流，减轻肿胀。

（3）切口的观察：保持切口敷料清洁干燥，一旦被血液渗透予及时更换，以防止切口感染。

（4）患肢肢端血液循环的观察：密切观察患肢桡动脉搏动及手指的感觉活动情况，注意有无血管神经的损伤，出现异常时及时通知医生处理。

3. 术后并发症护理

（1）前臂缺血性坏死的护理：密切观察外固定装置的松紧度，随时调整，避免前臂血管、神经受压；密切观察手的感觉、运动和循环情况，出现麻木、疼痛、皮温凉时，及时报告医生处理。

（2）关节僵硬的护理：循序渐进进行康复训练。固定期间行肌肉等长收缩，如前臂肌肉收缩；远端关节早期活动，如手指抓捏、握拳活动、前臂伸展运动等，促进血液循环；去除外固定后，练习脱位关节的活动及关节周围肌力训练，以主动锻炼为主，以不引起剧烈疼痛为度，切忌粗暴进行被动活动，以免引起骨化性肌炎而加重肘关节僵硬。

4. 心理护理

关节脱位多由意外事故造成，患者常焦虑、恐惧以及自信心不足等，在生活上给予帮助，加强沟通，耐心开导，使之心情舒畅，从而愉快地接受配合治疗及康复。

5. 健康教育

向患者及家属讲解肘关节脱位治疗和康复的知识。说明复位后固定的目的、方法、重要意义及注意事项，使其充分了解固定的重要性、必要性及复位后必须固定的时限。讲述功能锻炼的重要性和必要性，并指导其进行康复锻炼，使患者能自觉按计划实施。固定期间进行肌肉舒缩活动及邻近关节主动活动，切忌被动运动；固定拆除后，逐步进行肢体的全范围功能锻炼，防止关节粘连和肌萎缩。

参考文献

[1] 潘瑞红. 专科护理技术操作规范 [M]. 武汉：华中科技大学出版社，2016.

[2] 徐其林. 外科护理学 [M]. 合肥：中国科学技术大学出版社，2017.

[3] 孙田杰，李晓波，郑瑾. 外科护理学 [M]. 上海：上海科学技术出版社，2016.

[4] 聂艳. 现代护理学新编 [M]. 长春：吉林科学技术出版社，2016.

[5] 刘玉峰. 神经外科疾病的诊疗与护理 [M]. 昆明：云南科技出版社，2016.

[6] 唐英姿，左右清. 外科护理 [M]. 上海：第二军医大学出版社，2016.

[7] 索有桂. 精编实用临床护理学 [M]. 西安：西安交通大学出版社，2015.

[8] 王小燕. 临床医学护理理论与实践 [M]. 兰州：甘肃科学技术出版社，2015.

[9] 郭彩红，赵瑞溪，霍慧. 临床现代护理学 [M]. 长春：吉林科学技术出版社，2015.

[10] 许洪伟，庞灵. 康复护理学 [M]. 北京：北京大学医学出版社，2017.

[11] 朱建英，叶文琴. 临床护理精品系列创伤骨科护理学 [M]. 北京：科学出版社，2017.

[12] 韩淑杰. 骨科常见疾病护理 [M]. 北京：人民卫生出版社，2017.

[13] 丁淑贞，姜秋红. 泌尿外科临床护理 [M]. 北京：中国协和医科大学出版社，2016.

[14] 裴星，全胜，严彩红. 外科护理 [M]. 武汉：华中科技大学出版社，2017.

[15] 张晓兵. 临床常见疾病的诊疗与护理 [M]. 昆明：云南科技出版社，2016.

[16] 刘喜松. 急性外伤性疾病的诊疗与护理 [M]. 昆明：云南科技出版社，2016.

[17] 贾爱芹，郭淑明. 常见疾病护理流程 [M]. 北京：人民军医出版社，2015.

[18] 姚美英，姜红丽. 常见病护理指要 [M]. 北京：人民军医出版社，2015.

[19] 张莉莉，黄茜. 临床专科常规护理 [M]. 西安：第四军医大学出版社，2015.

[20] 祝水英，高国丽. 外科护理技术 [M]. 武汉：华中科技大学出版社，2015.

[21] 杨明玉. 外科护士规范操作指南 [M]. 北京：中国医药科技出版社，2016.

[22] 邱玉梅. 医院护理健康教育指导手册 [M]. 兰州：甘肃科学技术出版社，2015.

[23] 王丽芹，李丽. 外科护理急性事件处理预案 [M]. 北京：科学出版社，2017.

[24] 于桂花. 神经外科临床护理 [M]. 北京：中国协和医科大学出版社，2016.

[25] 唐彩萍. 快速康复外科护理在消化道术后恢复中的应用研究 [J]. 中国现代医生，2015，53（9）：154-156.

[26] 阿里亚·艾海提. 快速康复外科护理措施在结直肠癌患者围术期的应用效果 [J]. 世界最新医学信息文摘，2017，32（69）：202-203.

[27] 赵芳. 加速外科护理对胃大部切除患者所起到的临床作用 [J]. 中国医药指南，2016，14 (13)：214-215.

[28] 王兴芬. 快速康复外科护理在结直肠癌患者围手术中的应用效果分析 [J]. 健康之路，2016，25 (7)：191-192.

[29] 刘小燕，王红梅，郑轶峰. 快速康复外科护理在胸腔镜肺叶切除围手术期中的应用 [J]. 护理实践与研究，2015，12 (9)：45-47.

[30] 陈利红，岑子娟. 全髋关节置换术围术期的快速康复外科护理 [J]. 浙江医学，2016，10 (6)：447-448.